Patrick Bäurer 2014

Besser sehen mit dem Herzen

Die Augen als Spiegel des Körpers und der Seele

Augenkrankheiten naturheilkundlich behandeln

Neue Methoden zur Sehverbesserung

um frei zu werden von der Brille

AUTOR

Jordi Campos, Arzt, Naturheilverfahren

Ganzheitsmedizin, Irisdiagnose, Sehtraining

VERLAG

»Bücher für Herzensdenker«

Hinweise zur Rechtslage

Alle Behandlungsvorschläge, Ratschläge und Hinweise in diesem Buch sind vom Autor sorgfältig geprüft und erprobt worden. Eine Garantie kann dennoch nicht übernommen werden. Eine Haftung des Autors für Personen-, Sach- und Vermögensschäden ist daher ausgeschlossen.

AUTOR: Jordi Campos, Arzt, Naturheilverfahren, Ganzheitsmedizin

Fotos: www.fotolia.de

1. Auflage – Januar 2010
2. Auflage – Januar 2011
3. Auflage – Januar 2012
4. Auflage – Januar 2014 erweitert und überarbeitet

ISBN 978-3-00-029885-1

BESTELLADRESSEN

VERLAG **Bücher für Herzensdenker**
Jordi Campos, Arzt, Naturheilverfahren, Ganzheitsmedizin
Eichholzstrasse 11 – D-97839 Esselbach – OT Kredenbach
DEUTSCHLAND
☎ 0049 (0) 9394 / 997 227 FAX: - 228
info@Augenschule-im-Spessart.com
www.Augenschule-im-Spessart.com

Arztpraxis für Naturheilverfahren & Augentraining
Jordi Campos, Arzt, Naturheilverfahren, Ganzheitsmedizin
Eichholzstrasse 11 – D-97839 Esselbach – OT Kredenbach
DEUTSCHLAND
☎ 0049 (0) 9394 / 997 227 FAX: - 228
info@jc-vita-sana.com
www.jc-vita-sana.de

Inhaltsverzeichnis

Teil III

Fehlsichtigkeiten ganzheitlich behandeln

TEIL IV

Von der Eigenliebe zur selbstlosen Liebe

TEIL V

Der Weg zur Sehverbesserung und Augengesundheit

»Man sieht nur mit dem Herzen gut.

Das Wesentliche ist für die Augen unsichtbar.«

Antoine de Saint-Exupéry aus seinem Buch „Der Kleine Prinz"

Vorwort

Frei werden von der Brille, wieder klar sehen – dies ist eine Sehnsucht vieler Menschen in unserer Zeit. Sie sehen verschwommen, haben Augenprobleme und bekommen als Hilfe nur Brille, Kontaktlinsen, Augentropfen oder Operationen. Damit wird aber nur ein Symptom im Auge behandelt, nicht jedoch die Ursache, die im Körper und im seelischen Bereich liegt.

Die Krankheiten kommen nicht per Zufall auf uns zu, es gibt immer einen Grund. Und immer mehr Menschen ahnen, dass die Ursache von Krankheiten im seelischen Bereich liegen könnte. Jede Krankheit kann eine Botschaft für uns haben; sie sagt uns, dass wir, um gesund zu werden, etwas ändern sollten – in unserer Gedankenwelt oder Lebens- und Ernährungsweise.
Die bewusste Auseinandersetzung mit einer Krankheit kann zu einem wichtigen Schritt im Leben werden.

In der Medizin wird die Fehlsichtigkeit oft als etwas „Unheilbares" gesehen, und man vergisst, die Fehlsichtigkeit und Augenprobleme „ganzheitlich" zu betrachten.
Eigentlich sind unsere Augen sowohl ein Teil des Gehirns und des Nervensystems, als auch ein Spiegel des Körpers und der Seele. Die Sehorgane zu heilen bedeutet auch, sich zu beschäftigen mit dem, was „dahinter" steckt.

Ein Ziel dieses Buches ist es, einen Weg zu zeigen für Menschen, die bereit sind, die Verantwortung für ihre Gesundheit – für ihr Sehen – zu übernehmen.
Nach 10 Jahren intensiver Beschäftigung mit dem Thema „Augen" und aus den vielen Gesprächen mit Menschen in Augentrainingseinzelsitzungen, haben wir ein Konzept erarbeitet, das uns selber und vielen anderen Menschen geholfen hat.

Teil I

Ganzheitliches
Konzept zur Sehverbesserung

Ganzheitsmedizin
für Körper und Seele

Hildegard von Bingen

Paracelsus

Ganzheitliches Konzept zur Sehverbesserung

Der Weg der Sehverbesserung – frei werden von der Brille und Augengesundheit erlangen – ist für jeden Menschen individuell.

Die Sehkraft verbessert sich nicht durch stundenlange Augenübungen, sondern eher durch die Erforschung der Ursachen und durch positive Veränderungen im Äußeren und im Inneren:

- Die Abhängigkeit von der Brille reduzieren
- Die Brille / Kontaktlinse so wenig wie möglich tragen, nur bei Bedarf, z. B. Autofahren, Schulunterricht, Arbeit
- Positive Veränderungen im Äußeren und im Inneren
- Tiefe und bewusste Atmung
- Bewegung in der Natur
- Vegetarische/vegane Ernährung, Vitalkost-Rohkost
- Mit Gedankenkraft, Visualisation und „innerer Entschiedenheit" arbeiten
- Positive Programmierung, immer die Gesundheit bejahen
- Mut, Geduld und Ausdauer
- Zufriedenheit, Klarheit und Ordnung im Leben schaffen
- Vergangenheit aufarbeiten
- Positive Kommunikation mit anderen Menschen
- Positive Kommunikation mit der Natur und der Tierwelt
- Höhere Ziele und geistige Entwicklung anstreben
- Entspannung und das Erlernen, ruhiger zu werden
- Besser sehen mit dem Herzen

Sie selbst können herausfinden, welche Aspekte der oben genannten Liste für Sie wichtig sind. Oder noch besser, Sie können die Auslegungen in jedem Kapitel dieses Buches weiter lesen!

Ganzheitsmedizin

Hildegard von Bingen (1098 – 1179), Universalgelehrte, Mystikerin

Sie war eine Vertreterin der deutschen Mystik des Mittelalters, und ihr selbstbewusstes und charismatisches Auftreten führte zu ihrer großen Bekanntheit. Ihre Bücher befassen sich mit Religion, Ethik, Musik, Medizin und Kosmologie. In ihren Werken ist der Mensch auf das Engste mit dem Universum und mit Gott verbunden.
Während ihrer Predigtreisen nach Bamberg, Bonn, Köln, Mainz, Metz, Trier und Würzburg, lehrte sie als erste Frau öffentlich dem Volk die Umkehr zu Gott. Wegen ihrer Treue zu Gott und ihrer Lebensart wurde sie für viele Menschen zur Wegweiserin.

Hildegard von Bingen erkannte, dass die Ursachen der Krankheiten Disharmonien sind zwischen Körper und Seele auf Grund von negativem Denken, Reden und Verhalten. Für sie lag der Grund für die Krankheit eines Menschen im Nicht-Erkennen oder Nicht-Annehmen seines Platzes in der Schöpfung.
Das Universum – Elemente, Wind, Gestirne, alles, was existiert – beeinflusst den menschlichen Körper und wirkt auf seine Organe ein. Der Mensch ist ein Mikrokosmos und ähnlich aufgebaut wie der Makrokosmos, das Universum.

Das Positive in Hildegards Denken war, dass sie in Krankheit und Leid die einmalige Chance sah, zu wachsen und vollkommener zu werden.
Der Mensch findet also in der Natur die Kräfte, die seinen Körper stärken. Heilung des Körpers kann nur durch die Selbstheilungskräfte geschehen, sofern die seelischen Ursachen beseitigt sind.

Sie war sehr naturverbunden und war sich bewusst, dass die Natur immer bemüht ist, uns in jeder Hinsicht zu helfen. Auch wenn wir einen Baum oder eine Blume anschauen und sie in uns „hineinnehmen“, kann uns dies in eine höhere Schwingung führen.

Gott und Erde waren für Hildegard von Bingen nicht voneinander zu trennen. In ihrem Denken war die Schöpfung von Gott für den Menschen gemacht. Der Schöpfer selbst ist in allem, was existiert, für den Menschen gegenwärtig.

Gott sprach durch sie: »Ich, das feurige Leben der Gottwesenheit, flamme dahin über die Schönheit der Felder. Ich bin in den Wassern, Ich brenne in der Sonne, im Mond, in den Sternen, in jeglichem Geschöpf bin Ich die lodernde Kraft.«

Paracelsus (1493 - 1541), Arzt, Alchemist, Astrologe, Mystiker, Philosoph

Paracelsus sah die Ursachen einer Krankheit nicht in einer Strafe Gottes, wie es damals üblich war, sondern in der seelisch-geistigen Fehlhaltung des Menschen selbst. Und nur dort, im Menschen selbst, befindet sich auch die Kraft zur Gesundung, denn im Menschen ist der innere Arzt und Heiler, sind die Selbstheilungskräfte.

Er sagte, dass die Pest sich nur ausbreiten kann, wenn die Seelen der Menschen vergiftet sind. Für ihn wurden die Menschen nicht krank, weil sie mit den Erregern der Pest in Berührung kamen, sondern weil ihr Abwehrsystem diesem Angriff nicht gewachsen war.

Durch innere Unruhe, Unfrieden, seelische Belastungen, reduziert sich die Abwehr des menschlichen Körpers und daraus resultiert eine Infektion; damals war es die Pest, heute sind es BSE, SARS, Vogel- und Schweinegrippe und andere Viruskrankheiten wie Aids etc.

Krank wurde seiner Meinung nach nur, wer gegen die göttlichen Gebote und die selbstlose Liebe verstößt.

Sein Ziel war die Harmonie von Körper und Seele mit der gesamten Schöpfung. Jede Krankheit war für ihn Disharmonie innerhalb dieser Ebenen.

Paracelsus empfiehlt jedem Kranken, ein klares Ziel vor Augen zu haben, z.B. die Gesundheit und mit welchen Schritten er beginnen will. Dieses Ziel sollte man sich immer klarer vorstellen und ausmalen, bis es herangereift ist.
Gesundheit und Erfolg als Ziel, aber ohne Eigenwillen, sondern im Vertrauen auf Gott. Der Eigenwille verkrampft; der Wille, eingebettet in den göttlichen Willen, befreit.

Zitate von Paracelsus

»Die Ursache aller Krankheiten, auch derer mit scheinbar äußerer Beeinflussung, ist seelischer Natur. Die eigentliche Ursache ist die falsche geistige Einstellung zum Leben, zur Schöpfung, zur Natur, zu Gott.«

»Wenn ein Mensch krank wird, dann nur, weil der innere Arzt und Heiler durch ein falsches Leben geschwächt und behindert wurde. Wenn ich heilen will, kann ich nichts anderes tun, als Ihm, dem inneren Arzt und Heiler, zu Kräften zu verhelfen.«

»Der Arzt verbindet nur deine Wunden. Dein „innerer Arzt" aber wird dich gesunden. Bitte ihn darum, so oft du kannst.«

»Voraussetzung für die Gesundheit ist die Harmonie, das Einswerden mit sich selbst und mit Gott.«

»Also sollen wir wissen, dass zwei Arten der Ärzte sind:
die aus der Liebe handeln und aus dem Eigennutz.«

»Es gibt niemand auf Erden, von dem eine größere Liebe gefordert wird, als vom Arzt.«

»Liebe ist der höchste Grad der Arznei.«

»Die erste Säule der Heilkunst ist die Philosophie der Natur.
Der Arzt muss aus der Natur wachsen.«

»In uns ist das Licht der Natur, und das Licht ist Gott.«

Fehlsichtigkeiten und Augenprobleme Zivilisationskrankheiten?

„In Deutschland trägt derzeit jeder Zweite eine Brille. Oberhalb von 16 Jahren sind es 63%, von den 45- bis 59-Jährigen nutzen mehr als 73% eine Brille. Bei den Senioren leidet nahezu jeder unter einer Sehschwäche. Die demografische Entwicklung führt dazu, dass immer mehr Brillen und Kontaktlinsen verkauft werden. Brillen und Kontaktlinsen sind ein Wachstumsmarkt."

QUELLE: Zeitschrift FOCUS Nr. 47/13 / November 2013

Der normale Zustand der Menschen ist die Gesundheit und nicht die Krankheit. Aber jeder zweite Bundesbürger hat eine Fehlsichtigkeit oder ein Augenproblem – wie in fast allen Indus-trieländern. Viele sind davon überzeugt, dass die Funktion der Sinnesorgane mit zunehmendem Alter zwangsläufig schwächer wird.

Statistisch betrachtet ist es heute ganz „normal", dass über 60% der Bevölkerung in den Industrieländern unter einer Sehschwäche leiden. Nie gab es so viele Kinder, Jugendliche und Erwachsene mit einer Brille. Die meisten Menschen glauben, dass man nichts gegen die nachlassende Sehkraft tun könne.
Kann man wirklich nichts dagegen tun?
Haben Sie sich irgendwann gefragt, warum so viele Millionen Menschen eine Brille brauchen?

Dogmen der Schulmedizin?

In der Schulmedizin werden die Augen nicht als Spiegel des Körpers oder der Seele betrachtet. Der seelische Anteil der Fehlsichtigkeit, auch von allen anderen Krankheiten, wird leider ignoriert, denn es ist nicht „wissenschaftlich" bewiesen.

Akademiker in der Augenheilkunde und Augenoptik vertreten die wissenschaftlichen Lehrsätze, dass wenig bis nichts zur Verbesserung der Sehkraft getan werden könne. Als einzige Lösung gilt das Tragen der Sehhilfe – Brille, Kontaktlinsen – oder die Laser-Operation, was nur das Symptom und nicht die Ursache bekämpft.

Aus der schulmedizinischen Augenheilkunde hört man:

„Die Fehlsichtigkeit ist nur ein physikalisches Problem"
„Die Sehkraft lässt sich nicht verbessern"
„Augentraining bringt nichts"
„Sie müssen sich an die Sehhilfe gewöhnen"
„Es schadet den Augen, wenn man die Brille nicht trägt"
„Wenn du die Brille nicht trägst, wirst du blind"
„Man sollte die Brille von früh bis spät tragen"
„Mit dieser Krankheit müssen Sie leben"
„Mit dem Alter verschlechtert sich die Sehkraft"

Aber stimmt das alles wirklich?

Sind das nicht „Irr-Meinungen", die nichts anderes gebracht haben, als die Menschen an einen Krankheitszustand zu fesseln und der Brillenindustrie Beträge in Milliardenhöhe in die Tasche zu wirtschaften?
Der Sehtest wird oft missbraucht, um Brillen zu verkaufen!
Der Sehtest und die Augenuntersuchungen sind gratis, der Haken ist aber: Die Brille muss bezahlt werden. Würde man statistisch auswerten, wie oft Brillen aus rein kommerziellen Interessen verordnet werden, erhielte man schockierende Ergebnisse. Das Interesse, Brillen zu verkaufen, ist oft größer als die Motivation, den Betroffenen wirklich zu helfen, ihre Sehkraft zu verbessern.
Nur der Augenarzt Dr. Bates hat sich getraut, diese Dogmen der Schulmedizin in Frage zu stellen. Deshalb widmen wir ihm ein ganzes Kapitel in diesem Buch für seine revolutionären Entdeckungen.
Wenn wir auf diese Dogmen der Augenheilkunde aufmerksam machen, möchten wir nicht sagen, dass alles schlecht ist oder dass die Sehhilfen keine positiven Seiten haben. Für einige Menschen sind sie notwendig und eine große Hilfe, aber nicht für mehr als 60% der Bevölkerung.
Kontaktlinsen und Laser-Operation (oft mit Folgeschäden) zur Korrektur der Fehlsichtigkeit bieten zwar in der Tat eine schnelle „Lösung" für das Problem, doch sie beheben nicht die Ursache, die dahinter steckt.

Sie haben eigentlich kaum eine „Heilwirkung", d.h. die Augen bessern sich nicht mit dem Tragen einer Sehhilfe; sie können sich sogar verschlechtern.
Man braucht nur zu beobachten, wie viele Kinder, Jugendliche und Erwachsene mit einer Brille mit wenigen Dioptrien beginnen und mit der Zeit eine stärkere brauchen.

Wenn sich jemand an Arm oder Bein verletzt, einen Knochen bricht, oder wenn die Leistung, die Beweglichkeit und die Funktion eingeschränkt sind, dann versucht man, alles Mögliche zu tun, z.B. mit Krankengymnastik, Rehabilitation, Massagen, Fango, Bädern etc., damit der Arm oder das Bein wieder funktioniert.
Kein Mediziner würde auf die Idee kommen, Schienen, Krücken oder Rollstuhl für jemand mit einer Bein- oder Armverletzung für das ganze Leben dieses Menschen zu verschreiben oder zu empfehlen.
Wenn es aber um die Augen – das wichtigste Sinnesorgan – geht, dann wird das Unlogische zur Regel: Verschlechtert sich die Sehkraft, dann werden sofort Brille oder Kontaktlinsen angepasst – für das „ganze Leben". Falls sich nach ein paar Jahren die Augen weiter verschlechtern, wird einfach eine stärkere Brille empfohlen.
Aber wer überlegt sich schon, warum die Augen erkrankt sind?

Warum sehen wir manchmal gut und manchmal schlecht?

Die Sehkraft ist täglichen Schwankungen unterlegen, die ganz natürlich sind. Das Sehen ist ein Energie-Prozess. Die Sehschärfe des menschlichen Auges kann im Laufe des Tages, je nach Energie- und Gemütszustand, bis zu 1 oder 2 Dioptrien variieren. Viele Menschen sehen schlechter, wenn sie gestresst, seelisch belastet oder müde sind, insbesondere am Abend, nach anstrengenden Tagen oder Problemgesprächen.
Das sollte kein Grund sein, um sich sofort eine Brille zu kaufen. Es kann sein, dass die Sehschärfe nach ein paar Tagen oder Wochen wieder besser wird.

Was sind eigentlich die Ursachen der Fehlsichtigkeit?

Über die Augen treten wir mit der Umwelt in Kontakt und zeigen unsere Gefühle. Da die Augen ein Teil des Gehirns und des Nervensystems sind, wird das Sehen stark von unserer Gedanken- und Gefühlswelt beeinflusst.
Die Ursache der Fehlsichtigkeit hat sehr viel mit Kommunikation und Kontakt zu den Mitmenschen zu tun.
Eine Fehlsichtigkeit ist kein permanenter Zustand; sie ist wie eine Grippe, die kommt und geht – eine momentane Situation der Augen, die oft mit Energiemangel, Müdigkeit, Stress, Anspannung oder seelischen Konflikten in Zusammenhang steht.
Eine Fehlsichtigkeit oder Augenkrankheit hat nicht nur eine Ursache, es ist meistens die Summe mehrerer Faktoren: Allgemeine Überlastung, Entfernung von der Natur, Bewegungsmangel, ungesunde Ernährungs- und Lebensweise, Verkrampfung des Nervensystems und emotionale Belastungen.

Der Moment, in dem ein Kind oder ein Erwachsener schlechter zu sehen beginnt, kann sehr aussagekräftig sein. Oft gibt es eine Verbindung mit Situationen oder Problemen im Leben des Menschen.

Weshalb gibt es oft unterschiedliche Ergebnisse beim Sehtest?

Unsere Augen sind ein Teil des Gehirns, vergleichbar mit einem Computer, der Energie verbraucht. Das Sehsystem des Menschen – Auge, Gehirn und Sehzentrum – verbraucht 25% der Energie des Körpers! Wenn wir energiearm sind, dann sehen wir schlechter, z.B. am Abend.
Durch Stress, Streit, Sorgen, Probleme, viel Denken oder Grübeln etc. können wir auch Körperenergie verlieren, und plötzlich sehen wir unscharf. Wer verkrampft ist und kurz atmet, erzeugt wenig Körper-Energiefluss zu den Augen.

Die Atmung und die Gedanken, Empfindungen und Gefühle in Verbindung mit dem, was wir sehen, mobilisieren den Energie-Kreislauf unserer Sehkraft.
Positive Gedanken können eine starke innere Kraftquelle sein.

Wie funktioniert eigentlich das anatomische Meisterwerk Auge?

Das menschliche Auge ist etwas Besonderes – ein anatomisches Meisterwerk!
Die Augen sind unsere wichtigste Verbindung zwischen Innen- und Außenwelt. Der Mensch nimmt rund 80% der Informationen seiner Umwelt durch das Auge wahr.
Es ist damit unser mit Abstand wichtigstes Sinnesorgan.

Das Auge ähnelt einer Videokamera – mit Endlosfilm – und hat in der Tat einiges mit ihr gemein, doch letztendlich ist das Auge jeder Kamera, die bis heute entwickelt wurde, weit überlegen.
Das Auge ist viel lichtempfindlicher als ein Fotoapparat oder eine Videokamera: Es kann sich viel besser an Dunkelheit und starkes Sonnenlicht anpassen. Im Vergleich zum menschlichen Auge hat die Videokamera einen sehr begrenzten Leistungsumfang.
Keine menschliche Erfindung, einschließlich computergestützter Kameras, erreicht auch nur annähernd die Leistung des Auges.

Das Auge verhält sich wie ein Fotoapparat mit „Autofokus", der je nach Entfernung zum betrachteten Objekt bzw. nach Position der Abbildung auf der Netzhaut, die Schärfe automatisch einstellt.

»Der Akkommodationsprozess – Anpassung –
und der Sehvorgang funktionieren normalerweise
natürlich, instinktiv und unbewusst.«

Im täglichen Leben muss die Fokussierung automatisch und spontan erfolgen, ohne willentliche Anstrengung. Bei fehlsichtigen Menschen – kurzsichtigen oder weitsichtigen – ist dieser Automatismus blockiert.

Ein unscharfes Bild auf der Netzhaut gibt einen Impuls an bestimmte Steuerungszentren im Gehirn, was die äußeren Muskeln des Auges und den Ziliarmuskel der Linse zu einem Akkommodationsprozess anregt, der uns ermöglicht, ein scharfes Bild zu sehen. Das Nervensystem ist größtenteils für das korrekte Funktionieren des Sehens zuständig.

»Wenn man das Sehen verbessern will,
sollte auch das Nervensystem unterstützt werden.«

Der Sehvorgang ist sehr komplex, viele Vorgänge kennt man noch nicht. Die optischen Reize werden zunächst durch Hornhaut, Iris und Linse gebündelt und als stark verkleinertes und umgekehrtes Bild auf der Netzhaut dargestellt.
Aktuelle Studien der Universität von Kalifornien in Los Angeles zeigen, dass die Netzhaut nicht nur passiv Sehinformationen wahrnimmt, sondern schon mit der Sortierung und der ersten Verarbeitung der Lichtimpulse beginnt – wie in einem Gehirn.
Der Sehvorgang ist sehr komplex. Andere Studien aus der Schweiz haben festgestellt, dass im Gegensatz zu den anderen elf Hirnnerven, der Sehnerv kein Nervenstrang ist sondern, dass er mehr wie ein Hirnfaszikel oder Gehirnareal arbeitet!

Die Zapfen und Stäbchen auf der Netzhaut gliedern die Lichtinformationen in verschiedene Bereiche auf: hell-dunkel (Stäbchen) und farbig (Zapfen). Die mehr als 125 Millionen Nervenzellen der Netzhaut verwandeln Lichtimpulse in Stromimpulse:
Die optischen Reize werden nun über schwache elektrische Ströme (Nervenimpulse) in einer Geschwindigkeit von ca. 30.000 Impulsen pro Sekunde durch den Sehnerv an das Sehzentrum des Gehirns im Hinterkopf weitergeleitet. Dort werden sie verarbeitet und abgestimmt auf das, was wir im Gehirn gespeichert haben.
Es gibt noch viele Rätsel über die Augen, und die Wissenschaft hat noch nicht alle Funktionen erklären können, z.B.: Wie genau wandeln die Stäbchen und Zapfen das Licht, das sie empfangen, in elektrische, dann chemische Signale um? Oder: Wie interpretieren die nachgeschalteten Zellen in den folgenden Schichten – die Bipolar-, Horizontal-, Amakrin- und Ganglienzellen – diese Information?

Das dreidimensionale Bild, das wir sehen, wird im Sehzentrum des Gehirns, im Hinterkopf, gebildet. Nicht nur das Sehzentrum, sondern viele andere Regionen des menschlichen Gehirns sind beteiligt an der Verarbeitung visueller Reize und Informationen. Mehr als die Hälfte vom Gehirn ist beteiligt am Sehprozess!

Wenn wir alle diese Informationen in uns wirken lassen, spüren wir, dass das menschliche Auge wirklich ein anatomisches Meisterwerk ist!
Wir sehen nicht direkt mit unseren Augen, sondern mit dem Sehzentrum im Hinterkopf. Wenn wir die Augen geschlossen haben, können wir Bilder sehen, z.B. unser Haus, Erinnerungen, Filmszenen, Träume etc.
Die Erinnerungen und Erfahrungen, die im Gehirn seit Beginn unseres Lebens gespeichert sind, werden ständig mit dem, was wir sehen, verglichen und konfrontiert.
Unser Gehirn hat eine Verbindung mit dem ganzen Körper. Das können wir beobachten, wenn wir Auto fahren: Eine Ampel vor uns schaltet auf rot. Das sehen unsere Augen, und in Millisekunden reagieren unsere Hände und Füße, um das Auto zu bremsen.

»Das Sehen ist nicht nur etwas Mechanisches,
sondern hauptsächlich eine mentale und seelische Aktivität.«

Das Sehorgan hat 3 Levels: Der Fotoapparat Augapfel oder „Physisches-Auge", das „Gehirn-Auge" und das „Seelen-Auge".
Die klassische Optometrie und Augenheilkunde beschäftigt sich zu wenig mit dem „Gehirn-Auge" und dem „Seelen-Auge", wo sich 90% des Sehprozesses abspielen.
Unsere Augen existieren also keineswegs isoliert vom Körper. Sie sind im Gegenteil äußerst sensitive, auf Gefühle besonders empfindlich reagierende Organe. Die Augen reagieren auf bestimmte emotionale Reaktionen und bestimmte körperliche Muskelverspannungen.

»Das Milieu im Körper, die Gesundheit,
unsere Gefühle und der Gemütszustand haben
einen Einfluss auf den Sehvorgang.«

Das Auge – ein Teil des Gehirns und des Körpers

Unser Körper besteht aus ca. 10 Billionen Zellen, die alle miteinander in Verbindung stehen und laufend Informationen austauschen.

In jeder Zelle finden ca. 100.000 chemische Reaktionen pro Sekunde statt!

Alles Leben, ob Tier, Pflanze oder Mensch, wird von feinen elektrischen Strömen gesteuert. Unser Blut transportiert nicht nur Sauerstoff und Nährstoffe, sondern auch einen Elektronenstrom.

Der ganze Organismus ist ein unsichtbares System von elektrischen und magnetischen Feldern. Das Sehen als Sinneswahrnehmung ist letztlich ein „elektrischer Vorgang" in den Sinneszellen der Netzhaut des Auges.

Die Wissenschaft hat noch nicht gefunden, welcher Dirigent dieses gigantische Orchester des menschlichen Körpers so perfekt steuert!

QUELLE: Zeitschrift „Welt der Wunder" 1/2010

Der Augenarzt Dr. Bates
Ein Revolutionär und Pionier in der Augenheilkunde

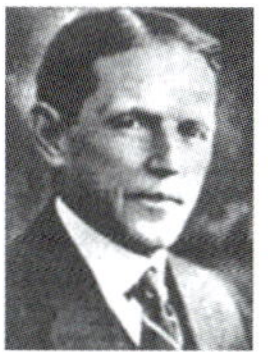

Dr. med. William H. Bates (1860–1931) erhielt seinen Doktorgrad im Jahre 1885 am College für Ärzte und Chirurgen der Columbia University. Von 1886 bis 1896 war Dr. Bates Assistenzarzt an der New Yorker Augen- und Ohrenklinik und arbeitete am Northwestern Dispensary und im Harlem Hospital.
Er war auch Dozent für Ophthalmologie an der New York Post Graduate Medical School and Hospital und darüber hinaus ein sehr erfolgreicher und angesehener Augenchirurg.

Er brachte seinen Studenten jedoch bei, ihre Kurzsichtigkeit durch bestimmte Übungen zu reduzieren und wurde deshalb im Jahre 1891 von der Fakultät ausgeschlossen.
Dr. Bates veröffentlichte im „New York Medical Journal" viele Artikel über seine Entdeckung, dass Beeinträchtigungen der Sehfähigkeit erworben und funktionell sind und dass die Augen deshalb auf Entspannungsübungen reagieren. Er entwickelte eine Reihe einfacher Übungen für verschiedene Sehstörungen.

Der Augenarzt Dr. Bates stand mit verschiedenen seiner Theorien im Widerspruch zur Lehrmeinung. Er stellte fest, dass der Gebrauch einer Brille, trotz eines Gefühls der Besserung und Ruhe für die Augen, das visuelle Organ zur Faulheit zwingt.
Er war der Meinung, dass die Sehhilfen, egal wie perfekt sie angepasst sind, die Augen zu einem Zustand der Passivität und Stagnation führen können. Die Augenmuskeln brauchen dann nicht mehr zu arbeiten oder sich anzustrengen.

Er gebrauchte oft den Begriff „geistige Anspannung". Er vertrat die Ansicht, dass Fehlsichtigkeit durch mentalen Stress verursacht wird und kam zu der Schlussfolgerung:
Zwischen Körper und Geist besteht eine Wechselbeziehung. Schlechtes Sehen wird durch „geistige Anspannung" verursacht.

Sehen ist eine Funktion des Geistes, kein mechanischer Prozess, der einfach durch die Augen ausgeführt wird. Das Sehen ist hauptsächlich eine mentale Aktivität. Die Sehkraft ist abhängig von unserer inneren Verfassung: Seelische Verspannung bringt unscharfes Sehen.
Schlechtes Sehen ist das Resultat von Anspannung, die auf die äußeren Augenmuskeln einwirkt und das wiederum veranlasst den Augapfel, seine Gestalt zu ändern.
Anspannung verschlechtert das Sehen – Entspannung bessert die Sehkraft.
Er konnte beweisen, dass Brechungsfehler – Fehlsichtigkeit – kein permanenter Zustand sind und kam zu dem Schluss, dass die orthodoxen Lehren der Augenheilkunde über das Akkommodations- und Brechverhalten der Augen zu verwerfen waren. Außerdem stellte sich heraus, dass sich der Zustand der Augen ständig verändert. Wenn man sie stündlich untersucht, erhält man jedes Mal eine leicht abweichende Messung.

Die psychischen und emotionalen Aspekte und die Art, wie der Mensch seine Realität und seine Umgebung sieht, haben einen enormen Einfluss auf das Sehvermögen. Wenn in unserer Umgebung etwas geschieht, das wir nicht mögen, jedoch nicht beeinflussen können, wird das Gehirn, wenn dieser Zustand länger anhält, das Sehvermögen einfach so stark abschwächen, dass das Unerwünschte nicht mehr sichtbar ist.
Das kann sich in einer Fehlsichtigkeit äußern, z.B. Kurzsichtigkeit oder Weitsichtigkeit, aber auch in Form einer Augenkrankheit wie Makula-Degeneration, Glaukom, Katarakt etc.

Im Jahre 1920 veröffentlichte Dr. Bates seine Erkenntnisse in einem Buch mit dem Titel »Rechtes Sehen ohne Brille« (»Perfect Sight Without Glasses«). Er konnte seine Theorie an Tausenden von Fällen beweisen. Er entwickelte die ersten Übungen für gezieltes Training der Augen, um einerseits Entspannung zu erreichen, andererseits die Augenmuskeln zu stärken. Menschen mit starken Brillen verbesserten ihre Sehkraft so eminent, dass sie teils überhaupt keine Brille mehr benötigten. Ein Teil der Patienten war sogar zuvor von anerkannten Augenärzten als unheilbar aufgegeben worden.

Wichtige Zitate des Augenarztes Dr. Bates

»Die Sehkraft ist abhängig von unserer inneren Verfassung: Seelische Verspannung bringt unscharfes Sehen.«

»Hornhautverkrümmung, Schielen, Kurzsichtigkeit oder Weitsichtigkeit sind nichts anderes als ein Ausdruck von Anstrengung und der Störung der inneren Harmonie.«

»Sehdefekte und sogar Krankheiten können durch emotionalen Stress und Druck beeinflusst werden.«

»Schlechtes Sehen ist das Resultat von anstrengender Anspannung, die auf die äußeren Augenmuskeln einwirkt, und das wiederum nötigt den Augapfel, seine Gestalt zu ändern.«

»Anspannung verschlechtert das Sehen: Entspannung bessert die Sehkraft.«

»Die perfekte Sehkraft kann vor allem durch Entspannung erreicht werden.«

»Brillen führen die Augen zu einem Zustand der Passivität und Stagnation.«

»Jahrelanges Tragen von Brillen mit immer stärker werdenden Gläsern macht deutlich, dass sich die Augen durch die Brille nicht bessern, sondern nur weiterhin schlechter werden.«

»Man sollte die Brille so wenig wie möglich tragen; so hilft man den Augen am besten, die natürliche Sehkraft wieder zu erlangen.«

»Hat jemand seine Brille zerbrochen und geht dann eine oder zwei Wochen lang „unbebrillt" umher, so wird er merken, dass sich seine Augen in dieser Zeit gebessert haben; denn tatsächlich bessern sich die Augen mehr oder weniger, sobald die Brille einmal gänzlich ausgeschaltet wird, auch wenn es den Betreffenden nicht immer bewusst wird.«

»Bei meiner Arbeit an der New Yorker Augen- und Ohrenklinik und anderen Krankenhäusern, in denen ich alljährlich Tausende von Augenpaaren untersuchte, fiel mir auf, dass sich Brechungsfehler – Fehlsichtigkeit – häufig spontan besserten oder in der

Form veränderten, und es war mir weder möglich, diese Fälle zu ignorieren, noch mich mit den konventionellen Erklärungen, soweit es diese überhaupt gab, zufrieden zu geben.
Ich entdeckte, dass ein Brechungsfehler – Fehlsichtigkeit – sich niemals als dauernder Zustand zeigt und dass die geringeren Grade der Brechungsfehler heilbar, die höheren aber zu bessern sind.«

»Wir sind nun tatsächlich nicht hilflos, auch gegenüber solchen Fehlstellungen des Auges: Hornhautverkrümmung (Astigmatismus) kommt und geht mit gleicher Leichtigkeit wie andere Arten von Fehlsichtigkeit!«

»Dreißig Jahre habe ich das Retinoscop zur Untersuchung des Auges benutzt, ebenso lange habe ich die Brechungsfehler studiert. Ich habe damit sehr viele Schulkinder, Säuglinge, Tausende von Tieren, darunter Katzen, Hunde, Kaninchen, Pferde, Kühe, Vögel, z.B. Hühner und Küken, ferner Schildkröten, Reptilien und Fische untersucht.
Dabei entdeckte ich eine Menge vorher unbekannter Tatsachen, die ich ganz und gar nicht mit der gängigen Lehre der Augenoptik in Einklang bringen konnte.«

»Seit mehr als hundert Jahren bemüht man sich in der medizinischen Welt, die Verwüstungen, welche unsere Zivilisation auf dem Gebiet der menschlichen Sehfähigkeit anrichtet, zu hemmen.
Aber von den Behandlungsmethoden mit korrigierenden Brillen kann niemals eine wirkliche Besserung erwartet werden. Diese Erfindung gleicht bestenfalls äußere Symptome zeitweilig aus, konserviert und verfestigt aber dadurch gleichzeitig den ursächlichen, psychosomatischen Fehlzustand für eine zeitlich nicht begrenzte Trageperiode – ein Verfahren, das gleichzeitig an einen Kunstfehler wie auch an einen Gips erinnert, wenn man die Folgen ins Auge fasst.
Lässt doch die Brille schließlich den Bewegungsapparat des Auges auf schleichende Weise verkümmern. Von anderer Art, aber nicht weniger heimtückisch, sind die Probleme bei Kontaktlinsen.«

»Ich habe die Brechungsvorgänge im menschlichen Auge länger als 30 Jahre studiert, und meine Beobachtungen bestätigen vollkommen die hier dargelegten Ansichten.
Ich hatte jedoch schon sehr früh die Überzeugung, dass das Problem durchaus nicht unlösbar sei. Soweit meine Erfahrungen reichen, weiß jeder Ophthalmologe – Augenarzt –, dass die Theorien über Brechungsfehler nicht mit den Tatsachen übereinstimmen.
Die behauptete Unheilbarkeit von Brechungsfehlern wird, wenn man die Augen aufmachen will, alle Tage durch Fälle widerlegt, in denen Brechungsfehler „von selbst" heilen oder zuweilen auch ihre Form wechseln.«

»Schließlich unternahm ich noch einmal eine gründliche Prüfungsarbeit an Augen von Menschen und Tieren. Die Resultate überzeugten mich und andere von der Wahrheit, dass der Akkommodationsvorgang nicht verengt ausschließlich an der inneren Augenlinse mit dem Ziliarapparat festgemacht werden darf sondern, dass die für das Sehen in verschiedene Entfernungen notwendige Anpassung eine Kombinationsleistung des gesamten Auges darstellt.
Brechungsfehler, einschließlich der Altersweitsichtigkeit – Presbyopie – rühren nicht von organisch bedingten Veränderungen des Augapfels oder der Linse her, sondern von einer Funktionsstörung der äußeren Augenmuskeln und können somit behoben werden.«

»Es ist, wie schon bemerkt, die Tatsache wohlbekannt, dass ein wegen Katarakt der Linse beraubtes Auge oft nach der Heilung ebenso akkommodiert ist wie vor der Operation. Viele solcher Fälle habe ich selbst beobachtet. Ich habe linsenlose Augen in einer durchschnittlichen Entfernung von 30 cm feine Schrift lesen lassen nur mit der Fernbrille, und ich habe einen staroperierten Patienten gehabt, der ganz ohne Brille lesen konnte.«

»Die Linse ist nun allerdings nur für relativ geringe Fehlsichtigkeitsgrade verantwortlich und auch das nur während der jüngeren Lebensperiode des Menschen.

Viele Personen, aus deren Augen wegen Katarakts die Linse entfernt worden ist, können ohne Brillenwechsel in verschiedene Entfernungen bequem sehen.
Die Verlängerung des Augapfels genügt dann, um für die verlorene Linse eine Kompensation zu schaffen, aber natürlich nur bis zu einem gewissen Grade.
Jeder Ophthalmologe hat aus eigener Erfahrung solche Fälle gesehen, und über viele ist in Literatur und Fachpresse berichtet worden.«

»Unter körperlichen wie geistigen Zwängen, denen man sich nicht entziehen kann – Schmerz, Behinderung, Störung, Niedergeschlagenheit, Ärger, Angst – treten im normalen Auge immer Brechungsfehler auf, die auch dem forschenden Blick des Gegenübers nicht verborgen bleiben, und im schon damit behafteten Auge werden sie verschlimmert.«

»Dass das menschliche Auge Gläser – Brillen – ablehnt, ist eine Wahrheit, die niemand bestreitet. Jeder Augenarzt weiß, dass die Menschen sich erst an die Brille „gewöhnen müssen", und dass manche das nie können.
Alle diese Gläser verkleinern das Sehfeld mehr oder weniger stark.
Blicken wir um eine Generation zurück, so wurden Brillen nur bei wirklich schlechtem Sehvermögen verordnet, heutzutage jedoch tragen viele eine Brille, die ohne diese ebenso gut oder noch besser sähen.«

»Es gibt für zivilisierte Menschen viel mehr Dinge, welche sie aufregen, ängstigen und verwirren, als es für die „unzivilisierten" Menschen gab.
Tiere, die den gleichen zivilisierten Einflüssen ausgesetzt sind wie der Mensch, reagieren in genau derselben Weise auf diese Einflüsse. Ich habe viele Haustiere und Zootiere beobachtet und geprüft und fand eine große Zahl nervös und zugleich mit Myopie behaftet.
Den zivilisationsbedingten Niedergang der Sehfähigkeit für die Ferne trifft man in gleicher Weise leider auch beim Nahsehen an.

Das Heilmittel besteht nicht darin, feine Naharbeit oder das Sehen in die Ferne zu vermeiden, sondern im Loswerden von geistigem Zwang. Dieser ist es allein, der das innere Gleichgewicht beeinträchtigt, von dem die vollkommene Tätigkeit des Auges abhängt.«

»Die meisten Menschen, denen gesagt wird, dass Ruhe oder Entspannung ihre Sehstörung beseitigt, fragen, ob dies nicht schon durch den Schlaf erreicht werde.
Während des Schlafs sind die Augen selten, wohl niemals vollkommen entspannt, und wenn sie sich unter Zwang befinden, solange die Person wach ist, bleibt dieser Zwang gewiss auch im Schlaf in größerem oder geringerem Grad bestehen, ebenso wie ein Zwang in einem beliebigen anderen Körperteil, wie bei Träumenden leicht zu beobachten ist. Ebenso ist auch die Ansicht irrtümlich, dass die Augen ruhen, wenn sie nicht gebraucht werden.«

»Solange der Geist sich unter einem Zwang befindet, kann den Augen nichts Ruhe bringen. Jede geistige Entspannung und Befreiung tut den Augen wohl. Sicherlich hat jeder schon gemerkt, dass die Augen weniger schnell ermüden beim Lesen eines interessanten Buches als beim Durcharbeiten langweiliger und schwer zu fassender Darstellungen.«

»Geistige Konflikte, Lebensführungsfragen verursachen die primären Geistesanstrengungen nicht optischer Art, die sich auf das Auge auswirken. Jeder Gedanke an Anstrengung bewirkt einen motorischen Fehlimpuls auf das Auge.
Jeder dieser Impulse verursacht eine zusätzliche kleine Gestaltsveränderung des Augapfels, die das optische System verstimmt und schließlich dazu führt, dass die Fähigkeit des zentralen Sehens ungenutzt bleibt. Dieser Zustand ist es dann, der zur Quelle zusätzlicher Sehanstrengung wird und Kurzsichtigkeits- oder Weitsichtigkeitstendenz auslöst.

Wenn ein Mensch daher vollkommenes Sehvermögen haben und erhalten will, so darf er keinerlei Zwangsvorstellungen in seinem Gedankenleben Raum geben.

Jede mentale Anstrengung, einerlei welcher Art, nicht zuletzt Erholungs- und Schlafmangel, verursacht eine bewusste oder unbewusste Augenanspannung, und wenn diese dazu führt, mit Anstrengung sehen zu wollen, so entsteht immer ein Brechungsfehler.«

»Wenn es schon vielerlei Arten von Sehanstrengung gibt, so gibt es doch nur ein Mittel zur Heilung, und zwar Entspannung. Die Gesundheit der Augen hängt vom Stoffwechsel ab, und die Blutzirkulation wird in hohem Maß vom Gedankenleben beeinflusst. Ist das Gedankenleben normal, d.h. nicht von Erregung und Anstrengung regiert, so ist die Zirkulation im Gehirn normal und die Sehfähigkeit gut.
Bei gestörtem Gedankenleben ist auch die Zirkulation gestört, die Blutversorgung des Sehnervs leidet Schaden und die Sehfähigkeit wird herabgemindert. Wir können bewusst Gedanken denken, welche die Zirkulation stören und die Sehfähigkeit herabmindern; wir können bewusst Gedanken denken, die eine regelmäßige Blutzirkulation wiederherstellen und dadurch nicht nur den Brechungsfehler, sondern auch andere Augenleiden beseitigen.«

»Praktisch heißt das zuallererst, die Ursache für undeutliches Sehen nicht im Auge selbst zu suchen und sich darüber aufzuregen. Die Sehstörung ist vielmehr als Denkanstoß zu werten, als natürlicher und nützlicher Hinweis von Seiten des Gehirns auf eine abzustellende Primärursache, die zumeist völlig außerhalb des Auges liegt.«

»Befindet sich das Seelenleben unter einem Zwang, einer Anstrengung, so kann das Auge mehr oder weniger „blind" werden.«

»Wenn wir lernen, unser Gedanken- und Vorstellungsleben unter Kontrolle zu halten, können wir mühelos normalsichtig werden.«

»Einerlei, von wie langer Dauer das Leiden ist oder welchen Grad es erreicht hat, der Mensch kann erlöst werden, wenn man ihn oder wenn er sich selbst dazu bringen kann, seine Gedanken unter Kontrolle zu bekommen.

Die Ursache irgendeines Brechungsfehlers oder einer funktionellen Störung des Auges ist nichts anderes als ein Gedanke – ein verkehrter Gedanke.
Ist die Entspannung nur vorübergehend, so wird auch das gewonnene Sehvermögen wieder verschwinden. Kann sie dauernd erreicht werden, so wird auch die Heilung dauernd.
Entspannung kann man jedoch nicht erzwingen. Es ist grundlegend, dass Patienten dies begreifen lernen.«

Dr. Bates über Kinder und Jugendliche

»Betrachtet ein Auge längere Zeit hintereinander Gegenstände, die ihm fremd oder doch nicht gerade vertraut sind, so wird immer ein Brechungsfehler hervorgebracht, man denke nur an die sprichwörtlich gewordene Ermüdung nach Museumsbesuchen, Einkaufbummeln in der Stadt und ähnlichen Sehleistungen.

Kinder mit gesunden Augen ohne Schwierigkeiten beim Lesen kleiner Schriften werden umgehend zeitweilig hypermetropisch – weitsichtig – wenn ihnen fremde Schriftzeichen oder neue Aufgaben, die in begrenzter Zeit zu lösen sind und ihnen schwer fallen, vorgelegt werden, selbst wenn die Zeichen groß sind und alles deutlich zu lesen ist.«

»Alles, was anstrengt und noch – oder nicht – zu bewältigen ist, ruft zeitweilige Brechungsfehler – Fehlsichtigkeit – hervor, solange es nicht durch Übung zur Gewohnheit werden oder gemieden werden könnte. Wenn Kinder schreiben, lesen, zeichnen, nähen lernen, bekommen sie vorübergehend immer ver-schlechtertes Sehvermögen. Das Ungewohnte der Dinge, womit sie arbeiten müssen, strengt sie an.«

»Besonders Kinder unter 12, ja man darf sagen unter 16 Jahren, die nie Gläser getragen haben, werden zuweilen in einigen Tagen, einigen Wochen, manchmal auch Monaten geheilt. Ein Jahr überschreitet die Kur bei ihnen nie.
Meistens geschieht sie einfach und allein durch tägliches Lesen der Sehtafel oder äquivalenter Texte.«

»Gerade bei noch in voller Entwicklung befindlichen jungen und jüngsten Menschen erscheint es besonders unnatürlich, Haltungsfehler beim Sehen durch Sehprothesen – Brillen – latent zu konservieren, anstatt sie durch Sehschulung und geistige Betreuung unter Fernhalten disharmonischer Eindrücke und Tendenzen zu heilen.«

Sehtest beim Augenarzt: »Messungen an Kinderaugen beispielsweise sind nur in der natürlichen Umgebung sinnvoll.
Praxisräume, weiße Kittel und Sprechstundenatmosphäre sind fehl am Platz.
Ähnlich wie beim frontalen Fotografiertwerden führt dies zu Nervosität und Unbehaglichkeit, wobei die optische Abstimmung des Auges sich verschlechtert.«

»Viele kleine Kinder, die durchaus normal sehen, solange ihre Mutter im Arztzimmer ist, werden kurzsichtig oder weitsichtig, wenn sie hinausgegangen ist, weil sie nun unbewusst in einen inneren Angstzustand kommen und von dem Augenblick an nur noch mit Anstrengung sehen können.
Unbekannte Sehobjekte rufen Sehanstrengung und als Folge Brechungsfehler hervor, weil ihr Anblick zunächst dem Auffassungsvermögen Mühe und Anstrengung bereitet.«

»Wenn ich erkläre, dass ich entdeckt habe, Lügen seien schlecht für die Augen und von der Rolle spreche, die ein solcher Umstand im Hinblick auf Sehleiden spielt, so kann ich diese Tatsache auch jederzeit leicht beweisen.
Wir haben wiederholt mit zahlreichen Patienten den Versuch gemacht, sie zu veranlassen, auf die Frage nach ihrem Lebensalter sich ein Jahr jünger oder älter vorzustellen, dass sie jünger oder älter seien. In allen Fällen ohne Ausnahme stellte das Retinoskop einen Brechungsfehler – Fehlsichtigkeit – fest.«

»Kurzsichtigkeit, Weitsichtigkeit, Hornhautverkrümmung oder Schielen, sind nichts anderes als ein Ausdruck von Anstrengung und der Störung der inneren Harmonie.«

»Nachdem der störende Gedanke wiederum ausgeschaltet und ersetzt worden ist durch einen Gedanken, der Entspannung schafft, also die Gedankenharmonie wiederherstellt, so wird der Brechungsfehler korrigiert und Schielen wie Doppeltsehen verschwinden.«
»Die Kinder wurden angewiesen, täglich mindestens einmal während der Schulstunden eine Sehtafel an der Wand zu lesen, und zwar jedes Kind die kleinsten Buchstaben, die es von seinem Platz aus gut und ohne Anstrengung sehen konnte.
Den Kindern, deren Sehschärfe sich als mangelhaft erwiesen hatte, wurde geraten, die Sehtafel häufiger zu lesen. Sie taten es bald gern, weil sie merkten, dass es durch dieses Sehspiel mit dem Lesen an der Wandtafel immer besser wurde und, dass die lästigen Kopfschmerzen oder andere Beschwerden, früher hervorgerufen durch das angestrengte Sehen, verschwanden.«
»Nachdem auch diese Lehrerin beobachtet hatte, wie groß der Nutzen täglicher Übungen im Ferne-Sehen ist, wenn der Blick auf bekannte Gegenstände gerichtet wird, hatte sie dauernd eine Sehtafel in ihrem Klassenzimmer und ließ die Kinder jeden Tag daran Leseübungen machen.
Die Folge war, dass während acht Jahren kein einziges Kind, das unter ihrer Aufsicht stand, einen Brechungsfehler bekam.«
»In einer Klasse hatte die Lehrerin mehrere Jahre lang Buch geführt über das Sehvermögen der Kinder und hatte ausnahmslos festgestellt, dass es immer schlechter damit wurde, je weiter das Schuljahr fortschritt. Aber nachdem die Sehtafel eingeführt worden war, besserte sich der Sehzustand.«
»Die Kinder machten tägliche Fernsichtübungen an bekannten Anschauungsobjekten und Sehtafeln. Einige dieser Kinder, wie z.B. in Gran Forks N.D. Schule, wurden in 10 oder 15 Minuten von einer Fehlsichtigkeit geheilt, ebenso einige Lehrerinnen. In einigen Fällen waren die Erfolge so erstaunlich, dass sie kaum glaubhaft erschienen.«
»Wenn die Kinder ihre Fähigkeit im Sehen in die Ferne gestärkt hatten, konnten sie auch jede Naharbeit leisten, ohne die Augen irgendwie anzustrengen.
Der Erfolg der Kinder stellte sich schneller in solchen Klassen ein, wo die Lehrerin keine Brille trug.«

»Einmal untersuchte ich die Augen in einer Klasse, deren Lehrerin mit Brille unterrichtete und fand das Sehvermögen sehr mangelhaft. Zufällig verließ die Lehrerin für eine Zeitlang das Klassenzimmer. Während dieser Zeit untersuchte ich die Augen noch einmal und fand das Sehvermögen viel besser. Als die Lehrerin wiederkam, fragte sie mich nach den Augen eines bestimmten Jungen, eines sehr nervösen Kindes. Während ich ihn untersuchte, stand sie vor ihm und sagte: „Wenn der Augenarzt dich auffordert, die Sehtafel zu lesen, musst du es tun.“ Der Junge konnte gar nichts sehen. Da trat sie hinter ihn, und die Wirkung war genau so, als ob sie das Klassenzimmer verlassen hätte. Er las die ganze Sehtafel.«
»Ein Schulknabe las leicht und spielend die unterste Zeile der 3 Meter entfernten Sehtafel, als aber die Lehrerin ihm befahl, aufzupassen, konnte er das große E nicht mehr deutlich erkennen.«
»Wer die vorgenannten Erfahrungen an seinem Arbeitsplatz – Werkbank, Büro, Klassensaal, Schule, Tennisverein, Fahrschule, Volkshochschule, Jugendherberge, Kindergarten, Altersheim, Schulturnhalle, Sportplatz, Bootsanlegestelle oder im Garten, zum Freizeit-Sehsport sozusagen – verwerten möchte, kann sich an der folgenden für die Schule gedachten Anleitung orientieren: Die Sehtafel wird dauernd an der den Fenstern gegenüber liegenden Wand des Klassenzimmers im besten Tageslicht aufgehängt. Jeden Tag lesen die Kinder leise die kleinsten Buchstaben, die sie von ihren Plätzen aus sehen können.«

QUELLE: Das Buch » Rechtes Sehen ohne Brille « des Augenarztes Dr. Bates

Auf Grund dieser Empfehlungen des Augenarztes Dr. Bates und den guten Erfahrungen, die wir gemacht haben, bekommen unsere Patienten bei den Augentrainingseinzelsitzungen verschiedene Sehtafeln, um die Augen für das Nahsehen und für das Weitsehen zu trainieren – aber auch, um sich über die Fortschritte der Sehverbesserung zu freuen.

Vorteile und Nachteile der Brille, Kontaktlinsen und Laser-Operationen

Vorteile der Brille

- Eine Brille kann eine gute Hilfe sein, denn 1% der Menschen kommt mit Augenproblemen auf die Welt.
- Besser sehen: Eine Brille kann uns helfen, besser und klarer zu Sehen.
- Eine Brille kann uns ein Sicherheitsgefühl vermitteln.
- Durch eine Brille können wir intellektueller aussehen.
- Eine Brille kann uns helfen, älter und reifer auszusehen.
- Persönlichkeitsverstärker.
- Schutz: Kann unsere Augen schützen bei bestimmten Augenproblemen, z.B. Bindehautentzündung, Lichtempfindlichkeit, nach Augenoperationen etc.
- Sonnenschutz: Eine Sonnenbrille kann unsere Augen vor starker Sonneneinstrahlung schützen.
  Mit einer Sonnenbrille ist das Autofahren sicherer.
- Unfallschutz: Bestimmte Berufe erfordern eine Schutzbrille.

Leider hat man mit dem Verordnen der Sehhilfen etwas übertrieben, und was vor 50 Jahren für 5-10% der Bevölkerung gegolten hat, soll heute für ca. 60% der Menschen in den Industrieländern gelten. Kann das wirklich sein?

»63% aller Erwachsenen in Deutschland sind fehlsichtig, damit rund 40 Millionen Menschen auf Brille oder Kontaktlinsen angewiesen, um scharf zu sehen. 125.000 ließen sich im Jahr 2012 die Augen lasern.« QUELLE: Focus 47/13 - November 2013

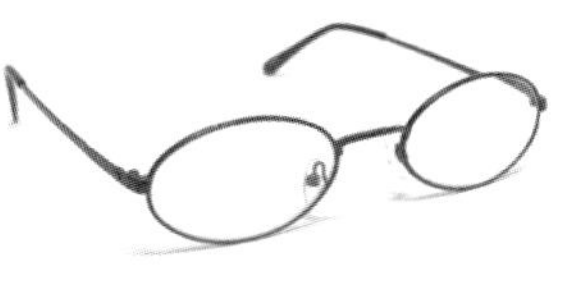

Hat eine Brille Nachteile?

- Brille und andere Sehhilfen führen die Augenmuskeln zu einem Zustand der Passivität und Stagnation. Sie verhindern, dass man wieder zum natürlichen Sehen zurückfindet.
- Unser Gehirn gewöhnt sich an die Gläser, das Tragen der Brille wird immer mehr zum Bedürfnis.
- Die Brille schafft Abhängigkeit, sie fesselt die Augen an die Fehlsichtigkeit und an den Grad der Korrektur. Die Brechkraft ist kein gleich bleibender Zustand, sie ändert sich ständig. Ein Sehtest zu verschiedenen Tageszeiten oder Wochentagen ergibt oft andere Werte.
- Eine Brille hat keine Heilwirkung. Mit dem ständigen Tragen einer Brille bessert sich keine Fehlsichtigkeit. Meistens geschieht gerade das Gegenteil: Die Sehkraft verschlechtert sich durch das Tragen einer Brille, und nach einiger Zeit braucht man stärkere Gläser.
- Brillen sind wie Gefängnisse für die Augen. Die Augen müssen sich ständig an den Grad der Korrektur anpassen. Die ideale Brille wäre eine, die sich an die Augen – an die täglichen normalen Sehschwankungen – anpasst – aber diese gibt es noch nicht.
- Alle Korrekturgläser verkleinern das Gesichtsfeld mehr oder weniger stark. Die Brille verengt das Sehfeld von 200 auf ca. 70 Grad: Die Augen sehen nur nach vorne und verhindern das seitliche, „panoramische Sehen".
- Durch die Brille wird die Augenbeweglichkeit verringert. Wer ständig eine Brille trägt, bewegt Kopf und Körper statt die Augenmuskeln.
- Bewegungsmangel der Augenmuskeln durch das Brilletragen kann einen energetischen Stau und eine Blockade des Abflusses der Stoffwechselabfälle der Augenzone zur Folge haben, was den Boden für Augenkrankheiten fördert. Risiken: Insbesondere bei starker Kurzsichtigkeit und Weitsichtigkeit haben Brillenträger ein ca. 60% höheres Risiko für Katarakt, Glaukom, Netzhautablösung oder Makula-Degeneration.
- Konkavgläser lassen die Dinge viel kleiner erscheinen, als sie in Wirklichkeit sind, während Konvexgläser sie vergrößern.

- Eine Brille ist unpraktisch beim Schwimmen oder Sporttreiben. Fehlsichtige Menschen können Probleme haben beim Besuch von Thermalbädern, Schwimmbädern oder einer Sauna. Die Brille beschlägt durch den Dampf, und plötzlich ist man „blind".
- Auch sehr unpraktisch bei Unwetter, Regen, Sturm, starkem Wind, Schneefall.
- Das ständige Tragen der Lesebrille erzwingt „exzentrisches Sehen" über den oberen Brillenrand hinaus, wenn man in die Ferne schauen will. Auf die Dauer zeichnet sich dies mit Augenmüdigkeit, Rötung der Konjunktiva (Bindehaut), Falten im Gesicht sowie Anstrengung im Gesichtsausdruck ab.
- Ein weiterer Nachteil der Brille ist auch, dass sie manchmal Druckstellen verursacht, unschöne Vertiefungen auf der Nase hinterlässt, mehr oder weniger oft gesucht werden muss und vor allem bei Kindern öfter mal kaputt geht.
- Brille mit Metallrahmen: Ein Metallstreifen, der horizontal verläuft, erzeugt in dem sich dort befindenden Meridian einen energetischen Kurzschluss, was Energiefluss, Haltung und Gehirnfunktion beeinträchtigen kann.
- Angespannte und überforderte Augen, eingesperrt hinter Brillengläsern, führen immer zur Anspannung der Gesichtsmuskulatur, man wirkt müde, betrübt oder manchmal misstrauisch.
- Menschen mit Brille können fünf bis zehn Jahre älter aussehen.
- Die Brille stört beim Küssen.
- Eine Brille ist wie eine „Barriere": Augen und Gesicht erleiden einen Verlust an Ausdrucksmöglichkeiten. Die Brille verhindert die frei fließende Bewegung der Augenmuskeln, der Gesichtsmuskulatur, sowie der Gesichtsmimik.
- Eine Brille blockiert zum Teil die vitalen Energien, die über das Sehsystem nach außen strahlen und kann uns vom dynamischen Gleichgewicht ablenken.
- Hinter Brillengläsern üben die Augen nicht mehr ihre ganze Akkommodationsfähigkeit aus. Deshalb ist das Annehmen einer Brille stets eine Falle, die die Augenmuskeln zur Faulheit führt.

Hat die Gleitsichtbrille Nachteile?

Gleitsichtbrillen, Bifokal- oder Zweistärkengläser, sind Brillen mit mehreren verschiedenenartigen Korrekturen im Schliff: Der obere Bereich für das Sehen in die Ferne und der untere Bereich für das Sehen in die Nähe.

- Man leidet sehr oft unter Eingewöhnungsschwierigkeiten.
- Unruhe: Es fehlt die kontinuierliche Sicht auf Grund von Bildsprüngen.
- Man sieht verzerrte Bilder: Auch bei den modernen Ausführungen ohne sichtbare Trennlinien liegt die eine Korrektur oben und die andere unten im Gesichtsfeld, und man muss hinnehmen, dass man zeitweise notgedrungen durch den falschen Bereich blickt.
- Das belastet die Augen zusätzlich, weil sie das seitliche Blickfeld verzerren oder unscharfe Bilder verursachen – ein totaler Stress für Gehirn, Sehzentrum und Auge.
- Kann die Kopfhaltung beeinflussen
- Menschen mit Gleitsichtbrillen klagen oft über Schwierigkeiten beim Autofahren oder beim Treppen-Hinuntersteigen, was in manchen Fällen zu einem Sturz geführt hat.

Ein weiterer Nachteil: Die Gleitsichtbrille kann auch unseren Geldbeutel belasten, denn das sind die Brillen, mit denen die Brillenindustrie am meistens Geld verdient. Sie kosten zwischen 150 € bis zu 1500 € – wegen oft „kleinen, minimalen Dioptrien-Korrekturen“ für die Weite, die Nähe oder für die Hornhautverkrümmung – die nicht immer notwendig wären.
Der Sehtest wird oft missbraucht, um Brillen zu verkaufen!
Durch die Unwissenheit und die Angst des Kunden, dass ohne die perfekt korrigierte Brille etwas passieren könnte, wird der Kunde oft „betrogen“.
Statt sich zu fragen, warum sich die Sehkraft verschlechtert hat, werden einfach neue Brillen verkauft. Sicherlich tragen da auch die Kunden dazu bei, die lieber eine schnellere Lösung haben möchten, anstatt selber aktiv zu werden und im Leben etwas zu verändern.

FAZIT: Zwei verschiedene Brillen sind deshalb sinnvoller als eine Zwei- oder Dreistärkenbrille – oder noch besser: Die Sehkraft mit gesunder Lebensweise verbessern, sodass die beiden Brillen oder mindestens eine überflüssig wird.

Hat die Lesebrille Nachteile?

Eine Lesebrille braucht man, wenn die Linse an Elastizität verloren hat, und sie kann in vielen Fällen eine große Hilfe sein.
Die Linse hält niemals still, denn wenn wir etwas in der Nähe betrachten, ist unsere Linse rund. Wenn wir in die Ferne schauen, ist unsere Linse lang. Im gesunden und lebendigen Zustand pulsiert und verändert sie sich ständig.
Dies erfolgt durch die Verbindung mit dem Ziliarmuskel, der vom Hypothalamus – dem emotionalen Zentrum im Gehirn – gesteuert wird.

Eine Lesebrille kann uns helfen, wenn im Alter die Linse und ihr Ziliarmuskel stark an Elastizität verloren haben. Zwar kann die Lesebrille die Augen beim Lesen entspannen, aber wenn man sie ständig von früh bis spät benützt, kann sich mit der Zeit auch die Sicht in die Ferne verschlechtern.
Diese Lesebrillen lassen Gedrucktes größer erscheinen und machen so eine Veränderung der Linsen überflüssig.
Der Gebrauch von Lesebrillen (Vergrößerungsgläsern) behindert die Arbeit des Ziliarmuskels (Ringmuskel) der Linse: Das Anspannen und Entspannen, das die Linsenform verändert.

Alternativen zur Lesebrille und gute Tipps können Sie im Kapitel „Altersweitsichtigkeit" (S. 211) finden.

Welche Nachteile haben Kontaktlinsen?

Vieles von dem, was über die möglichen Probleme der Brille genannt wurde, gilt auch für die Kontaktlinsen. Sie führen die Augen zu einem Zustand der Passivität und Stagnation, denn sie fesseln die Augen an den Grad der Korrektur und verhindern, dass das Auge zurück zur natürlichen Sehkraft findet.

Mit dem ständigen Tragen der Kontaktlinsen bessert sich auch keine Fehlsichtigkeit. Meistens geschieht gerade das Gegenteil: Die Sehkraft kann sich durch das Tragen der Kontaktlinsen verschlechtern, und nach einiger Zeit braucht man stärkere.

Kontaktlinsen sind auch wie Gefängnisse für die Augen. Die Augen müssen sich ständig an den Grad der Korrektur anpassen. Die ideale Kontaktlinse wäre eine, die sich an die Augen anpasst – aber diese gibt es noch nicht.

Kontaktlinsen sind aus mehreren Gründen verführerisch. Einmal hat man kein lästiges, schweres Gestell auf der Nase, zweitens lässt sich eine bestimmte Art starker Kurzsichtigkeit optisch leichter mit Kontaktlinsen korrigieren, und sie schränken das Gesichtsfeld nicht ein. Nachteilig ist jedoch, dass Kontaktlinsen die Sauerstoffzufuhr der Augen behindern, dass man sie peinlich sauber halten muss (Infektionsgefahr) und dass man sie nicht so bequem wie Brillen auf- und absetzen kann.
Bei den harten Kontaktlinsen fällt es den meisten Fehlsichtigen schwer, sich an das Fremdkörpergefühl im Auge zu gewöhnen. Die weichen Kontaktlinsen lassen weniger Sauerstoff ins Auge als die harten, die Pflege ist aufwändiger und sie neigen dazu, Eiweiß einzulagern, was die Sauerstoffdurchlässigkeit weiter reduziert.

ZUSAMMENFASSUNG

- Sauerstoffmangel in der Hornhaut, denn Kontaktlinsen behindern zum Teil die Sauerstoffaufnahme. Die Hornhaut des Auges besitzt nämlich keine eigenen Blutgefäße. Sauerstoff wird direkt über den Tränenfilm aus der Luft bezogen und wird so an die Hornhaut transportiert.
- Organisch betrachtet sind die Kontaktlinsen auf jeden Fall Fremdkörper für die Augen.
- Augenreizungen, Rötungen, Brennen, Allergien, Unbehagen.
- Infektionen, verursacht durch Bakterien, die sich hinter den Kontaktlinsen entwickeln.

- Das permanente Tragen von Kontaktlinsen, vor allem von harten Linsen, kann zu einem allmählichen Verschleiß des Hornhautepithels führen.
- Geschwür auf der Hornhaut, Bindehautentzündungen
- Ablagerungen auf der Kontaktlinse
- Deformation oder Ödem der Hornhaut, Syndrom der drückenden Linse

Die Laser-Operation zur Korrektur der Fehlsichtigkeit

Augen-Laser-Operationen können eine große Hilfe sein, um das Augenlicht zu retten, z.B. bei Notfällen, Netzhautblutungen oder Netzhautablösung. Bei der Korrektur der Fehlsichtigkeit dagegen kann es in manchen Fällen negative Folgen haben.
In jeder Werbung der Laser-Operations-Zentren liest man: „Ein Leben ohne Brille oder Kontaktlinsen", „Schaffen Sie Ihre Brille aus der Welt", oder „Sehen ohne Brille".

Alle paar Monate kommen neue und immer bessere Operationsmethoden zur Korrektur der Fehlsichtigkeit: RELEX-SMILE, FEMTO-LASIK, TRANS-PRK, LASEK, EPI-LASIK, SUPRACOR, RLE (Refraktiver-Linsenersatz), BIOPTICS, Multifokal-Linsen, Wellenfront–LASIK, Mono-Visions-LASIK, Conduktive Keratoplastik mit Radiowellen etc.

Bei refraktiven Operationen wird dem Patienten die Brille, die er vorher hatte, sozusagen direkt auf die Hornhaut „gelasert" oder so verändert, dass das einfallende Licht direkt auf die Sehgrube gelangt. Die Folge davon kann klares Sehen sein.
Es gibt Menschen, die mit der Operation zufrieden sind, aber leider wird die Ursache der Fehlsichtigkeit – der zu kurze oder zu lange Augapfel, die ungesunde Ernährungs- und Lebensweise oder die seelischen Belastungen – dadurch nicht korrigiert.

Die Erfolge dieser Augenoperationen werden oft auf 90% hoch gepriesen, und die Nebenwirkungen und Spätfolgen werden auf nur 1 bis 10% minimiert.

Sind diese Statistiken ganz zuverlässig? Erfassen sie wirklich alle Nebenwirkungen und Spätfolgen der Laser-Operation?
Kennt man langfristig alle Nebenwirkungen dieser Operationen für Augen und Sehkraft?

Die neusten und schonenden Eingriffe sind „Relex-Smile" und der „Femto-Lasik". Aber ganz risikofrei sind auch diese Verfahren nicht: Trockene Augen, Kontrastverlust, Blendungseffekte und Lichtkränze rund um Lichtquellen sind mögliche Spätfolgen.

Übliche Laser-Therapien greifen das Auge stärker an, da sie die Oberfläche der Hornhaut verändern – für immer!
Es gibt Augenärzte, die befürchten, wie bei fast allen Augenoperationsmethoden, dass sich im Laufe von Jahren wieder die alte Fehlsichtigkeit einstellt.

»Der Konkurrenzkampf nimmt zu. Ärzte und Betreiber von Laserzentren sind letzlich großen Betriebswirtschaftlichen Zwängen unterworfen. Die Ärzte wollen ihre OP verkaufen. Die Geräte kosten in der Anschaffung bis zu einer halben Million Euro. Wartungskosten liegen bei 40.000 Euro jährlich.« FOCUS 47 Nov. 2013

In den USA haben sich „Laser-Opfer" im Internet ein Forum geschaffen: www.visionsurgeryrehab.org
Auch in Deutschland haben „Laser-Opfer" eine ähnliche Gruppe gegründet: www.operationauge.de
Einige Tausend Augen-Laser-Opfer haben sich gemeldet und zusammengetragen, wie die Folgen des Eingriffs das künftige Leben im wahrsten Sinne des Wortes überschattet hat.
Schatten- und Geisterbilder nämlich zählen zu den vielen optischen Fehlern, die nach einer Lasik-Behandlung der Hornhaut die Qualität des Sehens herabsetzen.
„Vision Surgery Rehab Network" bietet im Internet zahlreiche Abbildungen an, die zeigen, wie das Sehen nach dem Eingriff beeinträchtigt ist.

Wer sich die Augen operieren lassen will, sollte es sich genau überlegen. Man kann ausführliche Informationen über die Komplikationen der Laser-Operation zur Korrektur der Fehlsichtigkeit in den oben genannten Internet-Adressen finden.

Liste der möglichen Komplikationen der Laser-Operation zur Korrektur der Fehlsichtigkeit

- Es ist nur eine reine Symptombehandlung. Die Ursachen der Fehlsichtigkeit hat man nicht beseitigt. Der Mensch braucht nichts im Leben zu ändern.
- Anstatt den Effekt der Augenform mit Hilfe einer Brille oder Kontaktlinse äußerlich zu korrigieren, wurde jetzt mit der Laser-Operation die Hornhaut für immer verändert.
- Die Laser–OP ist eine irreversible Methode, die Sehfähigkeit zu verändern.
- Es wird Hornhautgewebe entfernt, wodurch 30-40% der Hornhautstärke verloren gehen – und zwar für immer –, d.h. dass man es nicht mehr rückgängig machen kann.
- Da die Hornhaut nur einen halben Millimeter dick ist, führt hier natürlich jede Art von Operation zu einer deutlichen Schwächung des Gewebes.
- Postoperative Komplikationen können das Sehvermögen noch weiter schwächen. Nach der OP können Augenschmerzen, Unwohlsein, Entzündungen, Infektionen, Schwellung der Netz- und Hornhaut auftreten.
- Es kann sein, dass man für einige Tage nicht klar sehen kann.
- Die Symptome der „Trockenen Augen" können sich verschlechtern. Es kann auch sein, dass ein Teil der Patienten monatelang Augentropfen nehmen muss.
- Teuer: Die Operationskosten liegen zwischen 797 und 2000 € pro Auge. 15% der Patienten brauchen Nachoperationen, die weitere Kosten verursachen.
- Die Normalsichtigkeit wird nicht immer erreicht: Viele brauchen danach noch eine Brille oder Lesebrille.
- Schwankungen der Sehschärfe durch irreguläre Verformungen der Hornhautoberfläche.
- Nach einigen Monaten oder Jahren kann sich das Sehvermögen erneut verschlechtern, und die alte Fehlsichtigkeit stellt sich wieder ein.
- In manchen Fällen tritt ein 20%iger Kontrastverlust ein, oder die Unfähigkeit, schwache Kontraste – also einen weißen Hasen im Schnee – wahrnehmen zu können.

- Bis zu 12% der Patienten haben nach der Laser-Operation kurz- und mittelfristige Sehstörungen (verschwommen, doppelt) oder stellen keine Verbesserung durch die Augenoperation fest.
- Doppelbilder und Blendeffekt bei Menschen mit großen Pupillen (über 5,5 mm), vermehrte Blendempfindlichkeit, besonders nachts - bessert sich zwar im Laufe der Zeit, kann jedoch in bis zu 10% der Fälle dauerhaft verbleiben.
- Licht- und Sonnenempfindlichkeit können sich verstärken.
- Ebenfalls kann es auch bei den refraktiven Operationen zu einer Über- oder Unterkorrektur kommen, die das Tragen einer Brille z.B. beim Autofahren weiterhin nötig macht.
- Ständige Naharbeit bereitet vor allem dann Schwierigkeiten, wenn – wie bei der Arbeit am Computer und Laptop – ungünstige Lichtverhältnisse hinzukommen.
- Helle Gegenstände können besonders grell erscheinen, von Lichtpunkten - Ghosting, Halos and Starburst – gehen Strahlen aus wie bei einem „Feuerwerk".
- Schwierigkeiten sollen vor allem dann auftreten, wenn es dunkel wird und Straßen oder Innenräume erleuchtet sind.
- Die Fähigkeit, in der Dunkelheit zu sehen, kann verloren gehen. In diesem Fall kann Autofahren nachts schwieriger werden. In unglücklichen Fällen kann das Augen-Lasern zu einer Nachtfahr-untauglichkeit führen, d.h. es gibt Menschen, die bei Dämmerung und nachts nicht mehr Auto fahren können.
- Die Brechkraft wird geändert: 50 m entfernte Verkehrsschilder sind oft nicht lesbar.
- Störend sind auch Trübungen zwischen den Hornhautschichten, die zu Erhöhung der Blendempfindlichkeit führen können.
- Es gibt Fälle, bei denen sich die Hornhaut nach vorne wölbt, was zu einem Zustand führt, der Keratokonus genannt wird. In manchen Fällen wird eine Hornhauttransplantation nötig, um das Augenlicht des Betroffenen zu retten.
- Eine andere mögliche Nebenwirkung ist das Doppelt- oder Dreifachsehen. Manche sehen einzelne Gegenstände wie gedoppelt, von einem „Heiligenschein" eingerahmt oder wie durch einen Schleier.
- Manche Jobs dürfen nach einer Laser-Operation nicht mehr ausgeführt werden (z. B. Flugzeug-Pilot).

- Auch Bergsteiger auf der Bergspitze sehen oft verschwommen.
- Problematisch ist das Augen-Lasern bei gleichzeitigen Augen-Krankheiten und während der Schwangerschaft bzw. Stillzeit. Auch Allergiker sollten sich über die speziellen Risiken einer Laser-Augenoperation informieren.
- Das Risiko schwerer Komplikationen nach einer Lasik-Operation liegt bei unter einem Prozent. Was aber auch heißt, dass einer von hundert Patienten Probleme nach der Laser-Augenoperation hat. Selten kommt bei der Operation eine Augenperforation vor mit Verletzung des Augeninneren, Sehnervschwund, Netzhautablösungen.
- Wegen des ungünstigen Ausgangs einer Laser-OP benötigen zwischen 30 bis 40 Deutsche im Jahr eine Hornhauttransplantation.

QUELLE: www.visionsurgeryrehab.org www.operationauge.de www.lasikdisaster.com

Die Sonnenbrille

Unsere Augen sind Lichtorgane, die natürliches Licht zum Funktionieren brauchen.
Sie benötigen Sonnenlicht und die Farben der Natur. Auch der Hypothalamus (Hirnanhangdrüse) und das Gehirn brauchen das ganze Spektrum des Lichts.
Getönte Brillen, Einfärbungen der Brillengläser, können die Gehirnfunktionen ungünstig beeinflussen. Die Farben der Natur haben eine Heilwirkung für unsere Augen, für die Netzhaut und das ganze Sehsystem.

Eine Sonnenbrille kann z.B. eine Hilfe sein, wenn die Sonne im Sommer zu stark ist, bei Schnee im Winter oder beim Autofahren, damit wir nicht geblendet werden. Eine einfache Regel wäre, die Sonnenbrille nur bei Bedarf zu tragen, aber nicht den ganzen Tag. Das ständige Tragen einer Sonnenbrille von früh bis spät kann die Augen schwächen, blend- und lichtempfindlicher machen und verhindern, dass wir die positiven Schwingungen von Licht und Farben der Natur wahr- und aufnehmen können.

Kann die Sonne eine Ursache für Augenkrankheiten sein?

Amerikanische Forscher der Universität Wisconsin in Madison berichten über ihre Studie, an der mehr als 2.500 Menschen teilnahmen, in der Fachzeitschrift „Archives of Ophthalmology" (Bd. 122, S. 750), dass viele Menschen, die sich häufig in ihrem Leben dem Sonnenlicht (mehr als 5 Stunden am Tag) aussetzten, ein erhöhtes Risiko für eine Makula-Degeneration im Alter entwickeln.

Eigentlich traf die drastischste Zunahme von Sehstörungen und Augenkrankheiten zeitlich mit dem Wandel vom ländlichen zum städtischen Leben zusammen. Viele Stadtmenschen verbringen 90% ihres Lebens in geschlossenen Räumen: Haus, Wohnung, Büro, Auto etc.

Viele Makula-Degeneration-Patienten haben große Angst und Panik vor der Sonne und gehen selten hinaus. Nun kann man aber nicht die ganze Schuld der Sonne geben, denn in den Industrieländern erkranken jedes Jahr Tausende von Menschen an Katarakt (Linsentrübung) und Netzhauterkrankungen (Makula-Degeneration), die den ganzen Tag in ihrer Wohnung verbringen und die Sonne kaum gesehen haben.

»Eine Augenkrankheit hat nicht nur eine Ursache, sondern es sind mehrere, die sich summieren.«

Augenschutz von innen

Anatomisch gesehen haben die Augen ein gutes Sonnenschutzschild, denn hinter der Regenbogenhaut – Iris – befindet sich eine komplett schwarze Schutzschicht, die dickste Melaninschicht des Körpers.

Wenn man in die Geschichte der Menschheit schaut, kann man beobachten, dass früher keine Sonnenbrillen gebraucht wurden, und damals gab es weniger Augenkrankheiten und Fehlsichtigkeiten als heute.
In den letzten Jahren, auf Grund der fehlenden schützenden Ozonschicht, können die aggressiven UV-Strahlen die Netzhaut schädigen und krebserregend auf die Haut wirken. Es gibt Länder, wie z.B. Australien und Feuerland (Argentinien), in denen auf Grund der starken Sonnenstrahlung Wildtiere blind wurden.

Es ist gut, eine Sonnenbrille zu tragen, wenn man sich in einer Umgebung aufhält, in der man sehr starkem Sonnenlicht ausgesetzt ist. Am Strand (Sand, Wasser) oder im Gebirge mit Schnee sind die UV-Sonnenstrahlen durch Reflexion besonders intensiv und schädlich für die Augen. Hier sollte man die Augen und auch den Körper vor dem starken Sonnenlicht schützen. Frischer Schnee reflektiert beispielsweise 80% des UV-Lichts, und deshalb sollte man sich auch beim Wintersport immer der Sonnenbrille bedienen.

In Kroatien hat man festgestellt, dass Fischermänner häufig an Grauem Star – Katarakt – leiden. Viele Stunden Sonne zusammen mit ungesunder Lebensweise, Bewegungsmangel, einer Ernährung mit kaum frischem Obst und Gemüse, mit viel Salz und eiweißhaltigem Fisch, könnten in diesem Fall die Ursachen für die Linsentrübungen sein.
Besonders für Menschen, die sich beruflich draußen aufhalten, wäre der beste Schutz eine gute Sonnenbrille mit einem Hut, der Kopf, Nacken, Gesicht und Augenzone deckt. Wenn die Sonne stark blendet, während des Tages oder beim Autofahren, ist das Tragen einer Sonnenbrille ebenfalls wichtig.

Ein guter „Schutz von innen" ist auch das Trinken von genügend Flüssigkeit, ferner eine Ernährung mit viel Obst, Beeren, Salat und Gemüse, denn sie liefern die „sekundären Pflanzenstoffe" und Sonnenschutzfaktoren, u.a. die Bioflavonoide, die für unsere Augen sehr wichtig sind.

Die Sonne – ein gebender Planet

Von Natur aus ist die Sonne ein gebender und dienender Planet, der das Leben auf der Erde und für uns Menschen überhaupt erst ermöglicht. Selbst die UV-Strahlung ist in der richtigen Dosierung für den Menschen hilfreich. Wer freut sich nicht über die ersten warmen Sonnenstrahlen im Frühling?
Das Licht der Sonne schenkt uns Wohlbehagen und Vitalität, vertreibt düstere Gedanken und hilft uns, den Alltag optimistischer anzugehen. Und was nur wenige wissen: Licht vermittelt dem Körper auch Informationen, um die ordnenden Kräfte in den Zellen zu aktivieren, auch die Hormone, Drüsen, Stoffwechselvorgänge und das Immunsystem.

Die positiven Seiten der Sonne

Sonnenlicht kann Krankheiten vorbeugen
Ein Defizit an Sonnenlicht und Vitamin D kann die Ursache verschiedener Krankheiten sein, wie z.B. Rheuma, Diabetes, Osteoporose, Herzschwäche, Krebs, Melanom, erhöhter Blutdruck, Immunschwäche, Infektanfälligkeit, Kurzsichtigkeit, hormonelle Störungen, Depressionen etc.

Sonnenlicht kann Kurzsichtigkeit – Myopie – vorbeugen
Täglich ausgedehnte Aufenthalte im Freien könnten Kinder laut einer Studie australischer Forscher vor Kurzsichtigkeit bewahren. Das Wachstum der Augen werde reguliert, wenn die Augen täglich zwei bis drei Stunden hellem Licht ausgesetzt sind, fanden die Forscher um Ian Morgan heraus.
Die Forscher verglichen sechs- bis siebenjährige Kinder in Singapur mit gleichaltrigen australischen Kindern.
Während bei den Singapurern 30 Prozent schon eine Brille brauchten, waren es bei den Australiern nur 1,3 Prozent. Beide Gruppen unterschieden sich nur in ihrem Freizeitverhalten: Die Kinder aus Singapur verbrachten durchschnittlich etwa eine halbe Stunde am Tag im Freien, bei den Australiern waren es zwei Stunden.

AFP QUELLE: www.taz.de 09.01.2009

Sonnenlicht senkt den Melatonin-Spiegel
Neben dem Sehnerv existiert eine Nervenbahn, die Lichtimpulse ans Gehirn weiterleitet. Dadurch wird die Ausschüttung vieler Hormone koordiniert. Bei Sonnenmangel bildet der Körper vermehrt Melatonin. Das macht schläfrig, müde, antriebsschwach – und manche Menschen sogar depressiv.

Haut und Sonne
Die Schattenseite von zu vielen UV-Strahlen der Sonne ist ein möglicher Sonnenbrand, die schnellere Hautalterung und die Erhöhung des Hautkrebsrisikos. UV-Strahlen haben auch positive Effekte, denn sie wirken keimtötend (desinfizierend), steigern die Abwehrkräfte und lindern Juckreiz.
Erwiesen sind günstige Effekte bei Schuppenflechte, Gelenkschmerzen, Fibromyalgie, Tuberkulose, Neurodermitis u.v.m.

Prof. Friedrich Schröpl von der Deutschen Klinik für Diagnostik in Wiesbaden beruhigt mit Folgendem: „An gesunder Hautfarbe ist noch keiner gestorben! Die menschliche Haut kann ultraviolette Strahlung gut 80 Jahre lang aushalten. Dies ist statistisch mit einer der größten Langzeitstudien aller Zeiten an Milliarden von Patienten erwiesen."
Auch der angesehene Giessener Professor Leonhard Illig verteidigt die Sonne: „Bis von Krebsgefahr die Rede sein kann, muss ein Mitteleuropäer mit durchschnittlicher Hautpigmentierung 70.000 bis 90.000 Sonnenstunden auf der Haut gesammelt haben. Erst dann kann sich nach und nach eine Vorstufe von Hautkrebs entwickeln."

Schwedische Forscher konnten ebenfalls nachweisen: Wer selten in die Sonne geht, ist mehr hautkrebsgefährdet als Berufsgruppen, die im Freien arbeiten müssen. Deshalb glaubt der berühmte Hautarzt Prof. Braun-Falco, dass vor allem eine erbliche Veranlagung für Hautkrebs verantwortlich sei.
Stundenlang am Strand schmoren unter starker Sonne ist jedoch nicht gut für die Haut. Wer sicher vorsorgen will, sollte immer nur kurz in die pralle Sonne gehen, damit kein Sonnenbrand entsteht.

Melanom - schwarzer Hautkrebs - wegen zu wenig Sonne!
Eine aktuelle Studie der Universität Boston zeigt, dass es einen Zusammenhang gibt zwischen Sonnenlicht und Krebs. Sonnenstrahlen haben eine immunstimulierende und krebshemmende Wirkung. Offenbar fördert ein Defizit an der so genannten UV-Strahlung die Tumorentstehung, z.B. Brustkrebs.
Schwedische Forscher konnten ebenfalls nachweisen: Wer selten in die Sonne geht, ist mehr hautkrebsgefährdet als Berufsgruppen, die im Freien arbeiten müssen.
Andere Forscher haben entdeckt, dass zu viel Sonne Basalzell- und Plattenepithel-Karzinome verursachen kann – aber hierbei handelt es sich um gut behandelbare Hautkrebsarten.
Anders die Situation beim gefährlichen schwarzen Hautkrebs: Prof. F. Garland von der Universität San Diego beobachtete 10 Jahre lang die Entwicklung des so genannten malignen Melanoms bei mehr als 4 Millionen Marine-Angehörigen. Das verblüffende Ergebnis: Bei Seeleuten, die dauerhaft der Sonne ausgesetzt waren, fiel die Melanomrate deutlich geringer aus als bei den unter Deck arbeitenden Kollegen!

Sonnenlicht und Vitamin D reduzieren das Krebsrisiko
Aktuelle Studien zeigen, dass ein Defizit an Sonnenstrahlen die Tumorentstehung fördert! Vitamin-D-Mangel auf Grund von Sonnenentzug kann das Krebsrisiko für 12 Tumorarten erhöhen.
Eine aktuelle Studie des schwedischen Karolinska Instituts fand überraschend heraus, dass UV-Strahlen nicht, wie bisher behauptet, zu den Ursachen von Lymphdrüsenkrebs (Non-Hodgkin-Lymphome) zählen, sondern das Risiko um 30 bis 40% senken.
Vitamin D ist eine effektive Krebsbremse und schützt uns vor Krebs, denn es hemmt sein Wachstum und fördert die Differenzierung von Zellen, und genau das ist nötig, um Krebszellen in Schach zu halten.

UV-Licht sorgt für stabile Knochen und Zähne
Wie gesund die himmlischen UV-Strahlen sind, sagt Professor Axel Gehrke aus Hannover: „Das von der Sonne bereitgestellte Vitamin D ist dem künstlichen weit überlegen.

Zur Vorbeugung und Behandlung von Osteoporose – Knochenschwund – und einer Reihe anderer Krankheiten ist deshalb eine wohldosierte Sonnenbestrahlung angezeigt."

Sonne gegen Karies

Vitamin D transportiert den Mineralstoff Kalzium aus der Nahrung durch die Darmwand ins Blut. Kalzium braucht der Körper, um stabile Knochen und Zahnsubstanz aufzubauen, aber auch für das reibungslose Funktionieren von Muskeln und Nerven. Unter dem Einfluss von Sonnenlicht wird das für die Calcium-Versorgung notwendige Vitamin D3 gebildet – Voraussetzung für einen stabilen Knochenbau.

Besonders ältere Menschen sollten daher regelmäßig ins Freie gehen, um einem Vitamin-D3-Mangel und Osteoporose vorzubeugen. Um den Vitamin-D3-Bedarf zu decken genügt es, 2 bis 3-mal pro Woche Handrücken und Gesicht für nur je 10 Minuten der Sonne auszusetzen.

Sonne stärkt den Herzmuskel

In einer Studie der Universität Bonn wurden 54 Patienten mit ausgeprägter Herzschwäche 34 gesunden Kontrollpersonen gegenübergestellt. Ergebnis: Die Kranken hatten bis zu 50% weniger Vitamin D im Blut! Vermutlich treibt dieses Vitamin über winzige Kalziumpumpen den Herzmuskel an.

Positive Wirkung der Sonne auf arterielle Hypertonie

Nach den Ergebnissen mehrerer Studien, die anlässlich der Deutschen Herzwoche 2012 vorgestellt wurden, scheint Sonnenlicht auch erhöhte Blutdruckwerte zu senken.

Sonne stärkt die Infektabwehr

Sonnenlicht stimuliert und unterstützt das Immunsystem und verbessert die allgemeine Reaktionslage. Infekte können dadurch besser abgewehrt werden.

Sonne reguliert das Hormonsystem
Sonnenlicht hat eine positive Wirkung auf die Hirnanhangdrüse und Zirbeldrüse, die das ganze Hormonsystem im Körper und den Wach-Schlaf-Zyklus steuern.

Sonne gegen depressive Verstimmungen
Sonnenlicht hebt die Stimmung, macht unternehmungslustig und steigert die Leistungsfähigkeit. Spaziergänge in der Natur bei Tageslicht sind eine große Hilfe bei depressiven Verstimmungen.

Die Sonne in der Zukunft

Für das Jahr 2013 sind magnetische Sonnenstürme vorausgesagt, die schädlich für uns sein könnten. Diese Sonnenwellen sind unsichtbar, aber ein Zeichen dafür könnten sichtbare, auffällige Polarlichter am Himmel sein, sowie Störungen oder Ausfälle der Technik und Elektrogeräte: Handy, Computer, Navigationssysteme, Satelliten etc. An solchen Tagen, sollte man sich so wenig wie möglich draußen aufhalten.

QUELLE: Zeitschrift P.M. - Oktober 2010

Astronomen, die sich auf die Sonne spezialisiert haben, haben festgestellt, dass wir z. Z. die ruhigste Phase der Sonnenaktivität erleben, seit Beginn der Sonnenforschung vor 100 Jahren. Das bedeutet, dass in den nächsten Jahren eine stärkere Sonnenphase kommen könnte, die gefährlich für Menschen, Natur und Tiere sein kann und wovor man sich vermehrt schützen sollte.

QUELLE: Zeitschrift Welt der Wunder - Dezember 2010

Ein gutes Vorbild sind die Tiere in der Natur. Wenn sie spüren, dass die Sonne schädlich ist, gehen sie in den Schatten unter einen Baum. Für die Zukunft ist es wichtig, von der Intuition der Tiere zu lernen und bei langen Aufenthalten im Freien bei starker Sonne, die Sonnenbrille und einen Hut zu benutzen.

Augen und Ernährung

Ein altes Sprichwort sagt: „Der Mensch ist, was er isst". Und es ist wirklich so, denn die Gewebestrukturen des Körpers sind abhängig von den Nährstoffen, die wir ihnen zuführen.
Unsere Haut ist ein Entgiftungsorgan und ein Ventil des Körpers. Wenn die Ernährung unrein ist und wir viel Fleisch, Fisch, Wurst, Geflügel, Zucker, Salz, Kaffee, Alkohol, stark verarbeitete Nahrungsmittel, welche chemische Zusatz- und Konservierungs-Stoffe beinhalten, zu uns nehmen – kann dann unsere Haut in Ordnung sein? Das gleiche Prinzip gilt für unsere Augen.

»Je reiner die Ernährung ist, desto gesünder
sind die Gewebestrukturen der Augen.«

Welches sind die wichtigsten Augen-Vitalstoffe?

- Biophotonen – Nahrungsmittel mit Lichtenergie – Rohkost
- Vitamine: Vitamin A, Vitamin B, Vitamin C, Vitamin E
- Mineralien und Spurenelemente: Magnesium, Selen, Zink
- Aminosäuren: Arginin, Cystein, Glutathion, Glutaminsäure, Taurin
- Sekundäre Pflanzenstoffe – Antioxidantien und Bioflavonoide: Anthocyane, Quercetin, Lutein, Lycopin, Polyphenole, Betacarotin ...

Sie können bei uns eine Broschüre bestellen, »**Die vegetarische Vitamin- und Mineralstoff-Tabelle**«, die Fragen von Menschen beantwortet, die sich vegetarisch ernähren wollen, und auch klar und übersichtlich darstellt, in welchen Lebensmitteln die oben genannten Augen-Vitalstoffe und vieles mehr zu finden sind.

Die Wichtigkeit der sekundären Pflanzeninhaltsstoffe für die Augengesundheit

Als Kind haben wir den Tipp von unseren Großmüttern und Müttern bekommen, viele Karotten zu essen für unsere Augengesundheit und um besser zu sehen, weil sie viel Vitamin A beinhalten.

Das ist richtig, aber unsere Augen brauchen mehr, denn hier findet ein intensiver Stoffwechsel – insbesondere in der Netzhaut – statt und es werden viele andere Vitalstoffe und sekundäre Pflanzenstoffe benötigt, die man hauptsächlich in Obst, Beeren, Salat und Gemüse findet.

Pflanzen und pflanzliche Nahrungsmittel enthalten zahlreiche bioaktive Substanzen. Derzeit sind ca. 100.000 sekundäre Pflanzen-Inhaltsstoffe identifiziert:

Polyphenole – Flavonoide und Phenolsäuren	Carotinoide
Phytoöstrogene – Isoflavonoide und Lignane	Saponine
Glukosinolate	Sulfide
Phytosterine	Terpene
Chlorophyll	Enzyme
Ballaststoffe	Salicylate

»Eure Nahrungsmittel sollen Heilmittel
und eure Heilmittel sollen Nahrungsmittel sein!«

Diese Aussage des berühmten griechischen Arztes und Philosophen Hippokrates findet eine Bestätigung in den aktuellen Erkenntnissen über die sekundären Pflanzeninhaltsstoffe und ihre positiven Effekte für die Gesundheit.
Jahrzehntelang wurden sie als ernährungsüberflüssig eingestuft, weil sie keinen Nährstoffcharakter haben.
Inzwischen hat die Forschung erkannt, dass diese sekundären Pflanzeninhaltsstoffe in Obst, Samen, Getreide, und Gemüse, ähnlich wie Arzneipflanzen einen pharmakologischen Effekt ausüben und damit eine gesundheitsfördernde Wirkung haben:

- Entzündungshemmend, Schmerzlindernd
- Schutzfaktoren gegen UV-Sonnenlicht, Radioaktivität, Umweltgifte, freie Radikale, oxidativen Stress
- Krebs vorbeugend
- Cholesterin senkend, Arteriosklerose vorbeugend
- Blutverdünnender und antithrombotischer Effekt
- Herz und Gefäß schützende Wirkung
- Natürliches Antibiotika: bakterizid, antimikrobiell
- Schwermetall ausleitend
- Hormon regulierend

Warum braucht unser Körper Rohkost?

In der Rohkost finden wir naturgerecht vieles, was zur artgerechten Nahrung eines Lebewesens nötig ist, in diesem Fall des Menschen. Aufgrund der sehr hohen Übereinstimmung (über 98%) der Menschen mit den Menschenaffen, müssen wir nur die Nahrung dieser Tiere in der Natur betrachten. Die Menschenaffen und der Mensch sind genetisch seit Jahrmillionen an diese natürliche Nahrung angepasst. Zu dieser natürlichen Ernährung zählen vor allem Obst, aber auch Gemüse, Salate, Kräuter, Nüsse und Wasser. Eskimos ernähren sich fast ausschließlich von Fleisch / Fisch und haben eine der kürzesten Lebenserwartungen aller Völker.
Alle Lebewesen auf der Erde, bis auf den Menschen und die von ihm abhängigen Tiere, verzehren ihre Nahrung in roher Form und kennen keine Zivilisationskrankheiten und vorzeitige Alterung wie der Mensch.
Der Mensch ist das einzige „Tier", das Nahrungsmittel kocht. Dadurch werden zahlreiche Enzyme, Vitamine, Spurenelemente und sekundäre Pflanzenstoffe zerstört.
Vom gesamten Körperaufbau (hauptsächlich Kau- und Verdauungsapparat) ist also der Mensch nicht darauf ausgelegt, Fleisch und Gras zu essen.
Vielmehr ähnelt er in fast allen Merkmalen den Menschenaffen, die sich hauptsächlich von Früchten ernähren.

Frische Nahrung in Form von reifen Früchten und Obst versorgt den menschlichen Körper optimal mit den lebensnotwendigen Stoffen. Vor allem geht der Fruchtzucker direkt ins Blut und gibt Energie, ohne die Verdauung zu belasten. Frische Nahrung in Form von saftigen Früchten enthält viel Wasser – der Mensch besteht zu über 70% aus Wasser.

Rohkost ist die Nahrung, an die der Mensch seit Jahrmillionen angepasst ist. Feuer ist im Verhältnis zur Menschheitsgeschichte erst sehr kurz verfügbar, somit ist die menschliche Genetik nicht an die gekochte Nahrung und die veränderten Moleküle angepasst, was zur Schwächung des Körpers und Immunsystems führen kann.

Dr. Francis M. Pottenger hat über Jahre in Experimenten an über 900 Katzen die Auswirkungen des Kochens untersucht. Die eine Hälfte der Katzen bekam rohes, die andere Hälfte gekochtes Fleisch.
Die „Kochkost-Katzen" litten an Zahn- und Fellausfall, Lungenentzündung, Durchfall, Osteomyelitis, Nieren- und Eierstocksentzündungen, Seh- und Augenproblemen, Arthritis und vielen anderen chronisch degenerativen Erkrankungen.

Der menschliche Körper sieht gekochte Nahrung als Fremdkörper an. Beim Verzehr gekochter Nahrung kommt es zum rapiden Anstieg der weißen Blutkörperchen (Leukozyten), um sich von dem „Eindringling" zu befreien.
Der Prozess der Vermehrung der weißen Blutkörperchen wird auch „Verdauungs-Leukozytose" genannt.

Es handelt sich also um eine entzündliche Reaktion, die zwar vorübergeht, aber durch die häufige und reichhaltige Zufuhr von Kochkost einen ernstzunehmenden Vorgang darstellt, der auf Dauer verhindert, dass sich die weißen Blutkörperchen auf ihre eigentliche Aufgabe konzentrieren, nämlich den Abbau abgestorbener Zellen, die Beseitigung von Krebszellen usw.
Es gibt Menschen mit chronischen Allergien, Hautproblemen, Rheuma, Diabetes, Burnout-Syndrom, Migräne, Depressionen, Krebs und anderen schweren Erkrankungen, die durch eine Umstellung auf vegetarische Ernährung mit viel Rohkost gesund geworden sind.
Das Kochen verändert die Moleküle der Nahrungsmittel, und es können sich dann Stoffe bilden, die den Körper belasten. Daher empfehlen wir ein schonendes, garendes Kochen.
Man darf gekochte Nahrungsmittel essen und sie genießen, aber wenn man zu viel Gekochtes isst, kann es zur Schwächung der Augen, der Sehleistung und anderen Körperfunktionen führen.

Rohkost – Vitalkost ist gut, aber keine Angst! Sie brauchen nicht alles roh zu essen! Der Körper kann es gut verkraften, wenn wir ein paar Mal pro Woche warme Nahrung zu uns nehmen. Trotzdem – wenn man Augenprobleme hat, tut es gut, den Frischkostanteil in der Ernährung zu erhöhen.

Biophotonen – Lichtenergie in der Nahrung

Die Sonnenenergie wird in Pflanzen durch die Photosynthese umgewandelt und gespeichert und dadurch zur Lebensnahrung für Menschen und Tiere. Durch biologische Nahrung gelangt die Lichtenergie auch in unseren Körper.

Die Moleküle und Atome in einem Nahrungsmittel senden Lichtteilchen (Photonen) aus. Die Photonenaktivität ist höher, je naturbelassener ein Lebensmittel ist.
Die Nahrungsmittelqualität kann man über die Messung der gespeicherten Lichtintensität, die Biophotonen, ermitteln.
Nahrungsmittel liefern über den Umweg Pflanze-Frucht-Obst Sonnenenergie, die letztendlich alle Lebensvorgänge in Gang hält. Diese Form der Ernährung nennt man auch Lichtkost und Sonnenkost:

»Unser Körper braucht frische, nicht erhitzte Nahrungsmittel.«

Am besten gleich vom Baum oder von der Pflanze geerntet, beinhalten sie die höchste Zahl an Biophotonen, Antioxidantien, Enzymen, Bioflavonoiden und Vitaminen.
Biophotonen befinden sich vor allem in frisch geerntetem Gemüse und in allen Salat- und Obstsorten, Samen und Nüssen.

FAZIT: Gesunde Ernährung ist nicht alles. Naturheilkunde beginnt am Tisch mit dem, was wir essen, aber genauso wichtig ist eine gesunde Lebens- und Denkweise.
Viel wichtiger als die Ernährung ist es, zu lernen, ein positiver Mensch zu werden, der dankbar ist, bewusst isst und innere Werte entfaltet.

»Wenn ihr eure Nahrung tötet,
dann wird auch eure Nahrung euch töten.
Lasst die Nahrung lebendig,
dann wird auch die Nahrung euch lebendig machen.«

Jesus von Nazareth aus der Apokryphen Schrift „Das Evangelium des vollkommenen Lebens"

Sollen wir Nahrungsergänzungsmittel einnehmen?

Man kann Nahrungsergänzungsmittel für eine Weile einnehmen, aber das Ziel könnte der Satz von Hippokrates sein:

»Eure Nahrungsmittel sollen eure Heilmittel sein.«

Nahrungsergänzungsmittel können eine Hilfe sein, aber oft sind sie zu „einseitig", es fehlen z.B. Ballaststoffe, Chlorophyll, Enzyme und die vielen sekundären Pflanzeninhaltsstoffe.

Sie sind meistens zu hoch dosiert und die **Bioverfügbarkeit** – also, die Fähigkeit des Körpers, sie aufzunehmen – ist geringer, als die von natürlichen Nahrungsmitteln, wie z.B. Vitamin C aus Äpfeln.
Aus diesem Grund empfehlen wir, lieber das Geld auszugeben für hochwertige, biologische Nahrungsmittel, frei von Pestiziden, Düngemitteln, Mist und Gülle.

Was ist die beste Ernährungsform für die Augengesundheit?

Um die Sehleistung zu verbessern und Augenkrankheiten vorzubeugen, ist Folgendes zu empfehlen:

»Eine vegetarisch vegane Ernährung mit mindestens
50% frischen, vitalen, rohen Lebensmitteln.«

Weitere allgemeine Ernährungstipps:

- Stark verarbeitete Nahrungsmittel meiden
- So wenig „Chemie" wie möglich in der Nahrung zu sich nehmen, wie Konservierungsstoffe, Farbstoffe, Süßstoffe etc.
- Sparsam sein mit Zucker, Salz, Kaffee, Alkohol und Genussmitteln
- Nicht zu viel Stärke – Getreide, Brot, Nudeln.
- Wenig Käse, Joghurt und Milchprodukte
- Das Kochen sollte schonend sein – kein Zerkochen – sonst gehen wertvolle Vitamine, Enzyme, sekundäre Pflanzenstoffe und Biophotonen verloren
- Täglich 1-2 Liter gutes Wasser, leichte Tees oder Säfte trinken

****

»Deshalb sage Ich zu allen, die Meine Jünger werden wollen: Haltet eure Hände frei vom Blutvergießen und lasset kein Fleisch über eure Lippen kommen; denn Gott ist gerecht und gütig und hat befohlen, dass die Menschen leben sollen allein von den Früchten und den Saaten der Erde.«

»Wehe den Starken, die ihre Stärke missbrauchen!
Wehe den Schlauen, die die Geschöpfe Gottes verwunden!
Wehe den Jägern! Denn sie sollen selbst gejagt werden.«

»Was ihr in diesem Leben euren Mitgeschöpfen antut,
so wird es euch ergehen im künftigen Leben.«

Jesus von Nazareth aus der Apokryphen Schrift „Das Evangelium des vollkommenen Lebens"

Schädliche Nahrungs- und Genussmittel für die Augengesundheit

Viele Menschen sehen schlecht, haben Augenprobleme und wenige kommen auf die Idee, dass ein übermäßiger Konsum von Genussmitteln die Augen belasten kann.

Ständige Müdigkeit, Gleichgewichtsstörungen, verschwommenes sehen, trockenes Auge, unreine oder trockene Haut, chronischer Eisenmangel, Juckreiz und vieles mehr kann einen Zusammenhang haben mit übermäßigem Konsum von Salz, Zucker, Schokolade, Süßigkeiten, Süßstoffen, Kaffee, Nikotin, Geschmacksverstärkern oder durch die chemischen Substanzen der industriell verarbeiteten Nahrungsmittel.

Es geht nicht darum, alle Genussmittel weg zu lassen, aber in manchen Fällen ist ein Verzicht oder ein „bewusster" Gebrauch wichtig, damit unser Körper nicht leidet.

Das Rauchen

Der blaue Dunst von Tabak enthält 3000 bis 4000 chemische Substanzen in fester und gasförmiger Form. Nachgewiesen als krebserregend sind davon etwa 400 Inhaltsstoffe.
Eine Zigarette entwickelt beim Abbrennen etwa ein Volumen von zwei Litern Rauch. Dieser enthält neben Nikotin, Kohlenmonoxid und Teer eine Vielzahl chemischer Verbindungen in fester und gasförmiger Form. Viele davon sind krebserregend (oder werden verdächtigt, Krebs zu erzeugen), sind giftig oder zumindest gesundheitsschädlich, z.B.: Acetaldehyd, Akrolein, Ammoniak, Anilin, Arsenverbindungen, Benzol, Benzpyrene, Blausäure, Blei, Cadmium, Chrom, Cyanide, Dioxine, Kohlenmonoxid, Kresol, Formaldehyd, Nickel, N-Nitrosamin, Nikotin, 2-Nitropropan, Teer, Phenol, Plutonium (radioaktiv), Polonium 210 (radioaktiv), Toluol, Thorium u.v.m.

QUELLE: Bundesgesundheitsministerium für Verbraucherschutz

Eine Vielzahl von Zusatzstoffen werden dem Zigarettentabak von den Herstellern in Deutschland legal zugesetzt. Ziel der Stoffe ist es, das Brennen zu verringern, den strengen puren Tabakgeschmack zu überdecken, aromatischer zu machen, die Aufnahme von Nikotin zu erleichtern und „abhängig zu machen"!
Zusatzstoffe in Zigaretten: Mischungen aus Aromen, Früchten, Sirupen, Zucker, Kakao und Kakaoprodukten, Lakritzextrakt, Guarkernmehl, Johannisbrotkernmehl, Menthol, Ethanol, Sorbitol, Glycerin, Harnstoff, Ammoniak, Pflaumenextrakt, 1,2-Propylenglykol, Aromastoffen, Cellulosefasern, Stickstoff, Magnesiumoxid, Ammoniumhydroxid (wird eingesetzt, um die Nikotinaufnahme in der Lunge zu beschleunigen und so die Abhängigkeit des Rauchers zu erhöhen).

Eine neue Mode bei Jugendlichen ist das Wasserpfeifenrauchen – Shisha – die keine harmlose Alternative zu Zigaretten ist.
Wasserpfeifenrauch schmeckt nicht streng nach Tabak, sondern nach Fruchtaromen, und das kann die Gefährlichkeit vertuschen.
Bei einer Shisha-Sitzung atmet man so viel Rauch ein wie mit 100 Zigaretten! Da der durch das Wasser gekühlte Qualm zudem nicht im Hals kratzt, inhaliert man tiefer als bei heißem Zigarettenrauch. Die Nikotinkonzentration im Blut ist viel höher als nach dem Konsum von Zigaretten. Nikotin ist verantwortlich für die Suchtwirkung und macht das Shisha-Rauchen als Einstiegsdroge für Jugendliche gefährlich.

Gesundheitsschäden

Rauchen verursacht oder erhöht das Risiko für folgende Erkrankungen:

- ✓ Allgemein erhöhte Krankheitsanfälligkeit und Übersäuerung
- ✓ Krebserkrankungen: Lunge, Kehlkopf, Blase, Nieren u.a.
- ✓ Herzinfarkt, Schlaganfall, periphere Durchblutungsstörungen
- ✓ Chronische Bronchitis, Emphysem (Lungenblähung), Asthma und Entzündungen der Atemwege
- ✓ Magen- und Darmgeschwüre
- ✓ Osteoporose
- ✓ Demenz
- ✓ Sehschadenrisiko ist erhöht

Bei 20 Zigaretten täglich steigt das Risiko um das 3-fache an, Augen-/Sehstörungen zu erleiden. Rauchen gilt als Risikofaktor bei der altersabhängigen Degeneration der Netzhaut, Grauem Star – Katarakt – und Grünem Star – Glaukom.
Die Folgen sind Lesestörungen, Schwierigkeiten bei der Licht-Dunkelanpassung, Blendempfindlichkeit, Farbsehstörungen, Teilblindheit, Gesichtsfeldausfälle etc.
Rauchen fördert diese irreversiblen Augenprobleme erheblich. Die beste Vorbeugung ist es, mit dem Rauchen aufzuhören.

Kaffee – Der Muntermacher

Positive Wirkungen
Koffein wirkt als „Muntermacher" und kann uns helfen, wach zu werden. Einige Stoffe wie die Melanoidine können uns vor freien Radikalen schützen. Das Atmen von Kaffeedampf kann die Atemmuskulatur entspannen und bei Asthma-Anfall helfen.

Koffeingehalt in diversen Produkten

	Koffeingehalt
Tasse Filterkaffee 150 ml	115 mg
Schmerztablette mit Koffeinzusatz	100 mg
Dose Energy Drink 250 ml	80 mg
Tasse angekochter Kaffee 150 ml	80 mg
Tasse Instantkaffee 150 ml	65 mg
Glas Eistee 240 ml	45 mg
Tasse Espresso 30 ml	40 mg
Glas Colagetränk 180 ml	20 mg
Tasse entkoffeinierter Kaffee 150 ml	3 mg

Negative Auswirkungen
Eine Kaffeebohne enthält bis zu 800 chemisch identifizierbare Verbindungen. Als Gift eingestuft ist Koffein. Der Hauptwirkstoff des Kaffees kann ab einer Dosis von etwa 10 Gramm tödlich sein. Durch Kaffeetrinken allein ist das nicht zu erreichen.
Aber bei übermäßigem Konsum von Kaffee oder anderen koffeinhaltigen Getränken können folgende Nebenwirkungen und toxische Symptome auftreten:

Herzrhythmusstörungen, unregelmäßiger Herzschlag, roter Kopf, Fieber, Magenbeschwerden, Sodbrennen, Erbrechen, Durchfall, Unruhe, Zittern, Tremor, Gedankenflucht, Nervosität, Schlaflosigkeit, Angstzustände, Konvulsionen, Abhängigkeit, Entzugssymptome wie Kopfschmerzen etc.
Auch bei durchschnittlichem Konsum kann Koffein schaden. Es kann den Augeninnendruck erhöhen und so die Gefahr, an einem Grünen Star – Glaukom – zu erkranken.

Eine Studie aus Skandinavien, Heimat der weltweit intensivsten Kaffeekonsumenten, hat festgestellt, dass das Bohnengetränk die Werte von Cholesterin und anderen Fetten im Blut bis zu 20% erhöhen kann. Und wer täglich mehr als 3-4 Tassen trinkt, hat ein höheres Risiko für Arthritis, Gelenkrheuma und Inkontinenz wegen Blasenschwäche.
Koffein kann dazu führen, dass vermehrt Kalzium ausgeschieden wird, was zu Osteoporose führen kann. Außerdem können die Gerbstoffe von Kaffee die Eisenaufnahme stören, Anämie fördern, die Nierenfunktion beeinträchtigen, zu Schwellungen führen und die Entgiftungsprozesse des Körpers stören.
Bei schwangeren Frauen, die mehr als 2 Tassen Kaffee am Tag trinken, steigt das Risiko einer Fehlgeburt, weil dem Fötus die Enzyme zum Koffeinabbau fehlen.

Wer mehr als 3 Tassen Kaffee am Tag trinkt, belastet seinen Organismus, Niere und Nervensystem, fördert eine Übersäuerung des Bindegewebes, und kann sogar abhängig werden.
„Kaffee erfüllt, ähnlich wie Kokain, alle Kriterien einer Droge, die abhängig machen kann. Verbrauchsanalysen zeigen, dass die meisten Menschen ihren Kaffeekonsum mit den Jahren steigern. Käme Kaffee heute neu auf den Markt und bräuchte eine lebensmittelrechtliche Zulassung, hätte er wohl keine Chance."

QUELLE: Zeitschrift „Focus" 32/2001

Alkohol - Volksdroge Nr. 1

16% der Bevölkerung trinken Alkohol in riskanten Mengen. Nach neuesten Untersuchungen trinken zurzeit 10 Millionen Menschen in Deutschland zu viel Alkohol. Ca. 4,3 Millionen Menschen in Deutschland haben eine Alkoholabhängigkeit. Rund 40.000 sterben jährlich an alkoholbedingten Lebererkrankungen. Jeder vierte Erwachsene ist leberkrank, zu 40% alkoholbedingt. Jährlich geschehen in Deutschland rund 33.000 Verkehrsunfälle unter Alkoholeinfluss. Pro Jahr 5.000 Verkehrstote und 100.000 Verletzte gehen aufs Konto des Alkoholkonsums. Der gesamtwirtschaftliche Schaden aufgrund direkter und indirekter Kosten ist enorm: Er beläuft sich auf rund 20 Milliarden Euro pro Jahr.

Zum Leidwesen der Wein- und Bierliebhaber liegen jedoch die gesundheitsfördernden und schädlichen Alkoholmengen sehr nahe beisammen: Bereits drei Gläser Bier – rund 30 gr. Alkohol – können dem Herzen gefährlich werden.

Trinken bringt keine gesundheitlichen Vorteile! „Ein Gläschen Wein am Tag zur Infarktvorsorge – es wäre ja so schön gewesen. Aber besser vergessen, denn Alkohol ist ein Gift für die Zellen. Einen Nutzen hat er nur in seltenen Fällen", sagt der Alkoholforscher Prof. Dr. med. Manfred Singer.

Das Genussmittel geht an unserem Körper nicht spurlos vorüber. Kaum ein Organ oder Zellsystem bleibt von den schädigenden Einflüssen verschont. Besonders fatal sind die Folgen für unser Nervensystem.

„Es gibt kein Organ- oder Zellsystem im menschlichen Körper, das bei chronischem Alkoholmissbrauch nicht geschädigt wird", gab Professor J. Christian Bode aus Stuttgart auf einem wissenschaftlichen Symposium in Frankfurt zu bedenken. Die Vielfalt der möglichen Organschäden wird oft unterschätzt.

Was Alkohol im Körper anrichten kann

- Leberzirrhose, Cholestase, Hepatitis und Leberkrebs
- Venenprobleme, Ösophagusvaricen (Speiseröhre), Krampfadern, Hämorrhoiden
- Im Gehirn können Zellen zerstört werden, es kann zu Störungen des peripheren und zentralen Nervensystems, zu Depressionen, Konzentrationsstörungen, Schlafstörungen, Gedächtnisverlust, Persönlichkeitsveränderungen, Polyneuropathie mit chronischen Schmerzen und Nerven-Schädigungen auch im Augenbereich kommen, z.B. Förderung oder Verschlechterung von Glaukom und Makula Degeneration
- Dickdarm- und Brustkrebsrisiko kann mit dem Alkoholkonsum steigen! Die Einnahme von einem oder zwei alkoholischen Getränken pro Tag kann das Krebsrisiko für Brustdrüsen bei Frauen, in Mundhöhle, Ösophagus, Rachen, Pankreas, Magen und Dickdarm erhöhen
- Bluthochdruck, Kardiomyopathie, Herzrhythmusstörungen, Gicht
- Erhöhung der Blutwerte von Triglyceriden und der Aminosäure Homocystein
- Liefert zusätzliche Kalorien, die zu Übergewicht führen können
- Verhindert das Abnehmen durch Blockierung der Fettabbauprozesse im Körper
- Gastritis, Magengeschwüre, Pankreatitis, Mangelzustände, Resorptionsstörungen
- Impotenz, Unfruchtbarkeit, Menstruationsstörungen
- Schwangere riskieren bei zu viel Alkoholkonsum eine Missbildung und eine verzögerte Entwicklung des Ungeborenen

Alkohol ist nicht gerade ein Schlankmacher. Bier, Wein & Co. können zwar im Körper nicht in Fett ungewandelt werden, sind deshalb also nicht direkt ein Dickmacher. Aber: Der Organismus hat keine Speicher, in denen er Alkohol ablagern kann. Somit ist er gezwungen, ihn sofort abzubauen. Dadurch wird die Fettverbrennung gestoppt – für Stunden.

Alkoholische Getränke können das Abnehmen besonders erschweren, denn sie haben viele leere Kalorien und können damit ein Feind für jeden Menschen sein, der abnehmen will. Ein Glas Wein oder Sekt beinhaltet 2-3 Würfelzucker! Ein Glas Wein, Sekt oder Bier am Abend liefert dem Körper schnell die Kalorienmenge eines Käsebrotes. Alkohol macht schnell Appetit und verführt dazu, mehr zu essen als man will und soll.

Schwefel – Sulfite – befinden sich in fast allen Weinsorten und können bei übermäßigem Weinkonsum zahlreiche allergische Reaktionen auslösen, wie z.B. Asthma, Atemnot, Juckreiz, Hautprobleme etc.
Außerdem können Schwefelverbindungen in höheren Dosen giftig sein und zu krankhaften Veränderungen im Körper führen: Zerstörung von Vitamin B, die Wirkung von Enzymen hemmen sowie die Wirkung von krebserregenden Substanzen verstärken.
Schwefelkohlenstoff kann bei akuter Vergiftung zu Erregungszuständen, Bewusstlosigkeit und Atemlähmung führen.
Bei chronischer Vergiftung können Schlafstörungen, Reizbarkeit, Sehstörungen und Nierenschädigung auftreten.

Europäische Weine sind stark mit Pestiziden belastet, denn Trauben werden massiv mit Chemikalien gespritzt. Eine Studie des Aktionsnetzwerks gegen Pestizide PAN, fand bei einer Analyse von 40 Weinsorten, 35 davon mit Pestizidrückständen belastet. Auch in einem über 200 € teuren Spitzenwein aus Frankreich befanden sich Pestizide. Bei einer Weinsorte aus Baden wurden Rückstände von 10 verschiedenen Sorten von Pflanzenschutzmitteln festgestellt!

Ab und zu Wein trinken schadet nicht – man kann es mit Freude genießen. Den positiven Effekt des täglichen Rotweintrinkens wegen seiner protektiven Wirkung für das Herz ist fraglich und man hat ihn überbewertet.
Wenn jemand Bioflavonoide und Polyphenole für sein Herz-Kreislaufsystem einnehmen möchte, sollte er lieber biologischen Traubensaft trinken oder vermehrt Obst, Salat und Gemüse essen.

Zucker – Die weiße Gefahr

Noch vor ein paar Jahren verkündeten die Medien den Slogan: „Zucker ist Nervennahrung"
In Wirklichkeit ist aber Zucker keine Nervennahrung!
Zahlreiche Studien beweisen, dass zuviel Zucker krank und u.a. übergewichtig machen kann. Überflüssige Zuckerkalorien wandeln sich in Fett um und können uns dick machen. Der Körper muss seine wertvollen u.a. Vitamin-B- und Mineralreserven opfern, um Zucker zu verstoffwechseln.

Zucker ist überall! Ernährungsexperten schlagen Alarm:
Wir werden mit Zucker überfüttert!
Weltweit steigert sich der Zuckerverbrauch: 150 Millionen Tonnen jährlich. Jeder Deutsche verzehrt im Schnitt über 34 kg Zucker pro Jahr, in der Schweiz 42 kg, und in USA sind es 78 kg!

Die „Britisch Medical Journal" warnt vor Zucker, der in Bezug auf Zivilisationskrankheiten und Gesundheitsschäden genauso gefährlich sei wie Tabak und Alkohol. Der Fabrikzucker ist auf seinem Weg von der Zuckerrübe bis zum weißen Kristall so stark chemisch bearbeitet, dass er kaum Vitamine und Mineralstoffe mehr enthält, dafür reichlich Kalorien – ca. 400 sind es auf 100 Gramm weißen Zucker.

In unserem Instinkt steckt die Lust auf Süßes, weil im Laufe der Evolution die süßen Nahrungsmittel wie Obst oder Nüsse ungefährlich waren. Aber dieser Instinkt wird von der Zucker-Lobby und Nahrungsmittelindustrie missbraucht.

Warum zuckert die Nahrungsmittelindustrie eigentlich unser Essen so stark? Weil Zucker billig ist. Er ist ein genialer Geschmackverstärker und das beste und beliebte Mittel, um die Menge eines Nahrungsmittels zu strecken.
So spart man sich das Beimischen teurerer Zutaten!

Wissenschaftler der Universität von Princeton haben herausgefunden, dass man von Zucker auch abhängig werden kann. Die Fastfood-Industrie mischt Zucker mit Glutamat, was den Effekt der Geschmackverstärkung im Gehirn intensiviert. Andere Studien der Universität von Detroit belegen, dass Zucker beim Abnehmen die entscheidende Rolle spielt – er macht sogar dicker als Fett!
Viele Menschen leiden an Übergewicht, schaffen es nicht abzunehmen, trotz Diäten und fettarmer Ernährung. Das Problem liegt oft ganz woanders, in den versteckten Zuckerkalorien in vielen „harmlosen" Nahrungsmitteln in Form von Saccharose, Fruktose, Maltose, Laktose, Dextrose, Glucosesirup oder Malzzucker.

Der süße Stoff Zucker steckt nicht nur in Süßigkeiten, sondern auch dort, wo man ihn gar nicht vermutet, z.B. in sauren Gurken, Salatsoßen, Tütensuppen, Fertiggerichten, Konserven, Senf, Ketchup, Cornflakes, Keksen, Kuchen, Gebäck, Brownies, Donuts, Weißbrot, Pommes, Chips, Spaghetti, Instant-Kartoffelbrei, Kinderschokoriegel, Müsliriegel, Schokolade – auch in dunkler Bitter-Schokolade! –, Honig, Süßwaren, Weingummi, Gummibärchen, Lakritze, Brausestäbchen, probiotischen Drinks und Joghurt, Frucht-Joghurt, Molke, Eis, Karamell, Desserts, Wackelpudding, Bonbons, Pralinen, Marzipan, Panade von Fischstäbchen, Wurst, Salami, Fruchtsäften, Multivitaminsaft, Malzbier, Eiskaffee-Getränken, Eistee, Sportlergetränken, Softdrinks, Cola & Limo, alkoholischen Getränken, Alkopops, Whisky, Wein, Bier, sogar in Zigaretten!

Heute ist Zucker nicht mehr teuer, aber die Nahrungsmittelindustrie hat einen billigeren Ersatz gefunden:
Fructose-Glukose-Sirup!
Die künstliche Fruktose ist ein Milliardengeschäft für die Nahrungsmittelindustrie. Aber sie beinhaltet eine Gefahr: Alle Arten von Zucker werden erst einmal zu unserer Leber transportiert. Die Leberhormone steuern die Appetitsteuerung.
Durch chemische Fruktose gerät unser Hormonspiegel durcheinander, und die Folge ist, dass man mehr isst.

Studien der University of California in Davis kamen zu der Schlussfolgerung, dass eine Ernährung mit künstlicher Fructose über einen längeren Zeitraum zu einem Gewichtszuwachs und Übergewicht führen kann. Künstliche Fructose kann den Stoffwechsel der Leber stören und der Leber schaden – wie Alkohol. Forscher der University of Florida beobachteten, dass bei einer Studie mit Patienten, die sich stark fructosereich ernährt haben, eine kranke Leber hatten, ohne Alkoholiker zu sein.

Mit natürlicher Fructose aus Obst oder Früchten hat man dieses Problem nicht! Gorillas und Affen, die viel davon essen, werden dadurch nicht krank.
Zucker sollte in „homöopathischen Dosen" konsumiert werden, denn zu viel kann den Körper stark belasten. Gute Alternativen wären Birkenzucker (Xylit, Xylitol) oder Stevia-Produkte.

Schädliche Wirkung von übermäßigem Zuckerkonsum

- Müdigkeit, Schläfrigkeit,
- Schwindel, Gleichgewichtsstörungen
- Reduzierung des Sehvermögens, Trockenes Auge, Augenentzündungen, Konjunktivitis
- Hyperaktivität, Unruhe, Kränklichkeit, Konzentrationsstörungen
- Kann die Zähne angreifen und die Ursache für Karies, Zahnschmerzen und Zahnfleischentzündungen sein
- Übergewicht, Fettanteil der Leber erhöhen
- Kann die Bauchspeicheldrüse – Pankreas – überlasten und Diabetes fördern
- Das Gleichgewicht der Mineralstoffe im Körper stören: Mangel an Chrom und Kupfer, die Aufnahme von Kalzium und Magnesium behindern
- Arthritis, Osteoporose
- Kann Entzündungen im Körper fördern
- Trockene Haut, wegen des vom Zucker verursachten Wassermangels im Körper
- Katarakt – Grauer Star

- Kann das Altern beschleunigen, Falten und graue Haare verursachen
- Zucker kann vor allem Schäden an den Kollagenfasern des Bindegewebes verursachen, die Elastizität des Bindegewebes vermindern
- Krampfadern, Hämorrhoiden
- Immunschwäche, Anfälligkeit für Infektionskrankheiten, wie z.B. Erkältung, Grippe
- Unreine Haut, Hautpickel, Juckreiz, Hautprobleme, Neurodermitis, Allergien, Asthma
- Die Hormone im Körper ins Ungleichgewicht bringen, hormonelle Störungen, Schmerzen der Menstruation
- Risikofaktor für Krebs: Brust, Prostata, Gallenblase, Dick- und Enddarm
- Erhöhung des Cholesterin- und Triglyzeridspiegels
- Systolischen Blutdruck erhöhen
- Herzrhythmusstörungen, linksventrikulärer Hypertrophie, was das Infarktrisiko erhöhen kann
- Magenfeind: Reizt die Schleimhaut des Magens, Überproduktion von Magensäure, Sodbrennen
- Gallensteine, Störung der Darmflora, Candidiasis, Verdauungsprobleme, Blähungen, Verstopfung, Durchfall, Reizdarm, entzündliche Darmerkrankungen wie Morbus Crohn, Colitis ulcerosa, Blinddarmentzündung
- Zucker kann süchtig machen, denn er setzt im Gehirn natürliche Opiate und Dopamin frei
- Schmerzen, Nervenprobleme, evtl. auf Grund von Entzündungen oder Vitamin-B-Mangel
- Depressionen
- Kann Symptome der multiplen Sklerose verschlimmern
- Es wird vermutet, dass der übermäßige Zuckerkonsum auf Grund der belastenden Wirkung auf das Nervensystem, auch verantwortlich für das Hyperkinetische Syndrom ADS, ADHS sowie für Augenprobleme und Sehverschlechterungen sein kann.

QUELLE: Buch »Zucker, nein danke!« von Pia Nordström und Bitten Jonsson und »Die Geheimen Tricks der Zucker-Mafia« aus Zeitschrift „Wunderwelt Wissen" Nov. 2008

	ZUCKERMENGE in gr.	ZUCKERWÜRFEL
1 Tüte Gummibärchen 250 gr.	190	63
1 Liter Kinderdrink Biene Maja	132	44
1 Dose Ananas	90	30
1 Glas Rotkohl	84	28
300 gr. Ketchup	69	23
100 gr. Nutella	60	20
1 Liter Sekt	45	15
1 Flasche Malzbier	45	15
200 gr. Eis	39	13
1 Mars	39	13
1 Dose Cola	36	12
1 Snickers	33	11
1 Vanille-Milch-Shake 0,25 l	33	11
1 Portion Götterspeise	32	11
100 gr. Cornflakes	30	10
1 Tasse Kakao	30	10
1 Kinderfruchtschnitte	30	10
1 Glas Limonade 0,2	24	8
1 Becher Kinderjogurt	18	6
1 Portion Heringsalat	15	5
100 gr. Sojasauce	15	5
1 Liter Wein	15	5
1 Glas Pastasauce	12	4
1 Glas saure Gurken	12	4
100 gr. Salatsauce	12	4
1 Sekt 0,2 Liter	9	3
1 Teller Kartoffelsuppe	6	2
1 Duplo-Schokolade	6	2
1 Riegel Kinder-Schokolade	6	2
1 Praline	6	2

Gelatine – Tierkadaver in Gummibärchen?

Die Gummibärchen sind u.a. ein Renner unter den Süßigkeiten und die, die am meisten Zucker beinhalten. Es wird Werbung gemacht mit dem Slogan „ohne Fett“, und die meisten Menschen würden nie auf die Idee kommen, dass sie mit den niedlichen Bärchen Fisch- und Fleischreste und Schlachtabfälle von Tieren essen!

Aus dem Schlachthof ergeben sich kaum Abfälle, denn geschlachtete Tiere werden bis ins Kleinste ausgenutzt.
Gelatine wird aus Bindegewebe (Häuten und Knochen, Rinderspalt) von Rindern, Schweinen, Geflügel oder Fisch hergestellt. Die Endprodukte – Abfälle – von Fisch und Fleisch werden hydrolisiert, gekocht, gelaugt, angedickt, entfärbt, gereinigt und getrocknet – so erhält man Gelatine.
Wieder gefärbt, aromatisiert, mit viel Zucker „gefüttert" und in eine nette Form gepresst, feiert das tote Tier die „Auferstehung" als niedliches Gummibärchen!

Welche Produkte beinhalten Gelatine aus Tieren?

- Backwaren, in glasierten Kühltorten, Tiefkühlpizzen
- Tortellini und Ravioli, Hühnchen-Nuggets, Hühnerbrühe
- Fleisch-, Fisch-, Wurst- und Wurstwaren wie z.B. Aspik und Sülze
- Halbfettprodukte und Light-Produkte wie Halbfettmargarine, Halbfettbutter und fettreduzierte Käsesorten
- Verdickungsmittel in Milchprodukten – Quark, Käse, Kefir und Joghurt – und Desserts, z.B. Götterspeise, Wackelpudding, Mädchenröte, Tortenguss
- Geliermittel zur Herstellung von Süßwaren wie Gummibärchen, Weingummis, Weichkaramellen, Marshmallows, Schaumwaffeln, Schokoküssen, Schokoriegeln, Lakritze, Pfefferminzbonbons, Weihnachtskonfekt
- Schönungsmittel in Getränken wie Wein, Apfelwein, Bier, Essig und in allen nicht naturtrüben Fruchtsäften
- Vitaminzusätze, Hart- und Weichkapseln bei Arzneien, Nahrungsergänzungsmitteln
- Kosmetika, Seife, Zahnpasta
- Medizintechnik zur Beschichtung von Gefäß-Prothesen
- Klebstoffe, Inkjet-Druck- und Fotodruckpapier, Paintball-Munition, in der Maskenbildnerei in Film und Theater

Sind dann Süßstoffe besser als Zucker?

Leider nicht, denn manche können krebserregend sein, andere belasten die Leber. Süßstoffe regen den Appetit an und können eine der schlimmsten Diätfallen sein!
Sie locken die Insulinproduktion an und können Heißhungerattacken verursachen. Sie gaukeln dem Körper Zucker vor, er reagiert mit Insulin-Ausschüttung, daraufhin entsteht Hungergefühl und man isst dadurch mehr.

E-970 Acesulfam	Süßstoff und Geschmackverstärker
E-971 Aspartan	Süßstoff und Geschmackverstärker, krebserregend
E-972 Cyclamat	Süßstoff 50-mal stärker als Zucker, krebserregend
E-974 Saccharin	Süßstoff 500-mal süßer als Zucker, krebserregend
E-979 Neohesperidin DC	Süßstoff und Geschmackverstärker
E-977 Thaumatin	Süßstoff und Geschmackverstärker, 2500-Mal süßer als Zucker

Die Süße aus dem Labor steckt in vielen Produkten:
In Nahrungsergänzungsmitteln, Diätdrinks, Vitamin- und Mineraltabletten, Magnesiumpräparaten, Zahnpasta, Medikamenten, Light-Produkten, Süßigkeiten, Kaugummis ohne Zucker, Pausensnacks, Joghurts, probiotischen Joghurts und Getränken, Eiskrem, Desserts, Fertiggerichten, Salami, Wurst, Käse, Tee, Getränken ...

Schokolade – Die süße Versuchung

Der Kakaobaum ist ein kleiner, hübscher Baum und wächst in den tropischen Regionen. Schokolade ist ein kakaohaltiges Genuss- und Lebensmittel. Die Mayas nannten sie ka-ka-wa, von dem sich das in vielen heutigen Sprachen verwendete „cacao" ableitet. Erst 1528 wurde der Kakao von dem spanischen Eroberer Hernán Cortés nach Europa gebracht. Der Schokoladekonsum in der Welt ist in den letzten Jahren gestiegen und am höchsten in der Schweiz und Deutschland mit über 15 kg pro Kopf im Jahr!

Zusammensetzung diverser Schokoladensorten

	Zucker	Kakaomasse	Kakaobutter	Milchpulver
Bitterschokolade	40 %	60 %	5 %	-
Zartbitterschokolade	45 %	50 %	15 %	-
Milchschokolade	35 %	15 %	25 %	25 %
Weiße Schokolade	45 %	10 %	30 %	15 %

Positive Wirkungen

Herzschützende Antioxidantien und blutdrucksenkende Wirkung: Schokolade kann in geringem Maße zur Blutdrucksenkung beitragen.

Stoffe im Kakao, die stimmungsaufhellend wirken, sind Phenylethylamin, Anandamid, Theobromin. Schokolade essen kann die Ausschüttung von Glückshormonen – Endorphinen – fördern.

Kakao beinhaltet ein Flavonoid namens Epicatechin, das gefäßschützend wirken kann, aber dieser Effekt wird bei gleichzeitigem Genuss von Milch wieder neutralisiert.

Eine stärkere antioxidative Wirkung als Schokolade besitzen Gemüse, Früchte, Obst und Heilkräuter.

Negative Auswirkungen

Schokolade besteht zu beträchtlichen Teilen aus Fett und Zucker, und dadurch können viele negative Auswirkungen entstehen wie Übergewicht, Entzündungen, Karies, Hautprobleme etc.

Theobromin ist in Schokolade das Haupt-Methylxanthin und kann das Zentralnervensystem anregen. Diese Wirkung kann verstärkt werden durch den Zuckergehalt der Schokolade.

Häufige Probleme nach dem Konsum von methylxanthinehaltigen Genussmitteln (Kaffee, Tee, Schokolade, Kola) können sein:

- Kopfschmerzen, Gleichgewichtsstörungen, Schlaflosigkeit
- Müdigkeit, allgemeines Unwohlsein, Schwindel
- Herzjagen, Herzklopfen
- Übergewicht, Leberbelastung, Venenprobleme, Hämorrhoiden
- Karies, Zahnschmerzen, Hals- und Zahnfleischentzündungen
- Hautrötung, Juckreiz in Kopfhaut, Intimbereich, „Pruritus ani"
- Blähungen, Verdauungsstörungen, Bauchschmerzen, Reizdarm, Candidiasis, Zystenbildung
- Kinder, die bettnässen, bekommen mehr Schwierigkeiten
- Erhöhte Stimmungslage, Reizbarkeit, Händezittern
- Ängstlichkeit und depressive Verstimmungen; einige Menschen erfahren ein unerklärliches Gefühl von Furcht und Angst

Schokolade enthält **Oxalsäuren**, was zu Nieren- oder Gallensteinbildung führen kann.
Die **Methylxanthine** – Koffein, Theobromin, Theophyllin – befinden sich in Kaffee, Tee, Kola, Kakao und können Schäden in allen Organen und Gewebestrukturen des Körpers verursachen: Sie können das Zellwachstum in bestimmten Drüsengeweben steigern. Sie greifen ein in die normale Tätigkeit bestimmter Enzyme und können wie Gifte wirken. Es sind Zelltoxine, die Enzymsignale neutralisieren können, und als Folge können sich Zysten und faserige Tumore zu bilden beginnen, besonders in der Brust, die so genannte zystische Fibrose.
Viele Brustbeschwerden und Brustknoten bei Frauen können verschwinden, wenn man die Einnahme von Zucker, Kaffee, Tee, Kola und Schokolade einstellt.
Andere Studien zeigen, dass die Wirkung auf die männliche Prostata ähnlich sein kann wie auf die weibliche Brust, mit Prostatavergrößerung als Folge.

Andere Nebenwirkungen
Ein Problem sind die Zusätze, die notwendig sind, um die Bitterstoffe zu überdecken. Der bittere, unangenehme Geschmack von Kakao kann nur mit einer großen Menge Zucker überdeckt werden. Dazu werden Öle, Milch oder Sahne beigegeben, die aus Schokolade ein kalorienreiches Nahrungsmittel machen.

Satte 500 Kalorien drängeln sich in einer 100-Gramm-Voll-milchtafel. Schokolade ist eines der wenigen Lebens-mittel, das gleichzeitig viel **Fett** - Kakaobutter - und viel **Zucker** enthält.
Eine Untersuchung der Zeitschrift Ökotest hat in bestimmten Bitterschokoladen eine erhöhte **Cadmiumbelastung** gefunden, was zu zahlreichen Symptomen führen kann: Durchfall, Magenschmerzen, Erbrechen, Nierenschädigung, Knochenbrüche, Schäden am Zentralnervensystem und am Immunsystem, psychische Störungen, DNA-Schäden, Krebsentstehung, Störungen in der Fortpflanzung, Unfruchtbarkeit.
Eisen- und Calciummangel können die Aufnahme von Cadmium im Körper erhöhen. Die Benutzung von Kunstdünger in der konventionellen Landwirtschaft ist auch ein Grund, warum so viele Menschen eine **Cadmium-Intoxikation** haben.

Viele Schimmelpilze produzieren **Aflatoxine**, die eine lebertoxische Wirkung haben können. Bei aktuellen Untersuchungen der Uniklinik in Kiel fanden sich in allen untersuchten Proben von dunklen Schokoladen Spuren des Schimmelgiftes Ochratoxin A.

Die Fermentation und Vergärung in der Schokoladenproduktion sind notwendig, damit das Schokoladenaroma sich entwickeln kann. Und da kann eine natürliche **Verunreinigung** der Schokoladeschoten mit kleinen Insekten, Bakterien, Schimmelpilzen und Hefen stattfinden.
Eine Broschüre von „United States Department of Health, Education and Welfare" mit dem Titel „The Food Defect Aktion Levels" zeigte die Grenzwerte der Mängel in Schokolade durch Insekten, Nagetiere und andere natürliche Verunreinigungen auf, die von der Überwachungsbehörde FDA zugelassen sind.
In Schokolade sind bis zu 120 **Insektenteile** oder zwei Haare von Nagetieren pro Tasse (235 ml) erlaubt.
4% der Kakaobohnen können durch Insekten verseucht sein und von der FDA ohne Beanstandung durchgehen. Viele Personen, die meinen, auf Schokolade allergisch zu reagieren, sind in Wirklichkeit auf die **Tierteile** in Schokolade allergisch.

QUELLEN: „Inhaltstoffe und Wirkungsweise von Schokolade" von Dr. med. Agatha Thrash
„FDA Guidelines and Compliance Branch, Bureau of Foods"

Salz – Das weiße Gold?

In den Industrieländern wird zu viel Salz konsumiert, denn es ist überall „versteckt“, z.B. in Brot, Butter, Käse, Chips, Erdnüssen, Pistazien, Salzgebäck, Konserven, Suppen, Soßen, Fertiggerichten, Fleisch- und Fischgerichten, Wurst ...

»Das handelsübliche Kochsalz bindet ungesunde Mengen von Flüssigkeiten in den Geweben und ist eine der Hauptursachen von Rheumatismus.« Are Waerland

Die Natrium-Kalium-Pumpe reguliert den Wasserhaushalt im Körper. Kalium reguliert das Wasser im Zellinneren und Natrium reguliert die Wassermenge, die außerhalb der Zellen steht. Beide Mineralien müssen mit ihren Konzentrationen in einem bestimmten Gleichgewicht bleiben. Durch einen übermäßigen Salzkonsum (auch Zucker) trocknen unsere Körperzellen allmählich aus, obwohl der Körper mit Wasser geradezu überschwemmt ist.

Der Mensch braucht nur ein Quäntchen Salz und viele wissen nicht, dass sie täglich bis zu 20 g Natriumchlorid einnehmen. Das ist zu viel, denn die Nieren können nur 5 bis 7 Gramm innerhalb von 24 Stunden ausscheiden.
Die Überflutung des Körpers mit Salz hat schwerwiegende Folgen. Für jedes Gramm Natriumchlorid, das nicht ausgeschieden wird, benötigt der Körper die 23fache Menge an Zellwasser.
Notlösung der Zellen: Durch chemische Reaktionen mit Harnsäure bilden sich Re-Kristallisationen, die sich in Knochen und Gelenken ablagern. Der Körper ist immer bestrebt, sich zu schützen und verbindet es mit nicht abbaubaren tierischen Eiweißbausteinen, die für den Körper wertlos sind und die er ohnehin entsorgen muss.

Was kann Kochsalz in unserem Körper anrichten?

- Augenprobleme, wie Grauer Star – Katarakt, Trockenes Auge
- Augenlidschwellungen, Wasseransammlungen, Schwellungen, Ödeme, geschwollenes Gesicht und Hände, dicker Hals
- Cellulite in Oberschenkeln, Gesäß und Beinen, Übergewicht
- Störungen der Kapillarfunktion, Arterienverkalkung, erhöhter Blutdruck, vermehrtes Risiko für Herzinfarkt und Schlaganfall
- Störungen der Fließeigenschaften des Blutes, dickes Blut, Venenprobleme, Besenreiser, Krampfadern, Hämorrhoiden, Neigung zu Thrombose
- Nieren- und Gallensteinbildung, Nierenschwäche
- Gicht, hohe Harnsäurewerte, was zu Entzündungen und Schmerzen führen kann
- Kann das Tumorwachstum und das Entstehen von Krebserkrankungen begünstigen
- Trockene Haut, vermehrte Faltenbildung
- Mineralmangelzustände, Haarausfall
- Chronifizierung von Schleimhautproblemen, z.B. Sinusitis, Erkältung, Grippe, Bronchitis etc. weil der Schleim ständig sich verdickt und die Entsorgung blockiert wird.
- Rückenschmerzen, Fibromyalgie, Rheuma, Arthritis, Arthrose, Knochenverschleiß
- Sodbrennen, Gastritis, Mangel an Vitamin B12: Salz reizt die Schleimhäute chronisch und kann die Aufnahme von Vitaminen stören. Was passiert, wenn wir Salz auf eine Wunde streuen? Unsere Schleimhaut im Magen-Darm-Bereich leidet auch, wenn wir zu viel Salziges, z.B. Chips, salzige geröstete Erdnüsse, Salzgebäck etc. essen.

Salz und Magengeschwüre

Während des 107. Treffen der Amerikanischen Gesellschaft für Mikrobiologie wurden neue Erkenntnisse aus Studien über Salzkonsum vorgestellt: Eine Ernährung mit erhöhtem Salzgehalt fördert nicht nur Bluthochdruck und Arteriosklerose, sondern unterstützt auch das gefürchtete Bakterium Helicobacter pylori bei seiner Entfaltung im Magen.

Denn die genetische Aktivität des Keims wird durch das Salz angeregt und löst bei den Betroffenen häufig schwere Magenerkrankungen und Magengeschwüre aus.

Das Bakterium sondert ein Enzym namens Urease ab, das im Magensaft Harnstoff in Bikarbonat und Ammoniak aufspaltet. Hierdurch entsteht ein stark alkalisches Milieu (pH-Wert über 7), das sich wie eine schützende Blase um den Keim legt. Eine Ursache, warum so viele Menschen dieses Bakterium im Magen haben, ist eine Ernährung mit viel Salz und tierischem Eiweiß: Fisch, Fleisch, Wurstwaren, insbesondere Geflügel – Hühnchen, Pute, Ente, Gans.

Zusatzstoffe in Kochsalz
Außerdem enthält Kochsalz oft nicht deklarierungspflichtige Konservierungsstoffe wie Kalziumcarbonat, Magnesiumcarbonat, E535, E536, E540, E550, E551, E552, E553b, E570, E572, sowie Aluminiumhydroxid, um die Streu- und Rieselfähigkeit zu verbessern.

Ärzte vermuten, dass Aluminium in Nahrungsmittelverpackungen (Getränkedosen etc.) einer der Gründe ist, warum immer mehr Menschen an Alzheimer erkranken.

Steinsalz, Kristallsalz, Himalaja-Salz sind besser als raffiniertes Kochsalz. Aber trotzdem sollte man nicht zu viel davon nehmen, denn sie können auch zu einigen der oben genannten Symptomen und Krankheiten führen.
Bei Augenproblemen, Salz weg lassen, egal in welcher Form.
Salz allgemein sollte man nur sparsam verwenden, da der hohe Natriumgehalt Flüssigkeit im Körper bindet: Stoffwechselprodukte und Giftstoffe werden in der Folge nicht optimal ausgeschieden, sondern sitzen im Körper fest. Das lässt die Haut und viele Gewebestrukturen im Körper manchmal regelrecht aufgeschwemmt aussehen (Cellulite).
Bio-Nahrungsmittel sind zu empfehlen, denn sie haben einen besseren Geschmack und man braucht sie deshalb weniger zu salzen.

Wer salzen will, sollte das sparsam tun und kein raffiniertes Salz verwenden.
Der Mensch kann sehr gut ohne von außen zugefügtes Salz leben, so wie die meisten Tiere in der Natur.
Wenn man Sport treibt und schwitzt, sollte man nicht unbedingt mehr Salz zu sich nehmen, denn das kann die Nieren noch zusätzlich belasten.
Das beste Salz, das es gibt, ist in allen Gemüsesorten und pflanzlichen Produkten vorhanden. Sie beinhalten alle Mineralien und Elektrolyten, die unser Körper braucht.

Glutamat und Augenschäden

Die Nahrungsmittelindustrie verbraucht pro Jahr über 1,5 Millionen Tonnen Natriumglutamat. Diese unglaublichen Mengen werden mit gentechnisch veränderten Bakterien erzeugt.

Glutamat befindet sich in vielen Fertigprodukten wie Chips, Suppen, Pizza und kann viele verwirrende Namen haben wie z.B. Natriumglutamat, Glutaminsäure, Würze, Speisewürze, Sojawürze, gekörnte Brühe, Brühwürfel, fermentierter Weizen, Hefeextrakt. Hohe Dosen Natriumglutamat können toxisch auf Nervensystem und Nervenzellen wirken, auch für den Sehnerv und die Netzhaut des Auges, denn sie besteht – als ein Teil des Gehirns – aus 125 Millionen Nervenzellen.

Geschmacksverstärker Natriumglutamat kann nach Erkenntnissen des Forscherteams um Dr. Hiroshi Ohguro von der Hirosaki Universität in Japan zu irreversiblen Augenschäden führen, Sehnerv- und Netzhauterkrankungen, Glaukom (Grüner Star) und sogar Blindheit verursachen.
Die Wissenschaftler untersuchten die Auswirkungen des Glutamats an Ratten, die sich einer speziellen Glutamat-Diät unterzogen. Die Sehkraft der Tiere, die über einen Zeitraum von sechs Monaten Futter mit einem hohen Glutamatanteil verabreicht bekamen, nahm deutlich ab. Zugleich entwickelten die Tiere wesentlich dünnere Netzhäute als die einer Kontrollgruppe, denen die Forscher weiterhin normales Futter gaben.

Mit diesen Erkenntnissen glaubt Dr. Ohguro eine Erklärung für eine in Ostasien weit verbreitete Form des Grünen Stars – Glaukom – gefunden zu haben.
Der Wissenschaftler führt dies auf den hohen Anteil von Natriumglutamat zurück, der den meisten asiatischen Gerichten hinzugefügt wird. Glutamat kann das Chinarestaurant-Syndrom auslösen mit diversen Symptomen, wie allergische Reaktionen, Kopfschmerzen, Übelkeit, Schwitzen und Nackensteifigkeit.
Außerdem weckt es Hungergefühle, fördert Übergewicht und Alzheimer und kann gefährlich für schwangere Frauen und ihr ungeborenes Kind sein.

Augenerkrankungen durch Fischkonsum?

In Fischen und Schalentieren können sich extrem hohe Mengen an Giftstoffen ansammeln, wie PCB, Dioxin, Plastikchemikalien, Quecksilber, Blei und Arsen, wodurch Gesundheitsprobleme von Nierenschäden über gestörte geistige Entwicklung und Krebs bis hin zum Tod entstehen können. Auch Fischölkapseln mit Omega-3-Fettsäuren können schädliche Substanzen enthalten.

Weltweit stammen etwa 50 Millionen Tonnen Fisch und Meeresfrüchte aus Aquakulturen – Fischfarmen. Die Fischerei liefert (noch) etwa 90 Millionen Tonnen. Davon ist ein Drittel wertloser Beifang. Dieser wird umgehend an die Futtermittelbetriebe weitergereicht. Die verarbeiten ihn zu Fischfutter und reichern ihn mit Antibiotika, Wachstumshormonen, Farbstoffen und Nahrungsergänzern an.
Dann wird es in die Tanks oder Schwimmnetze gekippt, als Futter für die Zuchtfische, z.B. Lachs. Die Chemie gelangt so unweigerlich in die Ozeane und von dort in die Nahrungskette - ein geschlossener Giftkreislauf.
Drei Schadstoffe stecken in Surimi, das als eine besondere Form des Sushi verkauft wird: Formaldehyd (schadet Atemwegen), Sorbit (führt zu Augenerkrankungen) und Olyphosphat (kann im schlimmsten Fall zum Herzinfarkt führen).

QUELLE: Zeitschrift „Welt der Wunder“ 5/10

Fischverzehr bewirkt keine Reduzierung des Sterblichkeitsrisikos: In Studien wurde die Wirkung der Omega-3-Fettsäuren auf Herz, Kreislauf, Krebs und Gesamtsterblichkeit untersucht. Ein Forscherteam der englischen Universität East Anglia in Norwich stellte fest: Es gibt keinen schlagkräftigen Beweis dafür, dass Omega-3-Fettsäuren das Sterblichkeitsrisiko oder das Risiko für Herz-Kreislauferkrankungen reduzieren.
Ein Epidemiologe vom University College in London fand sogar deutliche Hinweise darauf, dass tierische Omega-3-Fettsäuren unter bestimmten Bedingungen Herzrhythmusstörungen fördern.

Eine Meldung der kroatischen Zeitung (Vecernij List) zeigte das Ergebnis einer Studie über die Belastung mit krebserregenden chemischen Stoffen im Lachs. Die Forscher führten die hohen Werte darauf zurück, dass die Lachse in Fischfarmen vielfach mit Fischmehl aus ihren eigenen Artgenossen gefüttert, also zum Kannibalismus gezwungen werden. Dadurch summieren sich die ohnehin hohen Belastungswerte an Umweltgiften, PCB, Dioxinen und Schwermetallen im „**Schadstoff-Endlager-Fisch**".

Farbstoffe werden Zuchtlachsen ins Futter gemischt, damit ihr Fleisch trotz Turbowachstum den gewünschten rosa Farbton annimmt. Canthaxantin (E161g) steht neuerdings im Verdacht, Augenerkrankungen negativ zu beeinflussen.

QUELLE: Zeitschrift „Welt der Wunder" 5/10

Anisakis ist ein **Fischparasit**, der in der jetzigen Zeit mehr als 56% der Bevölkerung in Spanien befällt und ein großes Risiko für Touristen birgt. Denn dieser Parasit ist sehr widerstandsfähig und kann mehr als 20 Tage in Salz oder Essig überleben. Man findet ihn in Meeresfischen, sowie in Fischfarmen.

Die Ärzte sind ratlos, und oft dauert es lange, bis man im Krankenhaus auf die Idee kommt, dass der Patient von dem Fischparasit Anisakis befallen ist, weil die Symptome sehr vielseitig sein können: Muskelschmerzen mit brennendem Gefühl, Atemnot und Engegefühl, Augenallergien, Hautauschläge und Schwellungen.

Er kann sogar Blinddarmentzündung auslösen. Manche Menschen in Spanien musste man notoperieren und mehrere Meter Darm entfernen.
Die spanischen Behörden kennen seit langem die Verseuchung von Fischen und Muscheln mit **Hepatitis-Viren** und mit dem Parasit **Anisakis**, aber es wird nichts unternommen, wahrscheinlich aus Angst vor Panik und vor den wirtschaftlichen Folgen für die Nahrungsmittelindustrie und Touristenbranche.

Fischkonsum erhöht **Brustkrebsrisiko**: Im November 2003 wurde im Journal of Nutrition eine dänische Studie veröffentlicht, in der der Einfluss des Fischkonsums auf das Brustkrebsrisiko untersucht wurde.
Teilnehmer der Studie waren über 23.000 Frauen. Dabei zeigten sich folgende Ergebnisse: Der tägliche Verzehr von mindestens 25 Gramm magerem Fisch erhöhte das Brustkrebsrisiko um 13%, bei fetten Fischsorten stieg das Risiko um 11%.
Wurde täglich mehr Fisch konsumiert, z.B. die zwei- oder dreifache Portion, stieg auch proportional das Brustkrebsrisiko.
Das Ergebnis dieser Studie zeigt deutlich, dass die weit verbreitete Einstellung zu dem „doch so gesunden Fisch" eben nur ein Mythos ist.

QUELLE: Connie Stripp et al: Fish Intake Is Positively Associated with Breast Cancer Incidence Rate. 2003 The American Society of Nutritional Sciences J. Nutr. 133: 3664

Oft liest oder hört man in den Medien immer wieder von Omega-3-Fettsäuren, die gegen Augen- und Herzkrankheiten helfen sollten und in Fischen vorkommen – ohne zu erwähnen, dass solche Nahrungsbestandteile auch in pflanzlichen Lebensmitteln zur Genüge vorhanden sind: Leinsamen, Leinöl, Walnüsse, Sojabohnen, Weizenkeime, Rapsöl, Schwarzkümmelöl.
Raps- oder Leinöl, Walnüsse, Postelein, Keimlinge und dunkelgrünes Blattgemüse enthalten Alpha-Linolensäure, den pflanzlichen Vorläufer der Omega-3-Fettsäuren.

In der Ernährungswissenschaft wird oft propagiert, dass man 2 bis 3-mal pro Woche Fisch essen sollte. Dahinter stecken wirtschaftliche Interessen einer europäischen Lobby, die mit Werbemaßnahmen den Fischkonsum erhöhen will.

Menschen, die viel Fisch essen, haben oft starke **Schwermetall-Belastungen**, u.a. Quecksilber (Nervengift), sowie Umweltgifte wie Dioxine (krebserregend), was Augenkrankheiten negativ beeinflussen kann.
Fisch und Fleisch sind Produkte, die dazu neigen, sehr schnell zu verderben. Beim Essen kann sich die Darmflora in Richtung Fäulnisprozess verändern, so dass alle Körperausscheidungen – Urin, Stuhl, Schweiß – stärker nach Harnstoff und Ammoniak riechen. Die Folge kann Übersäuerung des Körpers sein, sowie schlechter Körper- und Mundgeruch.
Außerdem belastet der Konsum von tierischem Eiweiß den Körper mit Harnsäure und Arachidonsäure, die Entzündungsprozesse aller Art im Körper auslösen können – Rheuma, Gelenkschmerzen, Fibromyalgie, Allergien, Hautprobleme etc.
Sie können bei uns eine Broschüre bestellen, »**Fisch essen macht krank – Das Leiden der Fische**«, die alle Fragen über die Nachteile des Fischkonsums mit wissenschaftlichen Studien belegt.

Fische möchten unsere Freunde sein und kein Nahrungsmittel

Fisch ist schon lange nicht mehr gesund, ja sogar zum Teil hochgradig gesundheitsschädlich, wenn man neueste wissenschaftliche Studien hinsichtlich der Schadstoffbelastung von Meerestieren berücksichtigt.
Fische sind tatsächlich kommunikative und sensible Tiere. Sie können Schmerzen und Leiden empfinden so wie wir, denn sie haben ca. 60 Schmerzrezeptoren im Gehirn.
Der Fischkonsum hat keine gesundheitlichen Vorteile und ist genauso schädlich wie der Fleischkonsum.
Fische sind auch Tiere! Die Menschen sollten ihr Mitgefühl vom eigenen Haustier auf alle Tiere ausdehnen und somit aufhören, sie zu essen, in diesem Fall auch die Fische.
Wer ein Herz für die Tiere hat, kann keinen Fisch essen.

»Fisch essen macht krank:
Wer gesund bleiben will, lässt die Fische im Meer.«

Fleisch – Das schädlichste Genussmittel

Augenkrankheiten können auf Grund einer Fehlernährung mit vielen tierischen Produkten, wie Fleisch- und Fischkonsum entstehen:

- Durch eine gestörte Durchblutung; Thrombosen, Blutungen, Makula-Degeneration
- Eiweißablagerungen in der Linse bei Grauem Star (Katarakt)
- Entzündliche Zusammensetzung des Augen-Liquors bei Grünem Star (Glaukom)

Vielleicht wundern Sie sich, dass man Fleisch als Genussmittel bezeichnet. Aber der Konsum von tierischen Produkten – Fleisch und Fisch – ist das Genussmittel, das die Menschen und die Natur am meisten belastet und das die größten Schäden und Kosten verursacht.
Krankheiten auf Grund der krebserregenden Stoffe, Durchblutungsstörungen auf Grund von Cholesterin, gesättigten Fettsäuren, Homocystein oder der Entzündungsfaktoren (Purine, Harnsäure, Arachidonsäure etc.), die viel Schmerz, Leid und Geld kosten.
Es handelt sich um astronomische Zahlen, wenn man die Kosten summiert, die die Zivilisationskrankheiten verursachen, auf Grund dieses Fleischgenusses: Krebs, Diabetes, Übergewicht, Fettstoffwechselstörungen, Allergien, Asthma, Rheuma, Arthritis, Arthrose, Osteoporose, Bluthochdruck, Alzheimer, Demenz, Durchblutungsstörungen, Arteriosklerose, Herzinfarkt, Schlaganfall, BSE, EHEC, Grippe-Pandemien (Vogel, Schweine) uvm.!

Zusätzlich wird unser Gesundheitssystem mit hohen Kosten belastet, die durch teure Diagnoseverfahren, Medizintechnik, Forschung, Therapien, Krankenhausaufenthalte u.v.m. entstehen, sowie den Medikamentenverbrauch, um diese Zivilisationskrankheiten zu bekämpfen.

»Ein Großteil dieses Leids und die hohen Kosten
hätte man sich durch eine vegetarisch vegane Ernährung
ohne Fleisch und Fisch sparen können!«

Fleischessen verursacht Umweltschäden und globales Leid

Viele wissen es nicht, aber das Fleischessen und die Massentierhaltung belasten die Umwelt und schädigen das Klima stärker als der gesamte Autoverkehr!
20 Prozent der gesamten CO^2-Emission, die auf menschliche Aktivität zurück zu führen ist, stammen von Tieren der Massentierhaltung. Außerdem sind sie eine der Hauptursachen für die Erwärmung der Erde, Ozonschichtzerstörung und Schädigung der Atmosphäre durch Methan – Treibhauseffekt, den Klimawandel und die Klimakatastrophen, sowie immensen Umweltschäden und globales Leid: Bodenerosionen durch das Abholzen und Zerstören der Regenwälder, Grundwasserbelastungen, Luftverschmutzungen und Waldsterben durch Ammoniak und Nitrat, Energiemissbrauch (Rohstoffe, Strom, Wasser), Hungersnöte, Wassermangel, Kriege u.v.m.

Tierleid durch Massentierhaltung und Schlachtung!
Weltweit werden jedes Jahr **65** Milliarden Tiere
für den menschlichen Verzehr getötet.

Zitate bekannter Vegetarier

Pythagoras: »Alles, was der Mensch den Tieren antut, kommt auf den Menschen zurück.«

Mohammed (Begründer des Islam):
»Unser Bauch soll nicht zum Friedhof der Tiere werden.«

Leonardo da Vinci: »Ich habe schon in jüngsten Jahren dem Essen von Fleisch abgeschworen, und die Zeit wird kommen, da die Menschen, wie ich, die Tiermörder mit gleichen Augen betrachten werden wie jetzt die Menschenmörder.«

Georg Bernhard Shaw
»Tiere sind meine Freunde, und ich esse meine Freunde nicht!«

Paul McCartney: »Man darf nicht essen, was ein Gesicht hat«
»Wenn die Schlachthöfe Wände aus Glas hätten, wäre jeder längst Vegetarier!«

Xavier Naidoo
»Dank eines Raps von Kool Savas bin ich Vegetarier geworden.«

Dalai Lama: »Ich sehe keinen Grund, warum man Tiere schlachten und deren Fleisch essen soll, da man doch so viel anderes essen kann. Der Mensch braucht kein Fleisch.«

Franz Kafka: (beim Betrachten von Fischen in einem Aquarium) »Nun kann ich euch in Frieden betrachten; ich esse euch nicht mehr.«

Alec Baldwin:
»Jedes Mal, wenn wir uns zum Essen zu Tisch setzen, treffen wir eine Wahl. Bitte wählen Sie etwas Vegetarisches. Tun Sie es für die Tiere, für die Umwelt und für Ihre Gesundheit.«

Martina Navratilova: »Ich bin ein Beispiel dafür, dass gute Kondition nichts mit Fleischessen zu tun hat.«

Juliette Schoppmann: »Ich ernähre mich seit vielen Jahren vegetarisch und spüre täglich, wie gut dies meinem Körper tut. Außerdem leben die Tiere, die für die Fisch- und Fleischproduktion gezüchtet und geschlachtet werden, unter qualvollen Bedingungen, und dies möchte ich nicht unterstützen.«

Dr. Janez Drnosek: Staatspräsident der Republik Slowenien sagte zum Osterfest und zu Weinachten: »Wahrscheinlich würde sich Jesus im Grabe umdrehen, wenn er wüsste, dass in seinem Namen ein Massenmord an Tieren stattfindet. Die Botschaft des Jesus von Nazareth beruht auf dem absoluten Respekt vor dem Leben, und es ist schwer vorstellbar, dass es Jesus annehmen würde, dass ihm zu Ehren Millionen von lebenden Wesen geopfert werden.
Tiere sind Lebewesen, und sie als solche zu schlachten und zu jagen ist unmenschlich, unethisch und grausam.«

Pink: »Ich habe schon immer gefühlt, dass Tiere die reinsten Seelen dieser Welt haben. Sie verfälschen oder verstecken ihre Gefühle nicht, und sie sind die treuesten Geschöpfe auf dieser Erde. Und irgendwie glauben wir Menschen, wir seien schlauer – was für ein Witz.«

Kim Basinger: »Ich würde einfach alles für Tiere tun.«
»Wenn Sie das Leiden fühlen oder sehen könnten, würden Sie es sich zweimal überlegen«. »Geben Sie Leben zurück – Essen Sie keinen Fisch und kein Fleisch«.

Ein Auge für die Tiere haben

Aktuelle Umfragen zeigen, dass in Deutschland mehr als 15% Vegetarier leben (Tendenz steigend). Dies wird nur noch von Indien und England übertroffen.
Für den Menschen muss kein Tier sterben. Der Mensch braucht weder Fleisch, Wurst noch Fisch, um stark und gesund zu sein. Man kann sogar sehr gut ohne Fleisch leben, weil sich viele pflanzliche Eiweiße und Aminosäuren auch in Obst, Gemüse, Pilzen, Getreide, Hülsenfrüchte, Nüssen und Samen befinden.

Eine vegetarische Ernährung hat sowohl für den Menschen als auch für die Umwelt viele Vorteile. Man kann die hohen Kosten in unserem Gesundheitssystem senken und vielen Zivilisationskrankheiten vorbeugen.
Fleisch, Wurst oder Fisch essen bedeutet, „blind sein" für den Schmerz und das Leid der Tierwelt und unserer Mutter Erde.

Immer mehr Menschen öffnen die Augen, werden sensibler, denken an das Leid der Tiere und hören auf, Fleisch und Fisch zu essen. Viele Menschen von heute fühlen intuitiv, dass Tiere keine Sachen sind, sondern beseelte Wesen, die ähnlich fühlen wie wir Menschen und deshalb nicht mehr auf unseren Speiseplan gehören.
Kaum jemand würde sagen, er tötet gerne Tiere. Aber viele essen Fisch und Fleisch. Um einen Braten auf dem Teller zu haben, muss aber vorher ein Tier getötet worden sein. Auch wenn man es nicht selber tut, gibt man als Fleisch- oder Fischesser durch seinen Konsum den Auftrag zum Töten!
Das entspricht nicht der Lehre der Liebe des Jesus von Nazareth.

Das 5. Gebot: „Du sollst nicht töten" gilt auch für die Tiere!
Wer Fleisch oder Fisch isst, gibt den Auftrag zum Töten und schadet auch seiner Gesundheit.
Wer ein Herz für die Tiere hat, kann weder Fleisch noch Fisch essen. Wer sein Herz für die Bilder vom Leid der Tiere öffnet, müsste eigentlich dadurch schon zum Vegetarier werden.

»Eine vegetarische Ernährung ist ein guter Beitrag,
damit diese Welt besser wird!«

Teil II

Augenkrankheiten naturheilkundlich behandeln

Augenkrankheiten naturheilkundlich behandeln

Unsere Augen sind „nicht allein im Kopf", sie sind eng verbunden mit dem ganzen Körper, d.h. sie spiegeln unseren allgemeinen Gesundheitszustand. Bereits vor 100 Jahren wies Sebastian Kneipp – der Wasserdoktor – darauf hin:

»Ein gesunder Körper hat auch ein gesundes Auge.
Fehlt es an den Augen, so fehlt es auch am Körper.«

Die Ursachen der Augenkrankheiten/Fehlsichtigkeiten sind oft nicht im Auge selbst zu finden, sondern im ganzen Körper – ebenfalls im seelischen Bereich, denn unsere Augen sind auch der „Spiegel der Seele".
Auch sogenannte „unheilbare" Augenkrankheiten kann man in vielen Fällen positiv beeinflussen, evtl. den Krankheitsverlauf aufhalten und die restliche Sehkraft erhalten oder verbessern.
Es kann hilfreich sein, die Faktoren zu finden, die zu dieser Krankheit geführt haben, und die Selbstheilungskräfte des ganzen Menschen mit naturheilkundlichen Therapien und inneren und äußeren Veränderungen zu unterstützen.

Auch die vielen Hinweise in den Kapiteln V „Der Weg zur Sehverbesserung und Augengesundheit" (S. 235) können Augenkrankheiten positiv beeinflussen.

Nervengifte und Augenkrankheiten

Die Augen sind ein Teil des Gehirns und des Nervensystems. Alles, was die Nerven belastet, kann zu Fehlsichtigkeit und Augenkrankheiten führen. Hier geht es nicht nur um Alkohol, Zucker oder andere Genussmittel, sondern um die Belastung des Nervensystems durch Nervengifte, die sich auf Grund von Negativität, Disharmonien, ständiger innerer Unruhe und seelischen Fehlhaltungen bilden können.

»Gedanken sind Energien und keine Energie geht verloren.«

Jeder von uns hat ab und zu negative Gedanken, aber wenn wir wiederholt das Gleiche denken, bilden sich „Energie-Wolken", die unsere Seele verschatten, und es können sich dadurch Nervengifte bilden.
Diese Nervengifte können die Ursache sein für Entzündungen, Sklerose der Linse bei Katarakt, Degeneration des Sehnervs bei Glaukom oder bei Ablagerungen und beim Absterben von Sehzellen der Netzhaut bei Makula-Degeneration.

Wir können viel seelische Energie verlieren oder unser Nervensystem verkrampfen, wenn unsere Sinne ständig nach außen orientiert sind, z.B. durch übertriebene Wünsche nach materiellen Dingen, Hab und Gut, durch disharmonische laute Musik, laut sprechen oder viel Unwesentliches reden, viele Filme und viel Fernsehen schauen, Computerspiele- oder Internet-Sucht, übertriebene, selbstbezogene, niedrige Sexualität, etc.

»Harmonie bewirkt Gesundheit,
und Disharmonien machen uns krank.«

Alles hat seinen Ursprung in unseren Gedanken. Unsere Gedanken können Licht oder Schatten in der Seele bewirken.
Disharmonien aus negativen Gedanken, Worten und Handlungen wirken beständig auf das Nervensystem des Menschen ein, welches das Verbindungsnetz zur Seele ist. Das Nervensystem ist das Organ des Körpers, das die engste Verbindung zur Seele hat. Siehe S. 241 über das Thema Harmonie.

Beispiele von negativen Gedanken, die das Nervensystem verkrampfen: Selbstbezogenheit, Überheblichkeit, Abwertung, Ausgrenzung, Stolz, Rechthaberei, Streit, Zank, Eifersucht, Neid, Gier, Machthunger, Unversöhnlichkeit, Rache, Dominanz, Menschen manipulieren, Ungeduld, negativ über andere sprechen und tratschen, Groll, Nachtragen, Hass, Wut, Zorn, anderen Misshandlungen oder Schmerzen zufügen, Angst, ständiges Grübeln über Probleme und Sorgen.

Sind unsere Gedanken, Worte und Handlungen negativ und gegen das Kosmische Gesetz der Liebe und der Einheit, dann verschatten wir ein oder mehrere Energiezentren der Seele (7 Chakras) und die Folge davon können Schicksalsschläge, Not, Unpässlichkeiten und Krankheiten sein.

Nervengifte können die Körperschwingung reduzieren und die Organe schwächen, können Lähmungen, Neuralgien, Sklerose, Verkalkungen sowie Ablagerungen in den Blutgefäßen hervorrufen. Das Nervensystem wird hauptsächlich durch falsches Denken, aber auch durch Ernährung mit niedriger Schwingung belastet.
Nimmt der Mensch große Nahrungsmengen, viel Fisch, Fleisch, Wurst, Geflügel, Alkohol, Nikotin, Kaffee, Zucker, Schokolade, Süßigkeiten, Drogen und ähnliches zu sich, belastet er sein Nervensystem zusätzlich.
Wenn wir uns gesund ernähren, z.B. vegetarisch vegan, mit vielen pflanzlichen Nahrungsmitteln, innere Harmonie anstreben und eine positive Lebenseinstellung mit edlen Gedanken pflegen, dann können wir gesund werden oder gesund bleiben.
So können wir am besten unseren „**inneren Arzt**", die **Selbstheilungskräfte**, aktivieren oder unterstützten.

Augenmüdigkeit

Augenmüdigkeit deutet oft auf körperliche Müdigkeit hin und kann mit Energiemangel, seelischen Konflikten, aber auch mit Verschlackung des Körpers zusammenhängen.
Man sollte in diesem Fall die Faktoren finden, die zu dieser Müdigkeit geführt haben und bestrebt sein, sie zu ändern.
Die Augen sind ein Teil des Gehirns, was bedeutet, dass in manchen Fällen die Augenmüdigkeit auftreten kann, wenn viel Energie verloren geht durch ständige negative Gedanken, Sorgen, Grübeln, Problemgespräche, Streitigkeiten etc.
Falls die Augenmüdigkeit von stundenlanger Computerarbeit herrührt, dann sollten wir in der Freizeit den **Kontakt mit der Natur** suchen, denn die Augen sind für die Natur geschaffen und können sich dort am besten entspannen.

Licht-Überempfindlichkeit

Ein bisschen Lichtempfindlichkeit ist normal, insbesondere beim Autofahren oder an sonnigen Tagen, wenn man aus geschlossenen Räumen plötzlich ins Freie geht.
Wer von früh bis spät eine Sonnenbrille trägt, schwächt damit seine Augen, und sie werden mit der Zeit noch licht- und blendempfindlicher. Besser ist es, die Sonnenbrille nur bei Bedarf zu tragen.
Ungesunde Lebensweise, nervliche Anspannung, Müdigkeit und Augenüberlastung sind meistens die Hauptursachen. Wenn die Lichtempfindlichkeit zu stark ist, kann dies ein Begleitsymptom für andere Erkrankungen sein.

Beste Therapie: Den Körper entgiften und entschlacken, vegetarisch vegane Ernährung, vitaminreiche Kost mit viel rohem Obst, Früchten und Gemüse, Genussmittel meiden, so gesund wie möglich leben, sich öfter draußen aufhalten, z.B. im Wald, um sich an das Tageslicht zu gewöhnen.

Nachtblindheit

Sie kann auf Mangelzustände – z.B. Vitamin A –, Belastung durch Drogen, Nikotin, Alkohol etc. oder auf eine körperliche Schwäche durch ungesunde Lebens- und Denkweise hindeuten.
Unsere Augen brauchen einige Zeit, um sich an die Dunkelheit zugewöhnen. Nach 30 Min. sehen wir besser.
Man sollte parallel so gesund wie möglich leben und essen.
Siehe Kapitel „Auge und Ernährung" (S. 57).

Farbsehstörungen

In 5% der Fälle können sie genetisch bedingt sein. Insbesondere wenn sie phasenweise auftreten, können sie auf Mangelzustände des Körpers hindeuten, und auch bei Menschen vorkommen, die sehr ungesund leben. Siehe Kapitel „Augen-Vitalstoffe" (S. 57).

Gerstenkorn – Hordeolum

Symptomatisch für das Gerstenkorn ist ein Druckschmerz am Lid. Es handelt sich um eine akute Infektion oder bakterielle Entzündung, meist mit Staphylokokken, vorwiegend im Bereich der Talg- oder Schweißdrüsen des Lidrandes (Moll- und Meibom-Drüsen). Es zeigen sich Rötung, kugelige Schwellung an der Lidkante und an den Ausführungen zu einer Lidranddrüse. Der Eiterdurchbruch des Entzündungsprozesses erfolgt meistens im Bereich des Lidrandes. Bei starken Augenbeschwerden sollte man den Augenarzt aufsuchen.
Ein Gerstenkorn ist zwar schmerzhaft, bildet sich aber ansonsten innerhalb von Tagen oder Wochen meistens spontan selbst zurück. Trockene Wärme kann Schmerzlinderung bringen.
Oft bildet es sich nach übermäßigem Käse-Konsum (Milch-Produkte).
Eine Fehlernährung kann Augenlid-Entzündungen auslösen, z.B. viel Zucker, Schokolade, Süßigkeiten, tierisches Eiweiß (Fleisch, Wurst, Geflügel, Fisch, Käse, Milchprodukte) und zu wenig frische pflanzliche Nahrungsmittel wie Obst, Salat und Gemüse.

HOMÖOPATHISCHE MITTEL
Calendula D4 Augentropfen: 2 bis 4-mal täglich 1 Tropfen in den Bindehautsack träufeln.
Euphrasia comp. Augensalbe: Tagsüber auf das Gerstenkorn am Lidrand geben, zur Nacht etwas in den Bindehautsack.
Homöopathie ohne Ernährungsumstellung und Bewältigung der seelischen Ursachen bringt kaum Erfolg.

Heilanwendungen und Hausmittel
Wärme und Kräuteressenzen können die Reifung und die Entleerung des Gerstenkorns beschleunigen.

- Leinsamenkompresse, Kamillen- oder Huflattichauflage
- Kräuterumschlag mit Erdrauchkraut, Petersilienblättern und Birkenblättern.
- Sonnenblumen-Öl-Therapie nach Dr. Karach – Ölzieh-kur – 1-mal am Tag, 2 Wochen lang, kann den Heilungsprozess unterstützen. Siehe „Hausmittel bei Augenleiden" (S. 115).

WEITERE EMPFEHLUNGEN
Bewegung in der Natur entlastet Kopf und Augen. Vitaminreiche Kost mit viel rohem Obst und Gemüse essen. Genussmittel, tierisches Eiweiß und zuckerhaltige Nahrungsmittel meiden, so gesund wie möglich leben. Bei starken Augen-Beschwerden sollte man den Augenarzt kontaktieren.

Hagelkorn – Chalazion

Das Hagelkorn ist im Gegensatz zum Gerstenkorn in der Regel schmerzlos. Die Entzündung verläuft chronisch und meistens ohne Beteiligung von Bakterien. Die Ursache des Chalazions ist eine entzündete, verhärtete oder verstopfte Konjunktivaldrüse (Meibom-Drüse) mit anschließender Bildung von Granulationsgewebe unter der Lidhaut. Es kommt zu einer Verdickung im Bereich dieser Drüse innerhalb der Lidkante. Diese Veränderung kann wochenlang ohne größere Beschwerden bestehen bleiben.
Es gibt Menschen, bei denen es vermehrt vorkommt, z.B. nach ausschweifenden Wochenenden mit üppigen Mahlzeiten mit Fleisch, Wurst, Fisch, Käse, Nüssen, Salz, Zucker, Süßem etc.

HOMÖOPATHISCHE MITTEL
Euphrasia comp. Augensalbe: Tagsüber dünn auf die äußere Lidkante geben, zur Nacht auf den Lidrand. Homöopathie ohne Ernährungsumstellung und Bewältigung der seelischen Ursachen bringt kaum Erfolg.

WEITERE EMPFEHLUNGEN
Entzündungshemmende vegetarisch vegane Ernährung mit hohem Rohkost-Anteil. Trockene Wärme mit Rotlicht auf das Lid, sanftes Schwitzen mit Dampfbad, Bio-Sauna oder Infrarotkabine. Bewegung in der Natur entlastet Kopf und Augen.
Antibiotika helfen wenig in diesem Fall. Wenn es stört und sich nach ein paar Monaten nicht zurückgebildet hat, kann es operativ entfernt werden.
Siehe Kapitel „Hausmittel bei Augenleiden" (S. 115).
Bei starken Augenbeschwerden sollte man einen Augenarzt aufsuchen.

Augenlidschwellungen – Lidödem

Lidschwellung entsteht leicht wegen des lockeren Aufbaues des subkutanen Lidgewebes und dessen Neigung zur Flüssigkeitsdurchtränkung. Es kann zahlreiche Ursachen haben. Bei starken Augenbeschwerden sollte man den Augenarzt aufsuchen.
Eine Schwellung im Bereich Oberlid kann auf eine Herzschwäche hindeuten.
Ist die Schwellung im unteren Augenlid, kann dies auf Körpermüdigkeit oder Nierenschwäche hindeuten.
Wenn es beide Augen betrifft, wäre es gut, Herz und Nierenfunktion untersuchen zu lassen.

Entzündungshemmende vegetarisch vegane Ernährung mit hohem Rohkost-Anteil. Bei Schwellungen kein Salz oder Zucker.
Eine bewusste, tiefe Atmung sowie Bewegung in der Natur, z.B. Wandern, Schwimmen etc., kann den Kopfbereich entlasten und den Lymphkreislauf aktivieren.
Bewegung in der Natur entlastet Kopf und Augen. Auch Kopf-, Gesicht- und Halsmassage oder Lymphdrainage könnten hier eine Unterstützung sein.
Zu viel Eiweiß – Fleisch, Wurst, Geflügel, Fisch, Käse, Getreide, Nüsse, Hülsenfrüchte – oder Salz und Zucker kann das Drainagesystem des Körpers – Nieren und Lymphsystem – belasten und zu Schwellungen im Körper führen.
Hier kann auch eine gesunde Ernährungs- und Lebensweise eine große Hilfe sein. Siehe „Hausmittel bei Augenleiden“ auf S. 115.

Lidödem ohne Entzündung

Ein nicht entzündliches Lidödem ist blass, kühl und schmerzlos.
Einseitig ist es nur bei lokalen Prozessen. Ein beidseitiges Lidödem kann Symptom eines Grundleidens sein, z.B. Nierenerkrankung, Stoffwechselstörung, Allergie, Stauung der Lymphabflusswege nach Entzündungen oder nach Operationen.
Hierbei ist die Therapie die Behandlung der auslösenden Erkrankung. Siehe Kapitel „Hausmittel bei Augenleiden“.

HOMÖOPATHISCHE MITTEL
Euphrasia D3 Augentropfen
3-mal täglich 1 Tropfen in den Bindehautsack träufeln.
Homöopathie ohne Ernährungsumstellung und Bewältigung der seelischen Ursachen bringt kaum Erfolg. Bei starken Augenbeschwerden sollte man den Augenarzt aufsuchen.

Lidödem mit Entzündung

Entstehen durch Entzündungen der Lider, der Augen oder durch Entzündungsprozesse in der Nachbarschaft der Augen (Sinusitis, Nasennebenhöhlenentzündungen, Phlegmone, Zahnprobleme, Tränenwegsentzündungen). Diese sind dann gesondert zu behandeln. Bei starken Augenbeschwerden sollte man den Augenarzt aufsuchen.

HOMÖOPATHISCHE MITTEL
Calendula D4 Augentropfen: 3-mal täglich 1 Tropfen in den Bindehautsack träufeln. Homöopathie ohne Ernährungsumstellung und Bewältigung der seelischen Ursachen bringt kaum Erfolg.

Fliegende Fliegen – Mouches volantes

Mouches volantes – fliegende Mücken oder Fliegen – sind kleine Flecken, schwarze Punkte oder fadenartige Strukturen im Gesichtsfeld, die sich gemeinsam mit der Blickrichtung bewegen.
Mouches volantes nimmt fast jeder Mensch im Laufe seines Lebens kurzfristig mal wahr. Dies ist aber kein Grund zur Sorge.
Sie fallen ganz besonders dann auf, wenn man helle Hintergründe betrachtet, z.B. gestrichene Wände, blauer Himmel oder weiße Seiten eines Buches beim Lesen.
Wenn sie nur ab und zu sichtbar sind, kann es sein, dass die Tränenflüssigkeit nicht „sauber" ist, z.B. auf Grund von Staubpartikeln oder Schlacken. Oft tritt dieses Problem auf, wenn man sich über längere Zeit fehlernährt hat oder zu viel gegessen hat: Zu viel Süßes, Salz, zu viel Stärke - Nudeln, Brot, Kartoffeln etc. - oder zu viel Eiweiß – Fleisch, Fisch, Käse, Nüsse, Soja.

»Die Tränenflüssigkeit, so wie alle Körperflüssigkeiten (Urin, Schweiß, Speichel), reagiert auf das, was wir essen.«

»Probleme mit der Tränenflüssigkeit können auch auf einen energetischen Stau im Augenbereich hindeuten, basierend auf negativen Emotionen, Gefühlen und Gedanken.«

Mouches volantes können auch feine Trübungen im Glaskörper sein, was viele Menschen haben und was ganz normal ist. Sie entstehen durch die physiologische Kondensation von Collagenfibrillen oder Teilen von kleinen, alten Blutgefäßen, die in der gelartigen Grundsubstanz zu mikroskopisch kleinen Klümpchen und Fädchen gelöst sind.
Glaskörpertrübungen können auch Abfallprodukte vom Stoffwechsel – „Schlacken" – sein, deren Entsorgung das Blut- und Lymphsystem des Auges nicht schafft.
Hilfen bei Mouches volantes: Kopflymphdrainage, Gesichtsmassage, Heilfasten, Obstkur oder naturheilkundliche Therapien, die den Körper entgiften und entschlacken.
Wenn plötzlich viele tiefschwarze Flecken auftreten, wie ein „Rußregen", kann dies durch eine Blutung im Glaskörperraum verursacht worden sein.
Eine plötzliche Zunahme der Mouches volantes in Verbindung mit Blitzen kann ein Symptom der physiologischen „hinteren Glaskörperabhebung" oder beginnender Netzhauteinriss sein, was zur Netzhautablösung führen kann. Diese Sehstörungen sollten immer Anlass sein, sofort zu einer augenärztlichen Untersuchung zu gehen.

Glaskörpertrübungen

Der größte Teil des Augeninneren ist der Glaskörper, eine durchsichtige, wegen ihres hohen Hyaluronsäuregehaltes stark visköse, gallertige Masse mit Stützfasern.
Die Trübungen bilden sich, wenn die umliegenden Strukturen – Aderhaut, Netzhaut oder Ziliarkörper – belastet sind.
Wir kennen Menschen, bei denen die Glaskörpertrübungen verschwunden sind durch Umstellung der Lebens- und Ernährungsweise (vegetarisch, vegan mit viel „natürlichem" Vitamin C, in

Form von Obst, Früchten, Rohkost, Vitalkost), Heilfasten oder mit naturheilkundlichen Therapien, die den Körper entgiften, entschlacken sowie mit Gesichts- und Kopfmassagen, die den Augenbereich entlasten.
Siehe Kapitel „Hausmittel bei Augenleiden". Bei starken Augenbeschwerden sollte man den Augenarzt aufsuchen.

HOMÖOPATHISCHE MITTEL
Argentum – Corpus vitreum D6 Augentropfen bei primären Veränderungen
3-mal täglich 1 Tropfen in den Bindehautsack träufeln.
Corpus vitreum D6 / Succinum D6 aa Augentropfen
3-mal täglich 1 Tropfen in den Bindehautsack träufeln.
Belladonna / Betula / Formica Augentropfen bei sekundär bedingten Veränderungen
Morgens und abends 1 Tropfen in den Bindehautsack träufeln.
Homöopathie ohne Ernährungsumstellung und Bewältigung der seelischen Ursachen bringt kaum Erfolg.

Keratokonus

Die Augenkrankheit Keratokonus ist eine fortschreitende Ausdünnung und kegelförmige Verformung der Hornhaut des Auges (Kornea). Als Ursache wird eine Abweichung der chemischen Zusammensetzung der Hornhaut oder eine Schwächung des Collagens in der Hornhaut vermutet.
Die Erkrankung kann schubweise verlaufen und betrifft meistens die zentrale Hornhaut. Keratokonus geht oft zusammen mit einer Kurzsichtigkeit, die sich nicht so einfach mit einer Brille korrigieren lässt.
Symptome: Verzerrungen, Doppelkonturen, Lichtphänomene, ständig gerötete Augen, extreme Licht- und Blendempfindlichkeit. Die Hornhaut reagiert sehr empfindlich auf Sauerstoff- oder Vitaminmangel.
Ungesunde Ernährungs- und Lebensweise, starker Stress können den Ausbruch oder eine Verschlechterung begünstigen oder beschleunigen. Menschen mit Augenkrankheiten sind „gezwungen", so gesund wie möglich zu leben und zu essen.
Siehe auch Kapitel „Auge und Ernährung" (S. 57)

Blitze sehen

Plötzliche Lichter oder Blitze sehen, können ein Zeichen von gestauter nervlicher Anspannung sein und sind meistens harmlos. Es kommt oft nach belastenden Situationen und starkem Stress. Das Erlernen von Maßnahmen zur Stressbewältigung, Massagen und Therapien zur Entspannung können hier eine Hilfe sein.
Bei Blitzen ist zu empfehlen, auch wenn sie oft harmlos sind, zum Augenarzt zu gehen, um Netzhaut und Sehnerv untersuchen zu lassen, denn manchmal kann dies ein Begleitsymptom für Netzhautablösung oder eine Netzhauterkrankung sein. Bei Netzhautablösung sieht man plötzlich einen schwarzen Schleier vor den Augen.
Mit einer Notoperation kann man das Augenlicht noch retten.
Krankheiten zeigen uns oft, dass wir im Leben etwas ändern sollen.

Augenzittern und Nystagmus

Nervöser Tick: Wenn dieses Zittern nur gelegentlich und ober- oder unterhalb des Auges auftritt, kann es auf seelischen Stress und gestaute nervliche Anspannung hindeuten.
Es ist nicht direkt das Auge, das zittert, sondern ein bestimmter Nerv oder ein Hautareal.
Nystagmus ist ein eher stärkeres Augenzittern, das sich mit unkontrollierbaren, rhythmischen Bewegungen von einem oder von beiden Augen äußert.

MÖGLICHE URSACHEN:
- Als Symptom eines Schwindels
- Eine Fehlkoordination zwischen zwei wichtigen physiologischen Sinnen: dem Gleichgewichtssinn und dem Sehsinn
- Auf Grund von Störungen in der Augenkontrolle bei Erkrankungen im Hirnstamm und Kleinhirn oder im vestibulären System
- Eine Schädigung des Gleichgewichtsorgans (Vestibularorgan) oder des Nervus vestibulocochlearis (VIII. Hirnnerv)
- Der zentrale Nystagmus kann die Folge einer Schädigung im Gehirn sein
- Der Konsum von bestimmten Drogen wie Ecstasy, Crystal oder Meth kann einen Nystagmus auslösen

BEHANDLUNG:
Das Nervensystem entspannen, unterstützen und aufbauen. Diverse Massagen und Entspannungsbehandlungen, z.B. die Cranio-Sacral-Therapie, können hier eine gute Hilfe sein.

Die Kombination von:
- Sich eine tiefe und bewusste Atmung angewöhnen
- Bewegungstherapie
- Meditation und das Erlernen, ruhiger zu werden
- Das Lösen der seelischen Konflikte durch psychologische Gespräche kann helfen, dieses Augenzittern zu beseitigen.

Blutungen des Auges – Hyposphagma

Blutungen unterhalb der Bindehaut (Hyposphagma) zeigen sich durch eine lackrote Fläche und relative Schmerzfreiheit. Meistens sind sie harmlos und heilen von allein. Die Blutung ist oft begrenzt und resorbiert sich von selbst nach 1-2 Wochen.
Blutungen innerhalb der Vorderkammer oder des Glaskörpers und der Netzhaut können eine deutliche Sehverschlechterung verursachen. Mögliche Ursachen:
- Nach üpigen Malzeiten (Plethora, Überfülle), Unfall, Trauma
- Bei hoher Blutdruck, Übergewicht
- Starke Hitze oder Helligkeit
- Erhöhte Blutungsneigung, z.B. wegen Aspirin (ASS), Marcumar
- Starke Anstrengungen: Wehen, Erbrechen, Husten, Verstopfung
- Entzündungen
- Burnout-Syndrom, Körpermüdigkeit, Schwächezustand
- Beruflicher oder familiärer Stress und seelische Belastungen
- Nach Operationen am und im Auge können Blutungen auftreten

HOMÖOPATHISCHE MITTEL
Arnica, Planta tota Rh D3 Augentropfen
3-mal täglich 1 Tropfen in den Bindehautsack träufeln.
Bei Blutung nach Bindehautwunden oder nach Katarakt-OP zunächst zweistündlich, später 2 bis 3-mal täglich 1 Tropfen in den Bindehautsack träufeln.

Argentum – Corpus vitreum D6 Augentropfen
1 bis 3-mal täglich 1 Tropfen in den Bindehautsack träufeln.
Homöopathie ohne Ernährungsumstellung und Bewältigung der seelischen Ursachen bringt kaum Erfolg. Bei allen Arten von Augenblutungen sollte man vorsorglich immer den Augenarzt aufsuchen. Siehe „Hausmittel bei Augenleiden" (S. 115).

Bindehautentzündung – Konjunktivitis

Die Ursachen der Konjunktivitis sind vielfältig, z.B. Bakterien, Viren und Pilze, aber auch Allergene und andere äußere chemische oder physikalische Reize wie UV-Licht, Verätzung oder Tumorbestrahlung. Ebenso kann eine Konjunktivitis als Ausdruck einer dauerhaften Überanstrengung, z.B. der Sehkraft oder des gesamten Organismus, erscheinen.
»Ein Augenleiden ist nur ein Symptom, das uns zeigt, dass wir etwas ändern sollten, in unserer Ernährung oder Gedankenwelt.«
Viele Augenentzündungen sind ernährungsbedingt, z.B. nach übermäßigem Konsum von zuckerhaltigen Nahrungsmitteln.

Symptome: Rötung, Tränen, Kratzen, stechende Schmerzen, Sandkorngefühl und Brennen, Lidrandverkrustungen, Schwellung oder Rötungen des Lidrandes – Blepharitis. Bei starken Augenbeschwerden sollte man den Augenarzt aufsuchen.

HOMÖOPATHISCHE MITTEL
Euphrasia D3 Augentropfen: 3-mal täglich 1 Tropfen in den Bindehautsack träufeln bis die Beschwerden abklingen.
Homöopathie ohne Ernährungsumstellung und Bewältigung der seelischen Ursachen bringt kaum Erfolg.

Infektiöse Bindehautentzündung Konjunktivitis infektiosa

Bakterielle Konjunktivitis wird oft durch Pneumokokken ausgelöst. Symptome: Rötung und eitrige Sekretion der Bindehaut, Schmerzen, Schwellung der Lider.
»Ein Augenleiden ist nur ein Symptom, das uns zeigt, dass wir etwas ändern sollten, in unserer Ernährung oder Gedankenwelt.«

»Aus geistiger Sicht sind die Krankheitserreger selbst nicht der eigentliche Ursprung einer gesundheitlichen Störung. Die Ursache liegt allein in uns selbst, nämlich in unseren negativen Gedanken, Worten und Handlungen zeitlebens, oftmals gar über viele Inkarnationen hinweg. Erst die Bereinigung dieser Ursachen ist echte Heilung und Schutz.«
»Die Mikrobe ist nichts, das Terrain ist alles.«
Den „Krieg" der modernen Medizin gegen die Viren und Bakterien wird diese so lange verlieren, bis sie erkennt, dass der Boden, das Milieu, das der Mensch sich mit seinen Gedanken, Worten und Handlungen, seiner Art, sich zu ernähren und zu leben, schafft, das Wesentliche ist.

QUELLE: Buch von Naturarzt Jordi Campos »Ganzheitsmedizin • Vegetarismus • Spiritualität - Welche Botschaft hat meine Krankheit?«

HOMÖOPATHISCHE MITTEL
Calendula D4 Augentropfen: In den ersten 3-5 Tagen 3-mal täglich 1 Tropfen in den Bindehautsack träufeln.
Echinacea angustifolia Rh D3 Augentropfen: In den ersten 3-5 Tagen 3-mal täglich 1 Tropfen in den Bindehautsack träufeln.
Homöopathie ohne Ernährungsumstellung und Bewältigung der seelischen Ursachen bringt kaum Erfolg. Bei starken Augenbeschwerden sollte man den Augenarzt aufsuchen, denn in manchen Fällen sind Augentropfen oder Salben mit Antibiotika notwendig.

Allergische Bindehautentzündung Konjunktivitis allergica

Erscheinungsbild: Reizung, Schwellung, Tränenfluss, Lichtscheu, Jucken und Brennen.
Eine Allergie zeigt auf, dass der ganze Körper belastet und verschlackt ist. Man sollte sowohl auf die Lebens- und Ernährungsweise als auch auf den Genussmittelkonsum achten.
Die Hinweise, die man im Kapitel „Trockenes Auge" (S. 119) und „Augen und Ernährung" (S. 57) findet, helfen auch bei Allergien.

HOMÖOPATHISCHE MITTEL

Euphrasia D3 Augentropfen

Zunächst stündlich jeweils 1 Tropfen in den Bindehautsack träufeln, bei abklingenden Beschwerden 2 bis 4-mal täglich.

Homöopathie ohne Ernährungsumstellung und Bewältigung der seelischen Ursachen bringt kaum Erfolg. Bei starken Bindehautbeschwerden sollte man den Augenarzt aufsuchen.

Tränenträufeln - Epiphora

Als Epiphora (griechisch „Tränenträufeln") bezeichnet man das Auslaufen von Tränenflüssigkeit über die Lidränder. Es kann ein Ausdruck eines Missverhältnisses zwischen der Tränenproduktion in den Tränendrüsen und des Abflusses über die ableitenden Tränenwege sein. Tränenträufeln kann ein Symptom zahlreicher Augenerkrankungen sein: Hypertrophie der Tränendrüse, eine gesteigerte Produktion - Dakryorrhö - der Tränenflüssigkeit auf Grund mechanischer Reizung der Hornhaut (Fremdkörper) oder Bindehaut, eine Reizung des Nervs Trigeminus, oder Sinusitis - Nasennebenhöhlenerkrankungen.

Unser Körper ist immer bestrebt, zu entsorgen, was er nicht will oder was ihn belastet. Dafür benutzt er die Ventile des Körpers: Haut, Nasenschleimhaut und Atemwege, Darmschleimhaut, Niere und Harnwege etc. Augen und Tränenflüssigkeit sind oft ein Ventil des Körpers, genauso wie Hautausschlag, Erkältung, Grippe, Durchfall, Nasenbluten, Monatsblutung bei Frauen.

Zu viel Tränenflüssigkeit kann kommen, wenn wir die Tage vorher Nahrungsmittel mit „zu viel" Zucker oder Stärke gegessen haben, z.B. Getreide, Brot, Nudeln, Kartoffeln, Kuchen, Schokolade und Süßigkeiten. Man kann es bei sich selber beobachten. In den kalten Wintertagen kann es vermehrt vorkommen, weil die Kälte ein zusätzlicher Reiz ist.

Manchmal können die Probleme der Tränenflüssigkeit mit gestauten Emotionen und Gefühlen in Verbindung stehen, z.B. Traurigkeit, Trauer, innere Anspannung, aber auch mit Freude. Erwachsene Männer neigen dazu, ihre Gefühle zu unterdrücken; Kinder und auch Frauen hingegen sind eher spontan.

Bei manchen Menschen haben sich die Augenprobleme, auch Augenschmerzen, verbessert und seelische Blockaden gelöst, wenn sie ihre Gefühle geäußert und geweint haben.
Ernährungsumstellung und Bewältigung der seelischen Ursachen bringen in diesem Fall die Heilung. Alle Hinweise in den Kapiteln V „Der Weg zur Sehverbesserung und Augengesundheit“ (S. 235) können Augenprobleme positiv beeinflussen.

Schwachsichtigkeit – Amblyopie

Amblyopie oder Schwachsichtigkeit ist eine Sehschwäche eines (selten beider Augen), die auf einer unzureichenden Entwicklung des Sehsystems während der frühen Kindheit beruht. Sie ist eine Verminderung der Sehschärfe, die bei ca. 5% der Bevölkerung vorkommt. Man kann sie nicht ausreichend durch organische Fehler erklären.
Wie jedes andere Augenproblem, hat die Schwachsichtigkeit eine seelische Ursache, die erforscht werden sollte. Die Beseitigung des seelischen Konflikts, sowie der Kontakt mit der Natur und eine gesunde Lebensweise können in einigen Fällen helfen, die Sehschwäche zu verbessern. Ähnlich wie Strabismus – Schielen – bei Kindern, kann sich die Amblyopie verbessern, wenn die Eltern (und Kindern) positive Lebensveränderungen vornehmen (siehe auch Schielen, Myopie, Hyperopie).

Ablagerungen am Irisrand und der Sklera

Gelbe oder **weiße Ablagerungen** sind oft Fett oder Protein (Amyloidablagerungen), die den Hinweis geben, dass durch die Ernährung dem Körper zu viel tierisches Eiweiß und tierische Fette zugeführt wurden, z.B. aus Fleisch, Wurst, Geflügel, Fisch oder Milchprodukten (Käse, Joghurt, Quark, Butter, Molke, etc.). Auch zu viel Zucker und pflanzliches Eiweiß aus Soja, Tofu, Getreide, Nüssen.

Ein gelber **Lipoidhügel** kann ein Hinweis auf Fehlernährung, Fettstoffwechselstörungen, Hypercholesterinämie und Leberdysfunktion sein.

Pterygium ist ein gutartiger degenerativer Prozess im Bindegewebe der Konjunktiva. Die Ursachen sind noch unbekannt, aber man vermutet, dass zu viel Sonne und eine Ernährung mit zu viel tierischem Eiweiß eine Rolle spielen könnten.

Braune „Staketen" und „Dachziegel" sind braune Gebilde, die den Hinweis auf bestehende oder abgelaufene Leber-Gallenwegs-Erkrankung mit Gelbsucht (Ikterus) sowie Neigung zu Fettleber (Steatosis hepatis) und Leberzirrhose geben.

Hausmittel bei Augenleiden

Wir leben in einer Zeit, in der die Menschen wenig Zeit für Hausmittel haben und nach schnellen Lösungen suchen. Aus diesem Grund geben wir keine genauere Beschreibung von den vielen Hausmitteln für die Augen.
Hausmittel ohne Ernährungsumstellung und Bewältigung der seelischen Ursachen bringen kaum Erfolg. Bei starken Augenbeschwerden sollte man den Augenarzt aufsuchen.

Man sollte auch berücksichtigen, dass man, um die Augen ganzheitlich zu behandeln, den ganzen Körper behandeln muss. Man kann nicht erwarten, gesunde Augen zu haben, wenn man ungesund lebt und isst.

»Ein Augenleiden ist nur ein Symptom, das uns zeigt, dass wir etwas ändern sollten, in unserer Ernährung oder Gedankenwelt.«

Wenn wir die Natur als Vorbild nehmen, beobachten wir, dass sich kranke Tiere zurückziehen, sich ausruhen und wenig essen. Wenn man wenig isst, können sich die Selbstheilungskräfte des Körpers – der innere Arzt – besser auf den Heilungsprozess konzentrieren. Praktisch kann das in Form von Heilfasten sein, jedoch kann eine „Null-Diät“ für Menschen, die nicht vorbereitet sind, zu nervlicher Anspannung führen.

Obst- und Gemüsekur

Um Schmerzen zu lindern und Entzündungen zu hemmen, hat sich eine vegetarische vegane Ernährung mit viel Rohkost bewährt:

- Obstkur, z.B. mit 1-2 Kg. Äpfeln, Birnen, Mandarinen, Melone, Orangen am Tag oder anderen Bio-Obstsorten (wenig Bananen)
- Obst- oder Gemüsetage, 2 bis 3-mal pro Woche
- Getreidefreie Tage oder Woche; nur Gemüse, Salat oder Obst

Die sekundären Pflanzeninhaltsstoffe von Obst und rohem Gemüse haben einen „pharmakologischen Effekt“.
Siehe auch Kapitel „Auge und Ernährung“ (S. 57).

Sonnenblumenöl–Therapie nach Dr. Karach

Ölziehkur zur Entgiftung und Entschlackung des Körpers

Warum ist sie so wirksam?

Durch die Bewegungen der Gesichtsmuskulatur unterhalb des Auges, bewegt man auch den Lymphabfluss des Auges und entschlackt damit die Augenzone über die Schleimhaut des Mundes. Wenn Sie es 30 Minuten lang durchführen, ist es wie 30 Minuten Selbstmassage mit Gesichts-Lymphdrainage.

Welche Krankheiten kann man therapieren?

Im Prinzip hilft diese einfache Therapie bei allen Krankheiten, denn sie entgiftet den Körper auf eine intensive Art. Während des Saugens und Schlürfens wird der Stoffwechsel unseres Organismus verstärkt und wirkt bei:
Entzündungen, Schmerzzuständen, Infektionen, Kopfschmerzen, Migräne, chron. Blutkrankheiten, Augenkrankheiten, Trockenem Auge, Zahnschmerzen, Mundgeruch, Zahnfleisch-entzündungen, Allergien, Sinusitis, Erkältung, Grippe, Bronchitis, Hautkrankheiten, Gelenkschmerzen, Nervenkrankheiten, Frauenkrankheiten, Lebererkrankungen, Reizdarm, Magen- und Darmerkrankungen, Quecksilber- und Schwermetallbelastung u.v.m.

Besonders geeignet ist diese Kur für Menschen mit Trockenem Auge, Grauem Star – Katarakt – Glaskörpertrübungen und bei fast allen Augenproblemen, denn über die Schleimhaut von Mund und Lymphsystem des Gesichts kann man die Augen therapieren.

Einmal oder mehrmals pro Woche ist die Ölziehkur auch eine gute Ergänzung zur Mund- und Zahnpflege, denn sie reinigt die Zahnzwischenräume, verhindert die Bildung von Zahnstein, und die Zähne werden weißer!

A N W E N D U N G

Zu empfehlen ist ein biologisches Sonnenblumenöl, naturbelassen und kaltgepresst. Damit die Gesichtsmuskulatur nicht zu schnell müde wird, empfehlen wir mit 1 Teelöffel Sonnenblumenöl zu beginnen. Wenn jemand geübt ist, kann er einen Esslöffel Öl verwenden. Man kann auch andere Ölsorten nehmen, und wenn jemand den Geschmack von Öl nicht verträgt, kann es auch mit Wasser oder mit Tee durchgeführt werden.
Das Öl wird dann ohne Hast und Mühe im Mund gesaugt, gespült, durch die Zähne gezogen, bis zu 30 Minuten. Die Spülung wird am besten morgens vor dem Frühstück vorgenommen. Um den Heilungsprozess bei akuten Augenproblemen zu beschleunigen, kann der Vorgang dreimal täglich vor dem Essen auf nüchternen Magen wiederholt werden. Dadurch wirkt das Heilverfahren schneller und intensiver.
Das Öl ist zuerst dickflüssig, dann aber wird es dünnflüssiger, wonach es ausgespuckt werden sollte. Die ausgespuckte Flüssigkeit sollte so weiß wie Milch sein.
Ist sie noch gelb, ist es ein Zeichen, dass das Spülen von zu kurzer Dauer war. Da die ausgespuckte Flüssigkeit mit Giften und Schlacken (Stoffwechselabfällen) des Körpers belastet ist, sollte das Restöl in den Restmüll entsorgt werden, nicht in das Spülbecken oder in die Toilette. Das Öl darf auf keinen Fall hinuntergeschluckt werden! Nach dem Ausspucken muss die Mundhöhle gründlich mehrmals mit Wasser gespült und die Zähne mit der Zahnbürste gereinigt werden.

Diverse Hausmittel bei Augenleiden

- Augentrostauflage und Augentrosttee
- Kompresse mit Rosenblättern, Kamillen oder Ringelblumen
- Kornblumenauflage
- Kühlung mit Gurken- oder Kartoffelscheiben, Kohlblättern
- Petersilientee, Kamillentee, Brennesseltee
- Birkenblättertee, Spitzwegerichtee
- Teemischung mit Tausendgüldenkraut, Fenchel, Spitzwegerich

Das Trockene Auge

Keratokonjunktivitis sicca

Das Trockene Auge kann paradoxerweise auch „nass“ sein! Eigentlich ist die Bezeichnung „Trockenes Auge“ nicht korrekt. Es gibt Patienten, die haben einen übermäßigen Tränenfluss. Aber weil hier die Zusammensetzung gestört ist, kullern sie einfach heraus. Korrekterweise müsste man das Trockene Auge als „Benetzungsstörung des vorderen Augenabschnittes“ bezeichnen.
Vor 30 Jahren war das Trockene Auge noch eine Rarität. Heute zählt es zu den häufigsten Augenerkrankungen. Mindestens 8 Millionen Menschen leiden allein in Deutschland darunter.
Die Krankheit entwickelte sich zu einer Zivilisationskrankheit. Nahezu jeder fünfte bis sechste Patient, der sich in Deutschland bei einem Augenarzt vorstellt, leidet darunter. Es ist die medikamentös am meisten behandelte Augenerkrankung.
Sei Jahren herrscht Rätselraten um das Trockene Auge. Viele Augenärzte sprechen deshalb von einer „unheilbaren Krankheit“.

Die **Ursache** für trockenes Auge ist meistens Fehlernährung und die „Ansammlung von Giftstoffen“ – Schlacken – im Körper.
Es kommt auch vermehrt bei Menschen vor, die viel „Salziges“ oder viel „Zucker“, sowie Schokolade und Süßigkeiten essen.

Neueste Erkenntnisse aus der Ganzheitsmedizin rücken das Trockene Auge in ein neues Licht:

»Es ist keine „isolierte“ Krankheit, sondern lediglich die sichtbare Spitze eines „Eisbergs“, der sich im Körper aufgebaut hat. Das Trockene Auge ist heilbar, wenn dieser belastende „Berg“ im Körper abgebaut wird.«

Der Tränenfilm – Aufbau und Funktion

Das Auge ist ein ganz besonderes Organ. Es ist das Fenster zwischen unserem Körper und der Umwelt. Und da es im direkten Kontakt zur Außenluft steht, besitzt das Organ Auge einen zuverlässigen und wirksamen Schutz: den Tränenfilm.
Er ist unverzichtbar für ein reibungsloses, schmerzfreies und klares Sehen. Bei der Krankheit „Trockenes Auge" ist diese Schutzfunktion reduziert oder gestört.

Der Tränenfilm dient dem Schutz vor Staub und Fremdkörpern und bildet eine Gleitschicht für das obere Augenlid. Seine Bestandteile sorgen für die Ernährung der vorderen Schichten der Hornhaut (Cornea), die keine Blutgefäße enthält und somit über Diffusion ernährt wird. Durch seine antimikrobiellen Bestandteile schützt der Tränenfilm den vorderen Augapfel vor Infektionen. Schließlich sorgt er für eine glatte und glänzende Hornhautoberfläche und ist damit wesentlich an der optischen Funktion der Hornhaut beteiligt.

Bei jedem Blinzeln zieht das Augenlid einen neuen Tränenfilm über das Auge. Auch wenn es so aussieht, ist der Tränenfilm alles andere als nur eine einfache Wasserschicht. Insgesamt sind es 3 Schichten, die den Tränenfilm bilden.
Sie müssen exakt aufeinander abgestimmt sein, damit er überhaupt seine vielen Aufgaben erfüllen kann. Der Tränenfilm versorgt das Auge mit den Vitaminen A, C und E.

Der Tränenfilm ist auch wichtig für die Sehschärfe. Er wirkt wie eine Linse, die das einfallende Licht in der nötigen Weise bricht.

»Die Tränenproduktion wird auf sehr komplizierte Weise neurovegetativ gesteuert!«

Die Produktion und Aufgaben der Tränen-Flüssigkeit

SCHICHT	HERSTELLUNG	ZUSAMMENSETZUNG	AUFGABE
UNTERE SCHICHT	Einzellige Drüsen, die Becherzellen	Muzin ist ein Schleim, der aus verschiedenen Zuckern besteht.	Diese Schleim- oder Muzinschicht glättet die Augenoberfläche und bildet das „Fundament" für den gesunden Tränenfilm. Ohne den Muzinschleim wäre das Auge gar nicht benetzbar. Die Träne würde einfach abperlen. Das Muzin erfüllt gleichzeitig einen weiteren Zweck: All die unerwünschten Fremdstoffe, die ins Auge gelangen, wie beispielsweise Staub, werden von dem Schleim ummantelt und unschädlich gemacht.
MITTLERE SCHICHT	Tränendrüse und Nick-Hautdrüsen, die über die Bindehaut verstreut liegen	Ein Wasserfilm mit einer Reihe wichtiger Bestandteile: Elektrolyte, Glukose, Harnstoff, oberflächenaktive Biopolymere und etwa 30 verschiedene Proteine.	Diese Wasserschicht hat die Aufgabe, das Auge vor Austrocknung und vor Infektionen durch ihre Bakterien abtötenden Bestandteile zu bewahren. Weiter versorgt sie das Auge mit Sauerstoff aus der Luft und spült es frei von Fremdkörpern und Abfallprodukten des Augengewebes. Neben Wasser enthält die wässrige Schicht Glucose, Sauerstoff und weitere Nährstoffe für die Hornhaut. Lysozym hat eine antibakterielle Wirkung. Laktoferrin spielt auch hier eine wichtige Rolle in der Immunabwehr. Außerdem enthält die wässrige Schicht Immunglobuline (vor allem IgA), Vitamin A und Wachstumsfaktoren.
OBERE SCHICHT	Meibom-Drüsen, an Ober- und Unterlidrand	Fettmoleküle (Lipide), Cholesterin, Cholesterinester, Triglyceride und Phospholipide.	Die Fettschicht verhindert ein rasches Verdunsten der Wasserschicht. Zudem ist sie relativ stabil und glatt, so dass kleinere Fremdteilchen an ihr einfach abprallen können.

Man sieht, wie kompliziert der Tränenfilm aufgebaut ist. Deutlich wird nun, welch große Bedeutung er für das Auge hat. All diese Funktionen kann er nur richtig erfüllen, wenn alle Bestandteile in der nötigen Menge zur Verfügung stehen.

Symptome des Trockenen Auges

Gerötete Augen, Trockenheitsgefühl und „Sandkorngefühl" sind charakteristisch für diese Krankheit. Begleitet werden die Beschwerden in den meisten Fällen von: Druckgefühl in, hinter und neben dem Auge, verklebte Augenlider (morgens), Kopfschmerzen (vor allem an der Stirn), Augenbrennen, Stechen in den Augen, Augenjucken, Lidrandentzündung, Müdigkeit, Schweregefühl in den Lidern, Lichtempfindlichkeit, Lichtscheu, Sehschärfeminderung, vermehrtes Blinzeln, Schaumbläschen auf dem Unterlidrand.

Die chronischen Schmerzen und Beschwerden schaffen ein Gefühl von Hilflosigkeit, Verzweiflung, Frustration, Gereiztheit, Unwohlsein. Man reagiert genervt und verliert die Lebensfreude.
Die immer geröteten Augen können ein kosmetisch störendes Problem sein, man kann auch Probleme im Beruf haben wegen verschwommenem Sehen und Müdigkeit der Augen. Autofahren nachts (mit Gegenverkehr) fällt schwer, Lese- und Schreibarbeit ebenfalls. Manche können nur 20 Min. schmerzfrei lesen, und in vielen Fällen kann all dies zu Arbeitsunfähigkeit führen.

Verstärkende Faktoren

Warme Heizungsluft
Sehr warme Luft kann zu einer schnelleren Verdunstung des Tränenfilms führen. Das gilt aber nur für einen bereits kranken Tränenfilm!
Ein gesunder Tränenfilm ist von einer stabilen Fettschicht geschützt, die die Verdunstung verhindert.

Staub
Staub wirkt sich auf einen labilen Tränenfilm ebenfalls negativ aus. Besonders problematisch können Räume sein, die mit Radiatoren (Heizkörpern) oder Klimaanlagen ausgestattet sind, denn die wirbeln Staub und Schadstoffe auf.

Giftige Dämpfe
Alle Luftschadstoffe, inklusive Tabakrauch, wirken mehr oder weniger negativ auf den kranken Tränenfilm. Je wärmer es ist, desto intensiver dämpfen Kunststoffe schädliche Gase aus, zum Beispiel Farben, Lacke, Tapeten oder Teppiche.

Ozon
Eine ganz besondere Gefahr für die Trockenen-Auge-Patienten stellt Ozon (Sommersmog) dar, da man ihm kaum ausweichen kann. Dieses Reizgas entsteht, wenn auf bestimmte Schadstoffe (u.a. aus dem Straßenverkehr) bei warmen Temperaturen das UV-Licht der Sonne trifft. Im Flugzeug (Langstreckenflüge) und unter Hochspannungsleitungen herrscht oft eine erhöhte Ozonkonzentration. Ozon wird auch in den meisten Büros durch viele Laserdrucker und Kopiergeräte gebildet.

Psyche
Die Intensität der Beschwerden kann auch durch psychische Faktoren beeinflusst werden. Trauer, Stress oder Kummer rauben Energie, wodurch u.a. auch die Tätigkeit der Drüsen beeinträchtigt wird. In Zeiten der Freude hingegen ist der Körper belebter, vitaler und leistungsfähiger und die Augensymptomatik kann verschwinden.

Ursachen für Trockenes Auge aus der naturheilkundlichen Sicht

Die Ursachen sind nicht allein bei den Augen zu finden, sondern im ganzen Körper und in der Umwelt. Die Verschlackung des Körpers, nervliche und seelische Belastungen, sind die Hauptursachen für fast alle Krankheiten, auch für das Trockene Auge.

Die Ursachen des Trockenen Auges = Der Körper ist aus dem Gleichgewicht geraten, er ist belastet mit Abfallprodukten des Stoffwechsels und Säureablagerungen (Schlacken).

Im menschlichen Organismus existiert ein Säure-Basen-Gleichgewicht. Wie in einer elektrischen Batterie der Säuregrad über die Leistungsfähigkeit entscheidet, so entscheidet der Säuregrad in unserem Organismus über unser Körpermilieu und unseren Gesundheitszustand. Wenn die Säuren überhand nehmen, kommt es zu Störungen in den Stoffwechselabläufen und im Immunsystem.

Wodurch übersäuert der Organismus?

Hauptsächlich durch flaches Atmen, falsche Lebens- und Ernährungsgewohnheiten, Gifte in der Nahrung, sowie negative Gedanken.
Kurze und flache Atmung kann zur Übersäuerung des Körpers führen, denn im Körper sammeln sich dann zu viel CO_2 und Abfallprodukte des Stoffwechsels.

Der Tränenfilm wird auch durch unsere Ernährung negativ beeinflusst durch Säure bildende Nahrungsmittel: Fleisch, Fisch, Käse, Joghurt, Butter, Milch, Salz, Chips, Zucker, Süßigkeiten, Schokolade, Alkohol, Kaffee, raffinierte Produkte etc.
Selbst im Schnitzel oder Steak befinden sich oftmals gefährliche Rückstände. Sie stammen von Tierarzneimitteln, die legal oder illegal in der Massentierhaltung eingesetzt werden, zum Beispiel Wachstumshormone (Östrogene, Androgene, Clenbuterol), Antibiotika, Beruhigungsmittel (Beta-Blocker) oder Leistungs-förderer, die bei kürzeren Mastzeiten zu einer höheren Ausbeute führen.

Zucker in der gebräuchlichen Form ist eine Konzentratnahrung, die nur „leere" Kalorien zuführt. Unsere Verdauung ist auf solch einen „Kunststoff" in keiner Weise eingestellt.
Dem Zucker fehlen nämlich die Begleitstoffe, die ihm bei der Herstellung genommen wurden; nicht nur Ballaststoffe, sondern auch Vitamine, Mineralien und Spurenelemente.
Für die Verdauung benötigt der Körper aber Vitamine, und da der Zucker keine mitbringt, werden nun dem Organismus diese Stoffe entzogen.

Auf diese Weise verarmt der Körper an Vitaminen. Das schwächt nicht nur das Immunsystem, sondern den ganzen Verdauungsapparat, das Nervensystem, die Zähne und das Knochengerüst.

Ähnliche Schadwirkung haben all die anderen veränderten Nahrungsmittel, z.B. raffiniertes Salz, „verkochte" Nahrung, bestrahlte Lebensmittel (zur Konservierung), Fertigprodukte oder Auszugsmehl.

Nikotin, Alkohol, Drogen und Medikamente können ebenfalls eine negative Auswirkung auf den Tränenfilm haben; ferner die Konservierungs- und Zusatzstoffe in der Lebensmittelindustrie, z.B. E-250 = Natriumnitrit. Besonders gefährlich für Kinder ist dieser Konservierungsstoff, wenn er in der Fleisch- und Wurstindustrie verwendet wird. Er behindert den Sauerstofftransport im Blut und im gepökelten Fleisch können sich die krebserregenden Nitrosamine bilden.

E-407 steht für das Verdickungs- und Geliermittel Carrageen, welches das Immunsystem schwächt, Allergien, Entzündungen und Geschwüre im Darm verursachen kann.

Pestizide, Schädlingsbekämpfungsmittel und die ganze Chemie in der konventionellen intensiven Landwirtschaft: Die Gifte reichern sich in der Frucht oder im Gemüse an. Bei einer bundesweiten Untersuchung fand man in mehr als 50% der Kopfsalate Pestizidrückstände.

Es ist paradox: Normalerweise nimmt ein Mensch Nahrung auf, um seine Gesundheit zu erhalten. Der Mensch hat es geschafft, die Nahrung so zu manipulieren, dass sie die Ursache von Krankheiten wird!

Nach Schätzungen der amerikanischen Food and Drug Administration (FDA) nimmt jeder Bürger in den Industrienationen jährlich etwa 5 Pfund Chemikalien mit der Nahrung auf.

Die Nahrung als Treibstoff unseres Körpers muss rein sein und zwar so rein, wie es der „Motor" verlangt. Verschmutztes Benzin führt bei einem Auto zur Verstopfung des Treibstoff-Filters, weshalb der Wagen an Kraft verliert.

Ist unsere Nahrung „unrein", ist das der erste Schritt, unseren „Motor" langfristig lahm zu legen. Wenn unser „Treibstoff" also unrein ist, übersäuert das den Organismus und schädigt das Immunsystem.

Gifte über die Haut

Was wir direkt auf der Haut tragen, ist nicht selten ein „Chemiekonzentrat". Rund 8000 Chemikalien werden in der Textilherstellung verwendet!

Der Stern (18/03) schrieb: „Wollte man alle in einem Bikini verwendeten Farben und Hilfsstoffe auflisten, wäre das Etikett größer als das Höschen."

Nicht minder bedenklich können Kosmetika oder Haarshampoos sein, z.B. Moschus-Xylol (krebsverdächtig), Moschus-Ambrette (nervenschädigend) und Formaldehyd (allergieauslösend).

Gifte über die Atemluft

Im Rahmen der Studie der Universität Marburg mit Trockenen-Auge-Patienten fand man bei 47% eine chronische Vergiftung, vor allem durch Lindan, PCP, Formaldehyd und Blei.

Gifte lauern in unserer Gesellschaft praktisch überall:

- Teppiche werden mit Pyrethroiden gegen Motten behandelt.
- Matratzen sind in der Regel mit einem chemischen Flammschutzmittel behandelt.
- Spanplatten der Möbel werden mit Formaldehyd behandelt.
- Insektenmittel werden eingesetzt in Flugzeugen, Krankenhäusern, Hallenbädern, Supermärkten, Bäckereien, Kuhställen etc.
- An Bananen- oder Orangenschalen haften Thiabendazol oder Diphenyl (Gifte gegen Schimmelpilz).
- Viele CD-Player und Fernseher enthalten Dioxine und Furane.
- PCP (Pentachlorphenol) befindet sich in Tapetenklebern,
- PCB (polychlorierte Biphenyle) in Farben, Papieren und Imprägnierungsmitteln.

PCP und PCB sind zwar in Deutschland seit 1989 wegen ihrer hohen Giftigkeit verboten, jedoch geben sie Jahrzehnte lang ihre Dämpfe an die Raumluft ab, so dass noch heute zahlreiche Wohnungen und Schulen durch sie belastet sind.

Die Abgasmenge, die wir jährlich einatmen, überschreitet jedes Vorstellungsvermögen: mehr als 3 Millionen Tonnen Stickstoff-Oxide, 6 Millionen Tonnen Methan, 9 Millionen Tonnen Kohlen-Monoxid, 1,5 Millionen Tonnen Staub, 3 Millionen Tonnen flüchtige, organische Verbindungen, Diesel-Rußpartikel u.v.m.

In diesem Zusammenhang spielt auch die durch Straßenverkehr, Industrie und Haushalte verschmutzte Luft eine bedeutende Rolle. Sie greift nicht nur den Tränenfilm von außen an (z.B. Ozon), sondern sie belastet den Körper innerlich über die Lunge und schwächt ebenso das Immunsystem.

Gifte im Mund – Amalgam – Zahnplomben aus Quecksilber: Auch wenn Sie momentan keine Amalgamplomben in den Zähnen tragen, muss das nicht heißen, dass Sie nicht durch Quecksilber vergiftet sind. Vielleicht hatten Sie in früheren Jahren dieses Füllmaterial in den Zähnen. Der Körper speichert das Quecksilber über viele Jahre hinweg. Oder Ihre Mutter hatte während der Schwangerschaft Amalgamplomben im Mund.

Problematisch bei Amalgamplomben im Mund ist, dass Quecksilber schon bei 20 Grad Celsius verdampft und in dieser Form als Dampf sehr giftig ist. Da im Mund manchmal sogar Temperaturen von 40 Grad herrschen, wird kontinuierlich aus den Plomben Quecksilberdampf frei und vom Körper aufgenommen.
Verstärkt wird die Quecksilber-Freisetzung auch durch festes Kauen, fluorhaltige Zahnpasten, heiße und saure Getränke und Speisen, Rauchen oder Kaugummi-Kauen.
Amalgamplomben müssen in jedem Fall beseitigt werden mit evtl. anschließender Entgiftungstherapie.
Ähnliches gilt für Palladium-Kupfer oder Kobalt-Chrom- und Nickellegierungen.

Fischkonsum macht krank und hat keine gesundheitlichen Vorteile: Die Hauptursache für Schwermetallbelastungen im Körper ist meistens das Essen von Fisch und Meeresfrüchten.
Das Ergebnis einer Studie der Universität Marburg zeigte, dass 83% der Trockenen-Auge-Patienten eine Quecksilbervergiftung haben. Siehe „Augenerkrankungen durch Fischkonsum?“ S. 87

Medikamente
Viele Medikamente können das Immunsystem und die Entgiftungsorgane des Körpers belasten:
Aspirin, Antidepressiva, Migränemittel, Beruhigungsmittel, Antiepileptika, Morphin, manche Schlafmittel, manche Blutdruck senkende Mittel, Betablocker, Glaukompräparate, Antihistaminika, Anti-Baby-Pille, Konservierungsstoffe in Impfungen.

QUELLE: NOJ 3/94; Mag. pharm. Ilse Stockinger

Psychische Vergiftung
Das Trockene Auge hat in der Regel nicht nur materielle Ursachen. Genauso wie die Umweltgifte schwächen auch psychische Ursachen das Immunsystem und können das Säure-Basen-Gleichgewicht aus dem Lot bringen.
Es besteht kein Zweifel daran, dass durch negative Empfindungen, wie Ängste, Pessimismus, Trauer, Misstrauen, Neid, Schwermut, Zukunftsängste, Groll oder Hass, die Chemie des Körpers verändert werden kann und die körperliche Abwehr geschwächt wird. Ein Problem ist, dass viele Patienten vor allem durch ihre Beschwerden an Depressionen leiden und somit einen Teufelskreis in Gang setzen.

FAZIT: »Ein Augenleiden ist nur ein Symptom, das uns zeigt, dass wir etwas ändern sollten, in unserer Ernährung oder Gedankenwelt.«
Das Symptom „Trockenes Auge“ ist also nur die kleine sichtbare Spitze eines großen, verborgenen Eisbergs.
All die oben genannten Faktoren, die den Organismus belasten und das Immunsystem schwächen, können die Ursachen für Trockenes Auge sein.

Naturheilkundliche Behandlung bei Trockenem Auge

Ernährungstherapie

- Sorgen Sie dafür, dass Ihre Nahrungsmittel keine oder so wenig wie möglich chemische Zusatzstoffe haben.
- Verzichten Sie möglichst auf konservierte Nahrung, raffinierte Produkte und Auszugsmehle, Fertigprodukte und „tote" Lebensmittel.
- Salz- und Zuckerkonsum meiden oder reduzieren.
- Bevorzugen Sie unveränderte, natürliche Nahrung aus biologischem Anbau.
- Die Ernährung sollte mengenmäßig mehr basenbildende Lebensmittel (Obst, Gemüse, Salat) enthalten als Säurebildner.
- Vitaminreiche vegetarisch vegane Ernährung mit einem Rohkost-Frischkostanteil von mindestens 50%.
- Die Nahrung möglichst schonend kochen und so wenig Gekochtes wie möglich essen.
- Reduzieren oder meiden Sie während der ersten Wochen Getreide und Milchprodukte, um den Heilungsprozess zu unterstützen. Am besten wäre, sich Vegan/Rohkost zu ernähren.
- Ballaststoffreiche Nahrungsmittel wie Gemüse und Obst, um den Darm zu „reinigen".
- Langsam essen, ausgiebig kauen, da die Verdauung bereits im Mund beginnt.
- Genügend Flüssigkeit pro Tag: 1-2 Liter stilles Wasser, Tee oder natürliche Säfte.
- Ein Auge für die Tiere haben - Essen Sie keine Tiere: Fleisch, Wurst, Geflügel, Fisch und Meeresfrüchte.

Weitere Empfehlungen

- Kleidung und harmonisches Umfeld: Die Kleidung ist in der Regel sehr chemiebelastet. Wählen Sie Kleidung aus reinen Naturfasern (Baumwolle, Leinen, Schafwolle) ohne chemische Behandlung.
- Wählen Sie Naturkosmetik. Über die Haut können Sie Schadstoffe genauso aufnehmen wie über die Lunge. Deshalb ist es sehr wichtig, dass Ihre Kosmetik frei von schädlichen Zusatzstoffen ist.
- Putz- und Reinigungsmittel können ebenfalls giftige Inhaltsstoffe besitzen, die die Gesundheit und die Umwelt belasten. Greifen Sie auch hier zu den Alternativen aus Naturstoffen.

HOMÖOPATHISCHE MITTEL
Sie sind nur eine symptomatische Hilfe bei Trockenem Auge. Man sollte bestrebt sein, die Ursachen zu finden und zu beheben, denn nur das kann dauerhafte Besserung der Symptome des Trockenen Auges bringen.

Chelidonium Rh D4 Augentropfen
Bei vermindertem Tränenfilm
Zunächst stündlich, ab dem 2./3. Tag 2 bis 4-mal täglich 1 Tropfen in den Bindehautsack träufeln.
Cineraria maritima D3 Augentropfen
Bei leicht entzündlicher Komponente und Bindehautrötung
3-mal täglich 1 Tropfen in den Bindehautsack träufeln
Euphrasia D3 Augentropfen
Bei Lidödem
3-mal täglich 1 Tropfen in den Bindehautsack träufeln, bis zu 10 Tage lang.
Homöopathie ohne Ernährungsumstellung und Bewältigung der seelischen Ursachen bringt kaum Erfolg.

Siehe auch „Hausmittel bei Augenleiden" (S. 115) und „Der Weg zur Sehverbesserung und Augengesundheit" (S. 235).

Trockenes Auge und Gefühle

Ein anderer Bereich, den man auch in jedem Fall beleuchten sollte, ist das seelische Befinden. Wie erwähnt, kann das Trockene Auge neben den körperlichen Ursachen auch geistige haben. Man könnte sich fragen:

- Sind Sie zufrieden mit sich selbst und Ihrem Leben?
- Sind Sie oft glücklich?
- Sind Sie aggressiv?
- Sind Sie Optimist oder Pessimist?
- Leiden Sie unter Ängsten?
- Fühlen Sie sich enttäuscht oder verletzt?
- Sind Sie ausgeglichen oder oft unruhig?
- Gönnen Sie sich ausreichende Entspannungsphasen?
- Fühlen Sie sich in Ihrer Umgebung wohl?
- Bewegen Sie sich öfter in der Natur?

»Wer eine positive Einstellung zum Leben hat,
der verfügt über einen besseren Schutz gegen Krankheiten.«

Die Bereitschaft, etwas im Leben zu ändern, ist sehr wichtig. Es ist eine Hilfe, sich selber zu beobachten, wann die Augenkrankheit begonnen hat und evtl. Tagebuch zu führen mit den Erinnerungen und Gefühlen, die hoch kommen – immer mit dem Ziel, die Botschaften zu ergründen und sich ein neues, positives Programm zu erarbeiten.
Siehe auch „Nervengifte und Augenkrankheiten" (S. 97).

Viele Menschen erahnen, dass die Krankheit eine seelische Ursache haben kann. Daher könnte es immer eine Hilfe sein, sich selber zu erforschen, was die Ursache eines Problems oder einer Krankheit sein könnte.
Je mehr Positives sich in uns entwickelt, desto besser ist es für unsere Augen und für unsere Seele, denn „die Augen sind der Spiegel der Seele".

Grauer Star – Katarakt

Katarakt – Eine ernährungsbedingte Zivilisationskrankheit?

Grauer Star, beziehungsweise Katarakt, ist ein Durchsichtigkeitsverlust der Linse. Der Graue Star ist eine Linsentrübung. An den Stellen, an denen die Linse Ablagerungen ansammelt, verliert sie ihre Durchsichtigkeit.

Grauer Star wird meistens durch Vitamin C-Mangel sowie die Ansammlung von Ablagerungen durch Fehlernährung verursacht. Man findet in der Linse Ablagerungen von Kristalle und Salze aus Natrium, Calzium sowie Abfallprodukte des Eiweißstoffwechsels. Auch zu viele freie Radikale, Genussmittel, Medikamente, Bewegungsmangel, zu viel gekochte Nahrung, dauerhafter Vitamin- und Sauerstoffmangel, beschleunigen das Fortschreiten der Linsentrübung.

Die Krankheit bildet sich über Jahre aus, manchmal auch in wenigen Monaten. In seltenen Fällen kann sie angeboren sein. Die Krankheit kann ganz plötzlich bei erschreckenden Ereignissen oder mit dem Besuch unerwünschter Personen auftreten und ebenso plötzlich wieder verschwinden. Der Graue Star legt sich wie Schuppen vor die Augen – er kann bis zur Erblindung führen –, wenn man nichts dagegen unter-nimmt.

In den Industrieländern haben immer mehr Menschen über 50 Jahre beginnenden Katarakt, oft ohne Symptome und ohne Sehstörungen. Wenn sie zur Augenuntersuchung gehen, kann das ein Zufallsbefund sein und sie bekommen als Antwort: „Lassen Sie es nochmals in 6 Monaten oder 1 Jahr untersuchen; wir warten, bis es reif ist." Das bedeutet einfach, warten bis die Linsentrübung voranschreitet, die Mitte der Linse ganz zu ist und die Operation notwendig wird. Aber statt Nichtstun und Abwarten ist es viel besser, so gesund wie möglich zu leben, um dieses Voranschreiten der Linsentrübung zu verhindern.

Viele Menschen denken, dass man bei Grauem Star – Katarakt (Linsentrübung) – nichts verbessern könne und dass die einzige Alternative eine Augenoperation sei.

Unsere Erfahrung zeigt jedoch, dass man gerade im Anfangsstadium den Linsentrübungsprozess stoppen oder eventuell rückgängig machen kann. Das geht mit Lebens- und Ernährungsumstellungen, sowie mit naturheilkundlichen Therapien, die die Augenzone entlasten und sowohl die Durchblutung als auch den Stoffwechsel im Auge verbessern können. Bei einigen unserer Patienten ist die Linsentrübung zum Stillstand gekommen oder hat sich zurückgebildet, was die Augenoperation erspart hat, weil der Betreffende wieder klar sehen konnte.

FALLBEISPIEL: Ein 80-jähriger Mann kam zu uns wegen Linsentrübung (Grauem Star). Seine Linse war so getrübt, dass der Augenarzt ihm das Autofahren verboten hatte. Weil er wieder Autofahren wollte und Angst vor Augenoperationen hatte, suchte er nach einem naturheilkundlichen Weg. Er hat seine Ernährung und Lebensgewohnheiten umgestellt und mehr Kontakt mit der Natur gepflegt.
Mit speziellen Gesichtsmassagen und anderen naturheilkundlichen Therapien haben wir ihn 3 Monate lang therapiert. Als er zur Untersuchung vor dem Operationstermin ging, fragte ihn der Augenarzt: Was haben Sie gemacht?
Die Linsentrübung ist verschwunden.
Der Patient war danach total glücklich, weil er wieder Autofahren durfte und sich die Augenoperation erspart hatte.

»Zahlreiche Heilpraktiker und Ärzte der Naturheilmethode haben herausgefunden, dass Entzündungen an den Augen, wie etwa an Bindehaut, Regenbogenhaut und Hornhaut (Konjunktivitis, Iritis, Keratitis) nicht als Erkrankungen zu betrachten sind, die lediglich die Augen und nichts sonst betreffen (wie die Ärzte noch allgemein glauben), sondern als bloße Symptome eines ganz allgemeinen, vergiftungsartigen Zustandes des Körpers infolge von zu viel Stärke-, Zucker- und Proteinverbrauch usw.
Gleichzeitig haben diese Mediziner erkannt, dass der Graue Star – Katarakt – nur ein Ausdruck einer tiefer sitzenden und daher chronischen Manifestation desselben Grundzustandes des Körpers ist.«

QUELLE: Buch »Ohne Brille bis ins hohe Alter« von Harry Benjamin

Diese gute Zusammenfassung zeigt die Linie der Ganzheitsmedizin: Die Augen sind nicht isoliert vom Körper: kranke Augen = kranker Körper!
Unser Körper ist eine Einheit, deshalb sollte man ihn als Ganzes behandeln.
Bei beginnendem Katarakt – Grauem Star – kann man in den meisten Fällen das Fortschreiten der Linsentrübung stoppen.

Ursachen von Grauem Star – Katarakt

„Wir fressen uns zu Tode". Viele Zivilisationskrankheiten sind ernährungsbedingt. Eine aktuelle Mode ist, viel Eiweiß essen für den Muskelaufbau oder, um schlank zu sein. Das hat gravierende Folgen für unsere Gesundheit.
Eine der Hauptursachen für Katarakt und Altersweitsichtigkeit ist der tägliche Konsum von tierischem Eiweiß, wie Fleisch, Wurst, Fisch, Geflügel, Käse und anderen Milchprodukten, sowie zu viel Stärke aus Müsli, Pizza, Nudeln, Brot und weißes Gebäck.
Wir werden krank durch zu viel Eiweiß!
Auch zu viel pflanzliches Eiweiß aus Soja, Nüsse, Getreide etc. kann zu Übersäuerung führen und unseren Körper belasten.

Zusammenfassung der Ursachen von Katarakt

- Ablagerungen auf Grund von Überernährung: täglicher Konsum von tierischem Eiweiß, wie Fleisch, Wurst, Fisch, Geflügel, Käse und anderen Milchprodukten, sowie zu viel Stärke aus Brot, Getreide, Nudeln
- Übermäßiger Salzkonsum aller Arten: raffiniertes Salz, Meersalz, Himalaya-Salz
- Zu viel gekochte Nahrung, was zu Vitamin-C-Mangel führt
- Toxische Einwirkung: z.B. Rauchen
- Die jahrelange Einnahme von Medikamenten gegen Gicht, Cholesterinsenker, Antibiotika, Diuretika, Steroide (Cortison), Chemotherapie uvm.
- Bewegungsmangel, immer in kleinen Räumen leben (Haus, Wohnung, Büro, Auto)
- Diabetes, Vitiligo (Weißfleckenkrankheit)

- Starke Kurzsichtigkeit oder Weitsichtigkeit
- Jahrelanges Brilletragen, was die Beweglichkeit und Durchblutung des Auges verringern kann
- Virusinfektion der Mutter während der Schwangerschaft: Masern, Röteln, Mumps, Windpocken (Varizellen), Hepatitis, Herpes-Virus, Syphilis, Toxoplasmose, Poliomyelitis
- Erbkrankheiten: Galactosämie, Trisomie 21, Trisomie 13
- Fehlernährung (besonders in den Ländern Afrikas sind aufgrund von Mangelernährung viele Kinder von der Krankheit betroffen)
- Augenverletzungen, Trauma, Starkstromunfall, Blitzschlag
- Radioaktive Strahlung, Strahlentherapie, Röntgenstrahlung. Übermäßige Sonnenbestrahlung, z.B. am Strand sich stundenlang sonnen, Seefischer (Wasser reflektiert), Bergsteiger (Schnee reflektiert stark), Landwirte. Man sollte es meiden, mit offenen Augen direkt in die Sonne zu schauen!
- Ultraviolettes Licht, Infrarotstrahlung in Berufen, die mit sehr heißen Materialien arbeiten (Hochofenarbeiter, Glasbläser)

Was sind die Ablagerungen der Linse bei Katarakt?

In den Industrieländern wird zu schnell operiert, weil sich mit Operationen viel Geld verdienen lässt, doch wenige Ärzte fragen sich, warum bilden sich bei so vielen Menschen kristalline Ablagerungen in der Linse. Man sagt oft, dass es ein erblich oder genetisch bedingtes Stoffwechselproblem ist.
Wenn man die Ablagerungen mit dem Mikroskop untersucht, findet man u.a. Salze aus Natrium und Calcium, sowie Abfallprodukte z.B. vom Eiweißstoffwechsel.
Ist das ein Zufall, eine Laune der Natur, ein Gen-Defekt, oder die Folge von Fehlernährung und ungesundem Lebensstil?

Katarakt durch Medikamente? Deutschland ist ein Paradies für die Pharma-Industrie und Medizin-Technik. Die Deutschen nehmen im Durchschnitt 1250 Tabletten im Jahr ein! Wenig bekannt ist, dass viele davon Katarakt begünstigen oder verursachen (siehe Liste oben). Ablagerungen in der Linse werden durch Bewegungsmangel begünstigt. Dauerhafter Vitamin- und Sauerstoffmangel, beschleunigen das Fortschreiten der Linsentrübung.

Während des Medizinstudiums lernen wir Ärzte wenig über gesunde Ernährung und Lebensweise. Man sieht oft keinen Zusammenhang zwischen Krankheit und Lebens-, Ernährungs- und Denkweise.
»Menschen, die an Bewegungsmangel leiden, ungesund leben, sich fehlernähren und alles gekocht essen, leiden vermehrt an Augenkrankheiten, wie Katarakt, Glaukom, Maculadegeneration, Netzhautablösung.«
Aus der Sicht der Naturheilkunde und der Ganzheitsmedizin, hat eine Krankheit nicht nur eine Ursache, sondern mehrere, die sich summieren. Und eine Aufgabe des Arztes ist es, gemeinsam mit dem Patienten die Ursachen zu erforschen.

Die Nebenwirkungen von Milchprodukten

Tiere, die mit Milchprodukten und viel Fleisch-Eiweiß ernährt werden, leiden oft an Katarakt. Gleiches hat man beobachtet bei mutterlosen Welpen von Hunden und Wölfen, die bei der Aufzucht mit kommerziellem Milchaustauscher gefüttert werden. Bei Menschen geschieht etwas Ähnliches: Je mehr Fleisch-Fisch-Eiweiß, Käse, Quark, Joghurt, Butter und andere Milchprodukte man verzehrt, desto öfter leidet man an Katarakt, Sinusitis, Arterienverkalkung, Parkinson, Gallensteine, Allergien, Osteoporose, Rheuma, Diabetes, Prostatavergrößerung, Myome, Cysten, Schilddrüsenknoten, Krebs, Schmerzen uvm.
Eine Krankheit hat nicht nur eine Ursache, sondern mehrere, die sich summieren.
Auch die tägliche Einnahme von Calcium-Tabletten kann zu Katarakt, Arterienverkalkung, Pseudo-Gicht mit Gelenkschmerzen z.B. im Schulter-, Hüft-, Knie- und Fuß-Bereich führen.
Die berühmte Leinöl-Quark-Therapie ist nicht zu empfehlen, denn sie kann, wegen zu hohen Mengen an Calcium und Eiweiß, zu Katarakt führen, wie ich bei mehreren von meinen Patienten beobachtet habe.
Ich finde oft auch Katarakt bei Vegetariern, die täglich Milchprodukte verzehren. Deswegen empfehle ich, für die Vorbeugung aber auch für die Regeneration der Linse, eine vegane Ernährung mit hohem Rohkost-Anteil.

Symptome des Grauen Stars – Katarakt

- Hauptsymptom ist ein schmerzloser Sehverlust, mit langsam fortschreitender Sehverschlechterung. Es kommt zum „Verschwommensehen“ und zur Blendung.
- Ebenfalls kann sich das Sehvermögen bei geringem Kontrast reduzieren, sodass die Patienten die Welt „wie durch einen Nebel“ wahrnehmen.
- Gelegentlich werden auch Doppelbilder wahrgenommen, die beim Schließen des anderen Auges nicht verschwinden.
- Es werden um Lichtquellen Halos oder Lichthöfe wahrgenommen.
- Die Hell-Dunkel-Adaptation des Auges ist verlangsamt.

Begleitsymptom des Kernstars ist häufig Kurzsichtigkeit, die dazu führen kann, dass alterssichtige Menschen wieder ohne Brille lesen können. Bei besonderen Unterformen des Grauen Stars kann es jedoch zu einer Verbesserung der Sehfähigkeit im Nah- oder Fernbereich eines zuvor kurz- oder weitsichtigen Auges kommen. Diese Visusverbesserungen sind in den meisten Fällen jedoch nur von kurzer Dauer (Monate).

Formen des Katarakts

Nicht alle Linsentrübungen beeinträchtigen das Sehvermögen gleichermaßen. Im Allgemeinen wird der Katarakt nach der Lage der Trübung eingeteilt.
Cataracta corticalis: Trübungen in der Linsenrinde durch sog. Wasserspalten. Ca. 50% der Grauen Stars haben dieses Muster.
Die **Cataracta nuclearis** (Kernkatarakt) ist langsam fortschreitend. Es kommt zu einer Trübung und einer Zunahme der Brechkraft. Im Verlauf können monokulare Doppelbilder auftreten. War ein Patient zuvor alterskurzsichtig, so kann er nun vorübergehend wieder ohne Brille gut sehen.
Die **Cataracta subcapsularis posterior** (hinterer subkapsulärer Katarakt) macht etwa 20% der Altersstare aus. Man leidet an starker Blendempfindlichkeit, was zu Sehstörungen führt, vor allem beim Sehen in die Nähe.

Klarer Blick mit vitaminreicher Ernährung

Menschen, die an Bewegungsmangel leiden, ungesund leben, sich fehlernähren und alles gekocht essen, leiden vermehrt an Augenkrankheiten, wie Katarakt, Makula-Degeneration, Netzhautablösung, Glaukom.
Das Augengewebe und die Augenflüssigkeit enthalten im Gegensatz zu anderen Körperteilen eine außergewöhnlich hohe Konzentration an Vitamin C (Ascorbinsäure) und haben einen sensiblen Stoffwechsel.
Vitamin C ist sehr hitzeempfindlich und geht zum großen Teil verloren beim Kochen. Deswegen ist zu empfehlen, vermehrt Vitalkost / Rohkost zu essen. Eine gute Hilfe für die Augen ist der tägliche Konsum von Obst, Salat und Gemüse.

VITAMIN C -Gehalt im Körper

ASCORBINSÄUREGEHALT IM GEWEBE	mg/kg
Herz	21
Leber	97
Gehirn	110
Kammerwasser	200
Hornhaut	240
Linse	250
Glaskörper (Flüssigkeit)	360

QUELLE: Das Buch "Vergiss deine Brille" von Leo Angart

Das Augengewebe und die Augenflüssigkeit enthalten im Gegensatz zu anderen Körperteilen eine außergewöhnlich hohe Konzentration an Vitamin C (Ascorbinsäure) und haben einen sensiblen Stoffwechsel. Der Körper kann Vitamin C nicht selbst produzieren, es muss deswegen täglich mit der Ernährung eingenommen werden.

Krankheiten der Linse, Glaskörper und Hornhaut, wie z.B. Keratokonus, treten vermehrt auf bei Menschen, die sehr ungesund leben und sich ohne Obst und Gemüse ernähren.

Künstliches Vitamin C hat nicht die gleiche Wirkung wie natürliches Vitamin C, denn oft ist es in Nahrungsergänzungsmitteln zu hoch dosiert, hat nicht die gleiche Bioverfügbarkeit und Qualität. Künstliches Vitamin-C in Pulver- oder Tabletten-Form aus dem Labor fördert Allergien, Wasseransammlungen im Gewebe und erschwert das Abnehmen.

Zu viel gekochte Nahrung verursacht Vitamin-C-Mangel, begünstigt Katarakt und viele Augenkrankheiten der Hornhaut, Linse, Glaskörper und Netzhaut.
Eine gute Hilfe für die Augen ist eine pflanzlich betonte Ernährung, vegetarisch, vegan, mit täglichem Konsum von Obst, Salat und Gemüse.
Vitamin C und A, sowie viele Pflanzeninhaltstoffe sind hitzeempfindlich und gehen zum großen Teil beim Kochen verloren. Deswegen ist zu empfehlen, vermehrt Vitalkost / Rohkost zu essen. Siehe auch Kapitel: „Augen und Ernährung" (S. 57)

Salzarme Ernährung: Auch die Augen profitieren davon

»Zu stark gesalzenes Essen kann der Entstehung von Linsentrübungen und Katarakt Vorschub leisten und zur Erblindung führen. Umgekehrt könnte man demnach einer Linsentrübung vorbeugen, indem man sich salzarm ernährt, resümieren R.G. Cumming und Kollegen von der Universität Sydney. Die Australier hatten 3.000 Erwachsene im Alter zwischen 49 und 97 Jahren augenärztlich untersucht und einen Erfahrungsfragebogen ausfüllen lassen. Bei den Untersuchungsteilnehmern, die am meisten Salz ins Essen „kippten", waren doppelt so viele von Grauem Star betroffen als Personen, die sparsam mit Salz umgingen.«

QUELLE: American Journal of Epidemiology 151 (2000) 624-626

Wir leben in einer Zeit, in der sich in vielen Nahrungsmitteln „verstecktes Salz“ befindet, z.B. in Chips, Brot, Oliven, Käse, Wurst, Fisch, sowie in den meisten industriell verarbeiteten Nahrungsmitteln, Konserven und Fertiggerichten.
In unserem Körper herrscht oft ein Salz-Überschuss!
Ich habe viele Patienten mit Katarakt behandelt, die weder übermäßige Salzkonsumenten waren und kein raffiniertes Salz zu sich genommen haben, aber sie haben zu viel „gesundes Salz“ wie Meersalz, Stein-Salz, Himalaya-Salz konsumiert.
Deswegen empfehle ich, auch mit gesundem Salz sehr sparsam umzugehen.

Katarakt-Operation?

Jedes Jahr werden in Deutschland ca. 700.000 Operationen durchgeführt, bei denen die getrübte Linse durch ein künstliches Linsenimplantat (IOL) ersetzt wird.
Der Patient muss sich vor der Operation nur entscheiden, ob er nach den Eingriffen lieber ohne Fernbrille, aber mit einer Lesebrille leben möchte oder umgekehrt, damit die geeignete Stärke der Kunstlinse ausgewählt werden kann.
Die meisten Menschen sind nach der Operation zufrieden, jedoch gibt es auch Ausnahmen mit folgenden Nebenwirkungen:

- Intraokulare Infektionen (Endophthalmitis) und Blutungen (im Augeninneren), Wundheilungsstörungen der Hornhaut (büllose Keratopathie) und als Folge Hornhautverkrümmung und Bildverzerrungen, Verschiedene Lichtwahrnehmungen, erhöhte Lichtempfindlichkeit, Trockenheitsgefühl
- Spätere Netzhautablösung, Verletzung der Linsenhinterkapsel mit nachfolgendem Glaskörpervorfall, Schwellung der Netzhautmitte – „zystoides Makulaödem“ – mit Sehverschlechterung
- Kapselrupturen und Risse oder Löcher in der Netzhaut
- Erhöhtes Risiko an Makula-Degeneration zu erkranken
- IOL-Dislokation: Die neue Linse kann sich verschieben und ist nicht mehr zentriert
- „Nachstar“ – eine Eintrübung der hinteren Linsenkapsel als Spätfolge

Katarakt-Operationen können eine gute Hilfe im fortgeschrittenen Stadium sein, wenn die Ablagerungen der Linse starke Trübungen und Sehbehinderungen verursachen.

Naturheilkundliche Behandlung bei Katarakt

Naturprodukte oder homöopathische Mittel, z.B. „Waterloo-Kur", helfen wenig. Leider sind bislang keine Medikamente entdeckt worden, die Katarakt wirksam therapieren oder ein Fortschreiten verhindern. Für die Schulmedizin ist die beste Therapie die Operation, bei der die getrübte Linse durch ein künstliches Linsenimplantat ersetzt wird.
Bei beginnendem Katarakt – Grauem Star – kann man in manchen Fällen das Fortschreiten der Linsentrübung stoppen oder evtl. rückgängig machen. Die Augen sind nicht isoliert vom Körper: kranke Augen = kranker Körper!
Wichtig wäre es, so gesund wie möglich zu leben und zu essen:

- **Vegetarische Ernährung** mit wenig Käse, Joghurt und anderen Milchprodukten – am besten wäre ohne, rein **Vegan**
- **Vitalkost**- oder **Rohkost**-Anteil in der Ernährung erhöhen: täglich Obst, Früchte und Salate (mind. 50%)
- Ein Auge für die Tiere haben – **kein Tier essen**: Fleisch, Wurst, Fisch, Geflügel meiden
- **Salzkonsum reduzieren**, denn zu viel Natrium kann zu Ablagerungen in der Linse führen
- Genügend Flüssigkeit am Tag trinken: 1-2 Liter Kaffee, Limo & Co. und Alkohol zählen nicht!
- **Bewegung** in der **Natur** kann die Kopfzone entlasten: Wandern, Nordic Walking, Schwimmen, Rad fahren etc.
- Bei Mittagssonne die Augen mit Sonnenbrille und Hut schützen
- Massage, um Augen- und Kopfzone zu entlasten: Gesichtsmassage, Lymphdrainage
- Eine tiefe und bewusste **Atmung** versorgt die Augen mit aufbauendem Sauerstoff. Der über 100-jährige japanische Arzt Dr. Nobuo Shioya beschreibt in seinem Buch »Die Kraft strahlender Gesundheit«, wie er sich durch eine bewusste tiefe Atmung, von Katarakt – Grauem Star – und anderen Krankheiten selber geheilt hat.

Katarakt und Psychosomatik

Beim Grauen Star trübt sich die Linse und somit auch der Blick. Man sieht die Dinge nicht mehr scharf. Der Graue Star ist wie eine Jalousie, die man herunterlässt, um nicht sehen zu müssen, was man nicht sehen will.
So wie bei jeder Krankheit, kann Grauer Star – Katarakt – einen seelischen Anteil haben und eine Botschaft an uns. Deswegen kann es eine Hilfe sein, seine Gefühls- und Gedankenwelt zu erforschen, um ein positiver Mensch zu werden.

Vor 100 Jahren hat der Augenarzt Dr. Bates schon geahnt, dass Augenkrankheiten einen seelischen Hintergrund haben. Er sagte:
»Die Gesundheit der Augen hängt vom Stoffwechsel ab, und die Blutzirkulation wird in hohem Maß vom Gedankenleben beeinflusst. Bei „gestörtem Gedankenleben" ist auch die Zirkulation gestört; die Blutversorgung der Netzhaut, der Sehnerv und die Sehzentren leiden Schaden, und die Sehfähigkeit wird herabgemindert.«

Ärzte, Heilpraktiker, Psychologen, Therapeuten und Augentrainer, die ganzheitlich arbeiten wollen, sollten nicht nur Symptome behandeln, sondern bestrebt sein, die Botschaft der Krankheit zu erfassen, die in der Ernährung, Lebensweise des Patienten und in seiner Gedankenwelt liegt:
»Die Ursache der Krankheit liegt in uns, meistens auf Grund von Disharmonien: Negativen Gefühlen, Gedanken, Worten, Handlungen sowie ungesunder Ernährungs- und Lebensgewohnheiten.«
Das Gespräch mit dem Patienten – das „Therapeutische Gespräch" – spielt eine wichtige Rolle in der Ganzheitsmedizin.
Dies ist unsere ganzheitliche Methode, die wir in unserer »Arztpraxis für Naturheilverfahren & Augentraining« anbieten und vielen Menschen geholfen hat. Wir behandeln mit Ganzheitsmedizin und Naturheilverfahren nicht nur Fehlsichtigkeiten und Augenkrankheiten, sondern alle Krankheitsbilder! Wir begleiten unsere Patienten ambulant oder stationär mit Lebensberatungsgesprächen und naturheilkundlichen Therapien während eines Augen- oder Gesundheits-Urlaubes.

Grüner Star – Glaukom

Eine Entzündungs-Krankheit mit seelischem Anteil?

Das Glaukom, auch Grüner Star genannt, ist eine der häufigsten Erkrankungen des Sehnervs. In Deutschland sind ca. eine Million Menschen betroffen. Charakteristisch ist ein kontinuierlicher Verlust von Nervenfasern, was am Sehnervkopf (Papille) bei fortgeschrittenem Krankheitsverlauf als zunehmende Aushöhlung (Exkavation) sichtbar wird. Als Folge können Sehverluste entstehen, Gesichtsfeldausfälle (Skotome) und im Extremfall eine Erblindung des Auges. Als Ursache für das Glaukom vermutete man bis jetzt Durchblutungsstörungen von Netzhaut und Sehnerv auf Grund von erhöhtem Augeninnendruck, was zum Absterben der Nervenzellen in diesem Bereich führte, mit der Folge von Gesichtsfeldausfällen.
Der normale Augeninnendruck beträgt zwischen 10 und 20 mmHg. Für viele waren bis jetzt die Glaukome fast ausschließlich über den Augeninnendruck definiert worden: Ein Intraokulardruck (IOD) von „über 22 mmHg bedeutet krank und unter 21 mmHg gesund".

Formen des Glaukoms

Primär chronisches Glaukom mit IOD über 21 mmHg, mit oder ohne Symptome wie Gesichtsfeldausfällen.
Normaldruck-Glaukom mit IOD unter 20 mmHg bei 40 bis 60% der Fälle. In Japan 90%! Bis vor kurzem ein Rätsel, warum diese Menschen mit normalem Augeninnendruck eine Sehnerv-Degeneration – Glaukom – entwickelten.
Angeborenes Glaukom: Lichtscheue, tränende Augen und Lidkrampf bei Säuglingen und Kindern, z.B. nach einer Infektion mit Röteln.
Engwinkel-Glaukom: Bei höherer Weitsichtigkeit, fortgeschrittenem Grauem Star
Sekundär-Glaukom: Bei Verletzungen oder Entzündungen des Auges, Augentumoren, Diabetes
Glaukom-Anfall: Augeninnendruck bis zu 70 mmHg = starke Schmerzen im Auge, Kopf, Stirn und Oberkiefer.

Der Augapfel erscheint „steinhart". Bindehaut gerötet mit lichtstarrer Pupille, Übelkeit und Erbrechen. Das wichtigste Symptom ist der tastbare harte Augapfel. Bei hohem Augeninnendruck können durch ein so genanntes Epithelödem farbige Ringe oder Höfe um Lichtquellen auftreten. Im späteren Verlauf kommt es zu Gesichtsfelddefekten bis hin zur völligen Erblindung. Das ist immer ein Notfall, der in einer Augenklinik behandelt werden soll!

Normaldruck-Glaukom – Entzündung als Ursache?

Aktuelle Studien zeigen, dass 40–60% der Glaukom-Patienten einen „normalen" Augeninnendruck haben. Seit mehreren Jahrzehnten war es ein Rätsel in der Augenheilkunde, warum sich bei so vielen Patienten ein Glaukom entwickelt mit normalem Augeninnendruck, z.B. in Japan in bis zu 90% der Fälle.
Die alte Theorie vom „erhöhten Augeninnendruck" konnte auch nicht erklären, warum so viele Patienten eine Verschlechterung der Glaukom-Symptomatik, Sehnerv-Degeneration und des Gesichtsfeldbefunds erlitten, wenn der Augeninnendruck „im sicheren Bereich" war, dank Therapie mit drucksenkenden Augentropfen oder nach einer Operation, z.B. Kanaloplastik.
Eine Arbeitsgruppe von Ophthalmologen aus der Schweiz und der USA haben überraschende und revolutionäre Ergebnisse aus Studien mit Glaukompatienten gefunden: Die Ursache für Glaukom – die Zerstörung des Sehnervs – ist nicht so, wie man bis jetzt dachte, der erhöhte Augeninnendruck, sondern „eine gestörte, entzündlich veränderte Zusammensetzung des Liquors (Augenflüssigkeit), die verantwortlich ist für die Optikus-Neuropathie – Sehnerv-Degeneration."

QUELLE:
Aus dem 106. Kongress der Deutschen Ophthalmologischen Gesellschaft in Berlin.
Artikel vom Deutschen Ärzteblatt /Jg.105/Heft 38/19 September 2008

Trotz dieser revolutionären Entdeckungen schreibt man am Ende dieses Artikels, dass sich „an der Therapie des Normaldruck-Glaukoms und anderen Glaukomen zunächst nichts ändern wird."

Was sind die Ursachen für diese „entzündlichen Veränderungen" im Auge?
Aktuelle wissenschaftliche Studien haben herausgefunden, dass eine Ernährung mit viel Fleisch und tierischem Eiweiß, sowie Genussmitteln (wie Zucker), die Entstehung von Entzündungen fördern kann, was der Boden für viele Zivilisationskrankheiten sein kann, z.B. Rheuma, Arthritis, Allergien, Psoriasis, Diabetes, Arteriosklerose, Herzinfarkt – und in diesem Fall auch Glaukom.

Ursachen

- Stress, innere Unruhe, negative Gedanken, Emotionen
- Nervengifte (siehe „Nervengifte und Augenkrankheiten" S. 97)
- Entzündungsfördernde Fehlernährung mit viel tierischem Eiweiß und Zucker
- Genussmittel: Rauchen, Alkohol, Kaffee, Drogen
- Medikamente: Steroide (Cortison), Antidepressiva, Antiemetika
- Übersäuerung des Körpers (Bindegewebe)
- Hyperthyreoidismus (Schilddrüsenüberfunktion)
- Übergewicht, Diabetes
- Schwankender Blutdruck, Herzkreislauferkrankungen
- Bei starker Fehlsichtigkeit besteht ein höheres Risiko, ein Glaukom zu entwickeln

Symptome des Glaukoms

- Meistens ist nur ein Auge betroffen
- Schleier vor den Augen
- Starke Augenschmerzen, Doppelbilder
- Unscharfe, matte, verschleierte und verzerrte Umwelt
- Unscharfe Kontraste, Farben ohne Leuchtkraft
- Starke Blendung durch Sonne oder Gegenlicht
- Pupille ist mittelweit und reagiert nicht auf Lichtstrahlung
- Zeitweilige Sehverschlechterung und Sehen von Farbringen
- Farbringe, Regenbogen-Halos um Lampen herum
- Kopfschmerzen, Übelkeit und Erbrechen
- Plötzlicher Sehverlust des betroffenen Auges

Naturheilkundliche Behandlung bei Glaukom

Oft wird angenommen, dass man bei Grünem Star – Glaukom – nichts machen könne und dass die einzige Alternative eine Augenoperation oder Augentropfen seien.
Bei einem Glaukom-Anfall oder wenn der Augeninnendruck sich im gefährlichen Bereich befindet, muss man mit Medikamenten oder evtl. mit Operationen schnell eingreifen. Aber trotzdem sollte man sich fragen, was können die Ursachen sein?
Viele Menschen leiden unter den Unverträglichkeiten oder Nebenwirkungen der Augentropfen, und der Sehverlust schreitet fort trotz Augentropfen und Augenoperationen.

Wenn man den Augen helfen will, sollte man den Menschen als Ganzes behandeln. Die Ursachen von Glaukom sowie bei allen Augenkrankheiten sind nicht bei den Augen allein zu finden, sondern im ganzen Körper. Die Augen sind nicht isoliert vom Körper: kranke Augen = kranker Mensch!

Glaukom naturheilkundlich behandeln bedeutet, bestrebt sein, auf die Ursachen der Krankheit einzugehen, z.B. den Entzündungszustand des Körpers zu beheben. Parallel kann man die Augentropfen anwenden, bis die Augeninnendruckwerte sich normalisiert haben.
Alle Hinweise in den Kapiteln „Nervengifte und Augenkrankheiten" (S. 97) und „Der Weg zur Sehverbesserung und Augengesundheit" (S. 235) können Glaukom und Sehnervkrankheiten positiv beeinflussen.

Bei Glaukom so wie bei allen anderen Augenkrankheiten ist man „gezwungen“, sich so gesund wie möglich zu ernähren und zu leben:

- **Vegetarische Ernährung** mit wenig Käse, Joghurt und anderen Milchprodukten. Am besten wäre ganz Vegan ohne Milchprodukte.
- **Anti-Entzündungsdiät**: Vitalkost- oder Frisch-Rohkostanteil in der Ernährung erhöhen = täglich Obst, Früchte, Salate ...
- Ein Auge für die Tiere haben – **kein Tier essen**: Fleisch, Wurst, Fisch, Geflügel
- Genussmittelreduktion: Kaffee, Alkohol, Nikotin, Zucker, Salz
- Aufbau des Nervensystems, z.B. mit Vitamin-B-Komplex und Magnesium
- Bei starker Mittagssonne die Augen mit Sonnenbrille und Hut schützen
- Massagen, um Augen- und Kopfzone zu entlasten: Gesichtsmassage, Lymphdrainage ...
- **Entspannung** des Nervensystems mit Massagen und Entspannungsbehandlungen, **Meditation**, psychologische **Beratungsgespräche**
- **Atemtherapie** in der Natur: Eine tiefe und bewusste Atmung versorgt die Augen mit aufbauendem Sauerstoff und beruhigt
- **Bewegung** in der **Natur** kann die Kopfzone entlasten: Nordic Walking, Wandern, Schwimmen, Rad fahren etc.
- Alles was entspannt und die Nervenregeneration unterstützt, hilft bei Glaukom

Die Augen sind ein Teil des Gehirns und des Nervensystems. Aktuelle Studien haben festgestellt, dass der Sehnerv kein normaler Nerv ist, sondern mehr wie ein Gehirnareal.
Wenn man die Augen behandeln will, sollte man das Nervensystem behandeln.
Auch wenn jemand schon Gesichtsfeldausfälle hat und schwarze Punkte oder Felder sieht, sollte man nicht aufgeben. Sowohl unser Körper als auch unser Gehirn besitzen eine große Regenerationsfähigkeit. Das sieht man z.B. bei Sehstörungen nach einem Schlaganfall. In manchen Fällen ist es möglich, dass andere Sehzellen die Funktionen der kranken Bereiche übernehmen.

Glaukom und Gefühle

Das Sehen ist ein „Energie-Prozess". Unsere Augen erkranken auch, wenn wir negative oder ichbezogene Energien senden z.B. wenn wir mit Blicken andere Menschen töten, ablehnen, abwerten, missachten, begehren etc.

»Die Augen sind nicht nur ein Spiegel des Körpers,
sondern auch ein Spiegel der Seele.«

»Augenprobleme basieren oft auf
Problemen im Leben des Betreffenden.«

Deshalb ist es wichtig, dass der Arzt, Augenoptiker, Heilpraktiker oder Augentrainer sich die notwendige Zeit nimmt, um zusammen mit dem Patienten zu ergründen, was zu dieser Augenkrankheit geführt hat, um gemeinsam Lösungsmöglichkeiten zu finden.
Der Umgang mit Stress ist ein wesentlicher Faktor bei der Behandlung und Vorbeugung des Grünen Stars. Es ist wichtig, die Ursachen zu erkennen, die zu seelischen Spannungen geführt haben, sich mit ihnen auseinanderzusetzen und sie „aufzuarbeiten": Oft findet man negative, krankmachende Gedankenmuster, Feindseligkeit, Streit, versteckte Depressionen oder seelische Verletzungen, sexuelle Probleme, tiefe Trauer, Sorge, ungelöste Ängste und fehlende „Ent-Spannung".

Negative Energien in Form von Gedanken und Gefühlen, die man oft wiederholt, können die Chemie des Körpers verändern und zu Entzündungen und Krankheit führen.

Was uns am meistens entspannen kann, ist Ordnung in unser Leben zu bringen, in unsere Vergangenheit, durch Vergeben, um Vergebung bitten, Versöhnung, Friede schliessen mit unseren Nächsten und unserem Leben einen Sinn geben. Diese positive Umwandlung kann helfen, dass die Selbstheilungskräfte den Heilungsprozess im Auge aktivieren.

»Durch positive Veränderungen im Äußeren und im Inneren kann das Fortschreiten einer Krankheit gestoppt werden. Nichts ist unmöglich!«

Wir behandeln mit Ganzheitsmedizin und Naturheilverfahren nicht nur Fehlsichtigkeiten und Augenkrankheiten, sondern alle Krankheitsbilder! Wir begleiten unsere Patienten ambulant oder stationär mit Lebensberatungs-gesprächen und naturheilkundlichen Therapien während eines Augen- oder Gesundheits-Urlaubes.

Krankheiten kommen nicht per Zufall auf uns zu, alle haben eine seelische Ursache. Alle Krankheiten haben ihre Ursachen in seelischen Belastungen, aus diesem oder aus vorherigen Leben, auf Grund von Verstößen mit negativen Gedanken, Worten und Handlungen gegen das kosmische Gesetz der Liebe.

Viele Menschen spüren intuitiv, dass es im Leben keine Zufälle gibt, und dass es keinen strafenden Gott gibt. Die Ursache der Krankheit sind wir selbst, und der Weg zur Gesundheit liegt in uns.

Krankheiten, Unfälle und Schicksalsschläge sind oft ein Hinweis der Seele und des Körpers, uns selbst zu ändern. Sie bringen uns zum Nachdenken, öffnen uns die Augen für das Wesentliche im Leben und können uns helfen, unserem Leben eine neue Richtung zu geben.

Die Gesundheit wieder zu finden bedeutet, unsere ungesunden Lebens- und Ernährungsweisen zu erforschen und zu verändern. Vor allem aber, unsere krankmachenden Gedanken und Gefühle zu erkennen, um sie umzuwandeln und aufzulösen.

»Die Ursache aller Krankheiten, auch derer mit scheinbar äußerer Beeinflussung, ist seelischer Natur. Die eigentliche Ursache ist die falsche geistige Einstellung zum Leben, zur Schöpfung, zur Natur, zu Gott.«

Zitat vom Arzt Paracelsus (1493-1541)

Makula-Degeneration

In Deutschland leiden ca. 2 Millionen Menschen an Makuladegeneration – Tendenz steigend. Jeder Fünfte zwischen 65 und 75 Jahren ist betroffen, aber auch jüngere Menschen.
Die Netzhaut ist ca. ein Viertel Millimeter dick und ist ein Teil des Gehirns. Sie wird zwar früh in der Entwicklung von ihm abgesondert, bleibt jedoch durch ein Faserbündel – den Sehnerv – mit ihm verbunden. Ihre Aufgabe ist es, Lichtimpulse in Nervensignale umzuwandeln.

Wenn das Auge geradeaus blickt, ist die Makula jener Punkt der Netzhaut, auf den das von der Hornhaut und der Linse fokussierte Bild fällt. Die Makula ist wichtig für die Wahrnehmung der Dinge, die direkt vor uns liegen, für die Wahrnehmung von kleinen Details und für die Farbwahrnehmung. Jede Zapfenzelle in der Makula kommuniziert direkt mit dem Gehirn über eine eigene Nervenfaser. In den peripheren Bereichen der Netzhaut teilen sich mehrere Fotorezeptorzellen eine Nervenfaser.

In der Makula finden wir nicht nur die größte Dichte der Zapfenzellen, sondern auch eine große Menge an Farbpigmenten. Diese schützenden Pigmente werden hauptsächlich aus zwei Karotinoiden (Lutein und Zeaxanthin) gebildet und verhindern Lichtschäden an der Netzhaut, indem sie das blaue Licht filtern und die Pigmentschicht hinter der Netzhaut stabilisieren.

Die Makula hat einen Durchmesser von 2,5 mm. Das Auge bündelt alle Lichtstrahlen genau auf diesen Punkt. Während die restliche Netzhaut nur ein schemenhaftes Erkennen zulässt, ist in der Makula eine genügend hohe Dichte von Lichtrezeptoren vorhanden, um wirklich scharf zu sehen.

Makula-Degeneration bezeichnet eine Gruppe von Erkrankungen des menschlichen Auges, die die Makula lutea oder „den Punkt des schärfsten Sehens" – auch „Gelber Fleck" genannt – der Netzhaut betreffen, was sich mit einem allmählichen Funktionsverlust der Gewebestrukturen äußern kann.

Die Makula-Degeneration (MD) ist auch unter der Bezeichnung „**Durchblutungsstörung** der **Netzhaut**" bekannt. Es handelt sich um degenerative Veränderungen (d.h. Abbauprozesse) der Netzhaut im Bereich der Stelle des schärfsten Sehens (= Makula), wie z.B. durch Ablagerungen – „Zellschutt", Ödeme und Blutungen.

Eine Makula-Degeneration beginnt oft mit Flecken auf der Netzhaut, die Drusen genannt werden und mit Altersflecken vergleichbar sind. Glücklicherweise beeinträchtigen sie das Sehvermögen normalerweise nicht.
Man geht davon aus, dass es sich bei den Drusen um Ablagerungen handelt, die sich auf Grund eines Mangels an reinigenden Antioxidantien ansammeln können.

Ausgangspunkt der Makula-Degeneration ist nicht das Nervengewebe der Netzhaut – Retina –, sondern die Unterstützungsstrukturen, die Bruch-Membran, das retinale Pigmentepithel und die Aderhaut.
Bei fortschreitender Makula-Degeneration wird durch Absterben von Netzhautzellen die Sehfähigkeit im zentralen Gesichtsfeld beeinträchtigt.

Trockene Makula-Degeneration

Dabei kommt es zu Ablagerungen unter der Netzhaut und zu einem schleichenden Verlust an Lichtrezeptoren.
Bei der trockenen Makula-Degeneration (MD) und altersbedingten Makula-Degeneration (AMD), die etwa 80% aller Fälle ausmacht, sterben lichtempfindliche Netzhautzellen ab, wodurch das „direkte" Sehvermögen beeinträchtigt wird.
Das häufigste Symptom der trockenen MD ist ein leicht verschwommenes Sehen. Die trockene MD schreitet meist nur langsam voran.

Feuchte Makula-Degeneration

Bei dieser Erkrankung wachsen neue krankhafte Gefäße in die Netzhaut ein. Diese Adern verdrängen die Lichtrezeptoren. Zusätzlich dringt aus diesen Gefäßen Flüssigkeit ins umliegende Gewebe, was ebenfalls zur Zerstörung der lichtempfindlichen Rezeptoren beiträgt. Dadurch kommt es zu einer Schädigung der für den Bereich des schärfsten Sehens (Makula) notwendigen Sinneszellen und zu einem Sehverlust.
Die feuchte Form der Makula-Degeneration kann innerhalb von wenigen Monaten zu einer starken Sehbehinderung führen. Die Folge ist, dass das zentrale Blickfeld beeinträchtigt wird, während das äußere vergleichsweise unverändert bleibt.

Ursachen

Die Ursachen für eine Makula-Degeneration sind noch nicht eindeutig geklärt.

Medizinische Studien haben Folgendes ergeben:

»Jahrzehnte vor dem Auftreten erster Symptome wird der Grundstein der komplexen Erkrankung gelegt, in Form einer molekularen Störung in der Grenzschicht zwischen retinalem Pigmentepithel und Choriocapillaris, die die Blutversorgung der äußeren Retina sicherstellt.
Das retinale Pigmentepithel hat eine wichtige Funktion: Es transportiert Nährstoffe zu den Photorezeptorzellen, sorgt maßgeblich für das Recycling des Sehpigments und beseitigt phagozytotisch (durch die weißen Blutkörperchen) die permanent anfallenden Bestandteile der Photorezeptoren, welche diese im Zuge ihrer kontinuierlichen Erneuerung abstoßen.
Infolge der hohen Stoffwechselaktivität in der Macula lutea (höchste Dichte an Photorezeptoren) fallen hier besonders viele Abbauprodukte des Sehprozesses an. Werden diese nicht mehr im erforderlichen Umfang abtransportiert, kommt es zur Akkumulation dieses „**Zellschutts**“, in Form so genannter Drusen, die mittels Fundoskopie nachweisbar sind.

Die Ablagerungen enthalten das toxische Pigment Lipofuszin. Epithelzellen und Photorezeptoren gehen im Laufe der Jahre oder Jahrzehnte zu Grunde.
Der Visusverlust bei der trockenen Degeneration schreitet sehr langsam voran, und es muss bei Weitem nicht jeder Betroffene mit einem kompletten Verlust der Lesefähigkeit rechnen. Im fortgeschrittenen Stadium kann der Zustand allerdings in einen flächigen Zelltod (geografische Atrophie) übergehen.«

QUELLE: Aus „MMW - Fortschritte der Medizin 3" – 18. Januar 2007

Risikofaktoren

- Unausgewogene oder einseitige Ernährung
- Fehlernährung: Hoher Cholesterinspiegel verursacht Ablagerungen von Lipiden und Stoffwechsel-Abbauprodukten, abnormale Kollagenbildung und Verkalkung
- Arterienverkalkung, arteriosklerotische Durchblutungsstörungen
- Verdauungsprobleme und ein Nährstoffmangel: Zink, Taurin, essentielle Fettsäuren, Vitamin-B-Komplex und Antioxidantien
- Freie Radikale durch Rauchen und ungesunden Lebensstil
- Nervengifte, siehe „Nervengifte und Augenkrankheiten" (S. 97)
- Bewegungsmangel
- Brillenträger mit starker Fehlsichtigkeit haben ein höheres Risiko für Netzhauterkrankungen
- Starke Sonnenlichteinstrahlung, UV-Strahlung
- Nach Schlaganfall
- Seelischer Stress, Fehlhaltungen, ständige negative Gedanken und Gefühle
- Medikamente: z.B. Arzneimittel gegen hohen Blutdruck können dem Körper wichtige Mineralstoffe und wasserlösliche Vitamine rauben und können zu einem schnelleren Fortschreiten der Makula-Degeneration beitragen.
- Medikamentöse Rheuma- oder Malaria-Therapie mit Chloroquin

Symptome

Ein sehr häufig auftretendes, wichtiges Symptom der Makula-Degeneration ist das Verzerrtsehen gerader Linien.
In vorgeschrittenen Stadien kann sich ein Verlust der zentralen Sehfähigkeit zeigen:

- Man kann seine Uhr sehen, aber die Uhrzeit nicht erkennen.
- Man kann einen Gesprächspartner sehen, aber nicht seine Gesichtszüge.

In den meisten Fällen bleibt das periphere Sehen erhalten und man kommt einigermaßen zurecht.
Die Makula-Degeneration äußert sich mit:

- Verminderung der Sehschärfe und der Lesefähigkeit
- Verminderung des Kontrastempfindens und des Farbensehens
- Verminderung der Anpassungsfähigkeit an veränderte Lichtverhältnisse mit Erhöhung der Blendempfindlichkeit

Prävention

Bei der Vorbeugung der AMD spielt eine gesunde Ernährung eine wichtige Rolle.
Da das schützende Lutein von unserem Körper nicht selbst gebildet wird, müssen wir es mit der Nahrung aufnehmen.

- Vegetarisch vegane Ernährung
- Hohem Rohkost-Anteil, vitaminreiche Frischkost mit vielen sekundären Pflanzeninhaltsstoffen
- Bewegung in der Natur
- Senkung eines erhöhten Blutdrucks
- Auf Rauchen verzichten
- UV-Schutz für die Augen
- Entspannung des Nervensystems

Bei Makula-Degeneration konnte man nachweisen, dass die Konzentration von Lutein und Zeaxanthin in der Makula lutea viel zu niedrig war. Umgekehrt nimmt die Pigmentdichte im „gelben

Fleck" durch die Zufuhr dieser beiden Substanzen zu. Ob dadurch allerdings die Häufigkeit der AMD abnimmt, ist noch nicht bewiesen.

Jahrzehnte lang dachte man, dass ein Fortschreiten der Makula-Degeneration durch die Gabe von hochdosierten Vitaminen gehemmt werden könne. In manchen Fällen hat man festgestellt, dass eine längerfristige Einnahme solch hoher Vitamindosen das Risiko für bestimmte Krebsarten erhöhen kann.
Menschen, welche die Diagnose „Makula-Degeneration" bekommen haben, leben oft mit Verzweiflung, Hilflosigkeit und mit der Angst, irgendwann blind zu werden. Vor allem auch, weil keine befriedigenden Therapien bekannt sind:

- Die Einnahme von teuren Nahrungsergänzungsmitteln und Vitaminpräparaten,
- Die teuren Augenspritzen mit Gefäßwachstumshemmern oder
- Die modernen retinalen Mikrochipsimplantate

Kann die UV-Strahlung der Sonne Makula-Degeneration auslösen?

Amerikanische Forscher der Universität Wisconsin in Madison berichten über ihre Studie, an der mehr als 2.500 Menschen teilnahmen, in der Fachzeitschrift „Archives of Ophthalmology" (Bd. 122, S. 750), dass viele Menschen, die sich häufig in ihrem Leben dem Sonnenlicht (mehr als 5 Stunden am Tag) aussetzten, ein erhöhtes Risiko für eine Makula-Degeneration im Alter entwickeln.
Viele Makula-Degeneration-Patienten haben große Angst und Panik vor der Sonne und gehen selten raus. Nun kann man aber nicht die ganze Schuld der Sonne geben, denn in den Industrieländern erkranken jedes Jahr Tausende von Menschen an Makuladegeneration, die den ganzen Tag in ihrer Wohnung verbringen und die Sonne kaum sehen.

»Eine Augenkrankheit hat nicht nur eine Ursache, sondern es sind mehrere, die sich summieren.«

Makula-Degeneration kommt häufig vor in Industrieländern: Ein ungesunder Lebensstil, Fehlernährung und Entfernung von der Natur spielen eine wichtige Rolle bei der Entstehung dieser Krankheit.
Eine Alternative könnte sein, durch Lebensveränderungen wieder zur Augengesundheit zurück zu finden.

Naturheilkundliche Behandlung bei Makula-Degeneration

So wie wir bei den anderen Augenkrankheiten beschrieben haben, sind die Ursachen nicht allein in den Augen zu finden, sondern im ganzen Körper und im seelischen Bereich.
Wenn man den Augen helfen will, sollte man den Menschen als Ganzes behandeln.
Im Anfangsstadium der Makula-Degeneration kann man mehr erreichen als im stark fortgeschrittenen.

Viele Augenkrankheiten lassen sich positiv beeinflussen mit einer Lebens- und Ernährungsumstellung oder mit naturheilkundlichen Therapien.
Wenn aktuelle Studien zeigen, dass sich bei Makuladegeneration in der Netzhaut Abfallprodukte – Zellschutt – ansammeln, könnte es eine Hilfe sein, diesen Zellschutt (Ablagerungen, Schlacken) zu reduzieren, die Entstehung zu verhindern und die Entsorgung zu unterstützen.

Ziel der Behandlungen könnte sein, die **Selbstheilungskräfte** – den **inneren Arzt** – zu aktivieren, die das Gewebe im Augenbereich von diesem „Zellschutt" befreien können und parallel dazu mit naturheilkundlichen Methoden die Regeneration zu unterstützen. Gute Erfahrungen haben wir gemacht mit folgenden Ansatzpunkten:

- Durchblutungsfördernde vegetarische Ernährung (vegane Ernährung, Fruktarier, Rohkost, Vitalkost), um auch Mangelzustände und Entzündungen zu beheben
- Entgiftung und Entschlackung des Körpers mit naturheilkundlichen Therapien

- Ein Auge für die Tiere haben – kein Tier mehr essen: Fleisch, Wurst, Geflügel, Fisch
- Entlastung der Kopfzone zur Verbesserung von Abfluss und Entsorgung von Stoffwechselabfällen in der Netzhaut, z.B. Kopf-, Gesichtsmassagen und spezielle Augenbehandlungen
- Entspannung des Nervensystems, denn das kann die Selbstheilungskräfte im Körper aktivieren: Durch Massagen aller Art, auch mit Entspannungs-Cranio-Sacral-Therapie
- Meditation, meditatives Wandern
- Farbtherapie
- Kontakt mit der Natur
- Bewegungstherapie und Sport
- Beratungsgespräche, um zusammen mit dem Patienten die möglichen Ursachen, auch die seelischen Aspekte zu finden, die zur Makula-Degeneration geführt haben könnten.

Geben Sie nicht auf!

Es gibt diverse Grade von Netzhaut-Degeneration. Ob die Makuladegeneration wieder rückgängig zu machen ist oder nicht, hängt vom Stadium, dem Zustand des Körpers, der Art der gewählten Therapie und von der Motivation des Patienten ab.

Falls der Prozess stark fortgeschritten ist, könnte man das Ziel anstreben, die Degeneration zu stoppen. Denn unser Körper und auch unser Gehirn besitzen eine große Regenerationsfähigkeit. Das sieht man z.B. bei Sehstörungen nach einem Schlaganfall. In manchen Fällen ist es möglich, dass andere Sehzellen die Funktionen der kranken Bereiche übernehmen.
Im Anfangsstadium, wenn noch viel gesundes Gewebe da ist, und der Mensch noch keine Gesichtsfeldausfälle hat, kann man viel erreichen, z.B. mit Ernährungsumstellung und positiven Veränderungen im Äußeren und im Inneren.
Betroffene mit Makula-Degeneration aus Selbsthilfegruppen berichten, dass sogar bei „aufgegebenen" bzw. „austherapierten" Fällen die Augenkrankheit sich zurückgebildet hat und sie wieder richtig sehen konnten.

Selbsthilfegruppen geben den Tipp, egal in welchem Stadium der Krankheit sich der Mensch befindet:

»Nehmen Sie Ihr Schicksal in die eigene Hand.
Geben Sie nicht auf!«

»In unseren ständigen Kontakten mit Makula-Betroffenen wurde regelmäßig von Schwankungen in der Sehleistung gesprochen. Fast immer wird dies subjektiv mit der jeweiligen Situation in Verbindung gebracht. Augenkranke berichten auch auffallend häufig von seelischen Belastungen als Auslöser einer Sehverschlechterung.
Drastisch erlebt wird dies offenbar, wenn die Augenkranken mit weiteren schweren Krankheiten konfrontiert werden oder wenn unerwartet zusätzliche Stress-Situationen auftreten.«

QUELLE: Auszug aus dem Buch "Makula-Degeneration", der Selbsthilfegruppe SOS Augenlicht E.V.

Makula-Degeneration und Gefühle

Die Makula des Auges ist die Barriere zwischen Innen- und Außenwelt und repräsentiert den zentralen Teil des Lebens, die Ausrichtung mit dem Lebenssinn des Menschen.

Mögliche seelische Ursachen für Netzhautprobleme

- Unerwartete Stress-Situationen
- Wenn alles im Leben zu viel wird
- Das Sterben von Angehörigen
- Seelische „Verletzungen"
- Jahrelange Unzufriedenheit
- Sich in seine Gedankenwelt zurückziehen
- Anderen die Schuld geben
- Negativität senden
- Gestaute, negative Gefühle wie Groll und Hass
- Ängste und extrem belastende Sorgen
- Mangel an Liebe zu sich selbst und zu anderen Menschen

Ein Teil der Patienten findet keinen Zusammenhang mit Situationen oder negativen Erlebnissen und ihrer Augen-Krankheit. Evtl. kann die Erinnerung oder Belastung im Unterbewusstsein gespeichert sein.
Die Bereitschaft, etwas im Leben zu ändern, ist sehr wichtig.

Wir behandeln mit Ganzheitsmedizin und Naturheilverfahren nicht nur Fehlsichtigkeiten und Augenkrankheiten, sondern alle Krankheitsbilder! Wir begleiten unsere Patienten ambulant oder stationär mit Lebensberatungsgesprächen und naturheilkundlichen Therapien während eines Augen- oder Gesundheits-Urlaubes.
Folgende Fragen könnten eine Hilfe zur Selbsterkenntnis sein:

- Bewege ich mich zu wenig? Leide ich an Bewegungsmangel?
- Fehlt mir der Kontakt mit der Natur und der frischen Luft?
- Habe ich mich in den letzten Jahren fehlernährt mit wenig Obst, Salat, Gemüse?
- Habe ich mich innerlich oder äußerlich zurückgezogen?
- Bin ich zu sehr mit mir selbst beschäftigt?
- Lebe ich zu sehr nach meinen Vorstellungen und ignoriere andere Menschen?
- Bin ich oft verletzt, frustriert oder unzufrieden?
- Bedrückt mich eine lang bestehende Verletztheit?
- Ist die Kommunikation mit anderen Menschen gestört?
- Sind meine Gedanken destruktiv oder einschränkend?
- Beschäftige ich mich ausreichend mit meinen Gefühlen und damit, wie ich es „sehe"?
- Habe ich eine Motivation und Ziele für mein Leben gefunden?
- Bin ich „blind" für das Wesentliche im Leben?
- Befinde ich mich in einer Beziehung, in der das Feuer erloschen ist und in der ich festsitze?
- Kann ich mich mit der Tatsache abfinden, dass ich älter werde?
- Habe ich Angst vor dem Tod?
- Hat mein Leben einen Sinn?

QUELLE: Forschungsergebnisse von Dr. Roberto Kaplan, Kurt Tepperwein, Louise Hay, Rüdiger Dahlke, Thorwald Dethlefsen

Alles was hier über Makula-Degeneration geschrieben wurde, gilt auch für andere Netzhauterkrankungen wie diabetische Retinopathie, Macula-Dystrophie, Morbus Stargardt, Retinitis pigmentosa, Usher-Syndrom u.v.m. Alle Hinweise in den Kapiteln „Der Weg zur Sehverbesserung und Augengesundheit“ (S. 235) können Netzhauterkrankungen positiv beeinflussen.
Jede Krankheit hat auch eine seelische Ursache. Was wir hier gesammelt haben, sind nur Hinweise. Es kann vielleicht eine Hilfe sein, sich selber zu erforschen und zu ergründen, was die Ursache der Krankheit sein könnte.

Hilfen für teilblinde und blinde Menschen

Nicht jeder blinde Mensch ist 100% blind. Es gibt verschiedene Grade von Sehbehinderung:

- Ganz-Blinde besitzen gar kein Sehvermögen.
- Teil-Blinde gelten offiziell als blind, können aber noch zwischen hell und dunkel differenzieren, z.B. helles Licht wahrnehmen und zwischen Tag und Nacht unterscheiden.

Menschen mit Augenkrankheiten fallen oft auf Grund der Diagnose „Sehbehinderung" in eine große Hoffnungslosigkeit, aber bei vielen Teilblinden besteht die Möglichkeit, die Sehfähigkeit zu stabilisieren oder sogar zu verbessern mit folgenden Tipps:

Die Restsehfähigkeit fördern

Im Leben sollte man bestrebt sein, aus jeder Situation das Beste zu machen.
Mehrere Studien der Sehtrainerin Clara Hackett in den 50er- und 60er-Jahren zeigen, wie teilblinde Menschen ihre Restsehfähigkeit so verbessern konnten, dass manche nicht mehr als blind eingestuft wurden.

Die innere Intuition einschalten – Vertrauen

Der berühmte blinde Jacques Lusseyran (hatte sein Augenlicht als Kind bei einem Schulunfall verloren) berichtet in seinem Buch »Das wieder gefundene Licht«, wie er mit einer positiven Entwicklung im Leben durch eine hohe Ethik und Moral, durch Friedfertigkeit und eine innige Beziehung zu Gott, viel mehr wahrnehmen konnte.

Jacques Lusseyran: »Mein Freund Jean und ich waren so sehr eins, dass wir uns telepathisch verständigen konnten.«

»Ich war noch nicht 10 Jahre alt, da wusste ich schon – und mit welch vertrauensvoller Gewissheit -, dass alles in der Welt ein Zeichen von allem ist, dass jedes Ding allzeit bereitsteht, den Platz eines anderen einzunehmen, falls dieses ausfällt.
Vollkommener Ausdruck für dieses ständige Wunder der Genesung war für mich das „Vaterunser", das ich jeden Abend vor dem Einschlafen aufsagte.«

Die anderen Sinne aktivieren: Geruchssinn, Gehörsinn, Tastsinn

Tast- und Gehörsinn sind bei Blinden häufig überdurchschnittlich ausgeprägt. Mit dem Gehörsinn kann man lernen, sich im Raum und im Haus zu orientieren.
Man kann „trainieren" bewusst zu leben, z.B. die Musik von Instrumenten nicht nur zu hören, sondern mit dem ganzen Körper zu fühlen.

Jacques Lusseyran: »Sechs Jahre lang holte mich mein Vater von Oktober bis Mai jeden Samstag am Ausgang des Gymnasiums ab, rief ein Taxi herbei und führte mich in eines der Konzerte, die von den großen Symphonieorchestern in Paris gegeben wurden.
Der Eintritt in den Saal war die erste Episode einer Liebesgeschichte.
Das Stimmen der Instrumente war meine Verlobung. Danach stürzte ich mich in die Musik wie einer, der sich im Glück wälzt.
Die Welt der Violinen und Flöten, Hörner und Celli, der Fugen, Scherzos und Gavotten, gehorchen so schönen und klaren Gesetzen, dass mir jegliche Musik von Gott zu sprechen schien.

Mein Körper lauschte nicht, er betete. Mein Geist hatte keine Grenzen mehr. Und wenn mir Tränen in die Augen stiegen, spürte ich sie nicht herabrollen, sie waren außerhalb von mir. Ich weinte jedesmal vor Dankbarkeit, wenn das Orchester zu spielen begann. Die Welt der Töne – welch eine unerwartete Gnade für einen Blinden!

Die Musik ist für einen Blinden eine Nahrung, wie es für die, die sehen, die Schönheit ist.
Ich habe Mozart so sehr geliebt, ich habe Beethoven so sehr geliebt, dass sie letztlich das aus mir gemacht haben, was ich bin. Sie haben meine Emotionen geformt und meine Gedanken geleitet.

Heute hängt für mich die Musik an einem goldenen Nagel, der den Namen „Bach" trägt.
Aber nicht mein Geschmack hat sich geändert, sondern meine Bekannten. In meiner Kindheit lebte ich mit Mozart, Beethoven, Schumann, Berlioz, Wagner und Dvorak, weil sie die waren, denen ich jede Woche begegnete.
Mein Vater hatte die Gewohnheit, vom Konzert zu Fuß nach Hause zu gehen; er schenkte mir damit einige der schönsten Stunden meiner Kindheit.«

Das Verborgene in den Worten hören

Jacques Lusseyran hatte keine sehenden Augen, aber er konnte „hören", was sich hinter den Worten der Menschen versteckte, das Verborgene, das sie nicht sagten:
»Wenn sich die Leute an mich, den kleinen Blinden wandten, waren sie nicht auf der Hut. Sie waren überzeugt, dass ich die Worte vernähme, die sie sagten, dass ich ihren Sinn verstehe. Sie ahnten nie, dass ich in ihrer Stimme wie in einem Buch lesen konnte.
Ich konnte schließlich, ohne es zu wollen, ohne daran zu denken, so vieles in den Stimmen lesen, dass sie mich mehr interessierten als die Worte, die sie formulierten.«

»Was die Stimmen mich lehrten, lehrten sie mich fast immer sofort. Unsere Gelüste, unsere Launen, unsere heimlichen Laster und selbst unsere sorgsam gehüteten Gedanken übertrugen sich auf den Klang der Stimme, wurden offenbar in ihrer Modulation, in ihrem Rhythmus.«

Farben und Formen „erspüren“

Der Tastsinn ist bei blinden Menschen hoch entwickelt und hilft ihnen wahrzunehmen, wo sich Gegenstände im Raum befinden. Insbesondere die Fingerspitzen sind sehr sensibel für Energien. Man kann lernen, mit den Händen die Energien zu erspüren, die verschiedene Objekte und Farben ausstrahlen.
Man kann versuchen wahrzunehmen, wie sich der Unterschied zwischen der Farbe Schwarz und Weiß anfühlt und auch mit anderen Farben, z.B. mit farbigen Karten, weiter probieren und experimentieren.

Innere Objektwahrnehmung entwickeln

Ähnlich wie mit den Farben, kann man mit diversen Gegenständen zu Hause versuchen, sich mit der Energie der Materie durch positive Kommunikation zu verbinden.
Jacques Lusseyran beschreibt weiter in seinem Buch, dass er sich an Tagen, an denen er ausgeglichen war, zu Hause problemlos bewegen konnte, ohne gegen etwas zu stoßen. Aber an den Tagen, wo er z.B. zornig oder ungeduldig war, war diese Intuition weg, und er ist ständig gegen Stühle, Tische und andere Gegenstände gestoßen.

Die Hell-Dunkel-Wahrnehmung fördern

Ein Hell-Dunkel-Unterscheidungsvermögen entwickeln. Man kann die klassische Augenübung mit dem Sonnenbad mehrmals am Tag durchführen: Mit dem Gesicht der Sonne zugewandt, mit geschlossenen Augen, ein paar Minuten sich von der Lichtenergie der Sonne – bei Sonnenaufgang oder Sonnenuntergang – beleben lassen.

Das Positive in der Krankheit finden

Es ist kein Zufall, dass man blind oder sehbehindert ist. Die Ursache kann in der Seele liegen, oft aufgrund von selbst geschaffenen Belastungen in dieser oder in einer vorhergehenden Inkarnation.
Mit einer Krankheit kann eine Seelenschuld getilgt werden. Dankbar dieses Schicksal annehmen, trotz aller Probleme, die die Blindheit mit sich bringt, kann sie uns helfen, die Chance zu nutzen, um weiter zu kommen in diesem Leben.
Eine angeborene Krankheit kann eine Hilfe sein, weil sie uns zur Umkehr verhelfen kann, um uns das Herz zu öffnen für das Wesentliche im Leben, evtl. für das Göttliche in uns und in allem, was uns umgibt.

Jacques Lusseyran: »Wenn ich glücklich und friedlich war, wenn ich den Menschen Vertrauen entgegenbrachte und von ihnen Gutes dachte, dann wurde ich mit Licht belohnt.«

Sich mit allem verbinden

Man kann lernen und trainieren – auch Nicht-Blinde – ein Gefühl der Einheit zu entwickeln mit allen Lebensformen, mit allen Menschen.
Ein gutes Ziel wäre, zu lernen, das Wesentliche im Leben zu sehen, das Schauen zu lernen, mit dem Herzen zu sehen, die selbstlose Liebe anzustreben.

»Die Freude kommt nicht von außen; sie ist in uns, was immer uns geschieht. Das Licht kommt nicht von außen, es ist in uns, selbst wenn wir keine Augen haben.«

QUELLE: Buch »Das wieder gefundene Licht« von Jacques Lusseyran

Die Hinweise in den Kapiteln V „Der Weg zur Sehverbesserung und Augengesundheit“ (S. 235) können auch eine Sehbehinderung positiv beeinflussen.

Teil III

Fehlsichtigkeiten ganzheitlich behandeln

Irisdiagnose & Augendiagnose

Die Augen als Spiegel der Seele

Irisdiagnose und Augendiagnose

Unsere Augen sind sozusagen ein Teil des Gehirns. Die Iris (auch Regenbogenhaut genannt) stellt eine Reflexzone des Körpers dar, wobei jedes innere Organ einem Feld in der Iris zugeordnet ist.
Die Begriffe „Augendiagnostik“ und „Irisdiagnostik" werden vielfach synonym gebraucht. Genau genommen beobachtet man die Strukturzeichen und Pigmente der Regenbogenhaut (Iris), Zeichen in der Sklera (Lederhaut), Linsen- und Pupillenphänomene, Lider und Wimpern.

Wie wird die Irisdiagnose durchgeführt?

Es werden beide Augen mit einem Augenmikroskop, mit einem Fotoapparat oder einer Videokamera fotografiert. Im Anschluss daran bespricht der Arzt mit dem Patienten eingehend den Befund und die therapeutischen Möglichkeiten, um den körperlichen Belastungen entgegen zu wirken oder einzelne Organe zu unterstützen.

Die Ergebnisse der Irisdiagnose bieten die Chance, die Botschaften aus dem eigenen Auge zu nutzen und krankmachende Lebens-, Ernährungs- und Verhaltensweisen zu verbessern.
Die Augen geben uns somit rechtzeitig Hinweise, bei deren Beachtung wir Krankheiten vorbeugen können, um im fortgeschrittenen Alter noch topfit und gesund zu sein.

Was kann man mit der Irisdiagnose feststellen?

Mit der Irisdiagnostik kann man auch erkennen, welche Konstitution oder Anlagen jemand von seinen Vorfahren geerbt hat, ob und wie der Mensch seinen Körper bis jetzt „belastet“ hat, und welche Krankheitsrisiken auf Grund der mitgebrachten Anlagen und der jetzigen Belastungen für die Zukunft bestehen.

173

Durch die Irisdiagnose erhält man Informationen über die Ventile oder „Pforten des Körpers": Lunge / Atemwege, Haut / Lymphe / Bindegewebe, Leber / Gallenblase / Darm, Niere / Harnwege.

Viele durchgemachte Erkrankungen hinterlassen Spuren im Körper – und ca. 80% dessen, was sich im Laufe des Lebens im Körper abgespielt hat, lässt sich auf diese Weise im Auge ablesen. So kann zum Beispiel im Körper eine Veranlagung oder ein Nährboden für Entzündungen, Rheuma, Herzinfarkt, Schlaganfall, Diabetes, Krebs, Allergie oder Hauterkrankungen vorhanden sein.
In diesem Fall kann man gezielt etwas zur Vorbeugung tun. Denn jeder Mensch hat selbst einen großen Einfluss darauf, ob eine Krankheit ausbricht oder wie sie verläuft.

Man kann also vieles abwenden, sofern man seine unguten und krankmachenden Ernährungs- und Lebensgewohnheiten ändert und zu einer positiven Lebenseinstellung findet.

Im Laufe unseres Lebens können weitere Veränderungen hinzukommen. Sie können auch als genetische Information an die nachfolgenden Generationen weitergegeben werden.
Je gesünder wir leben und denken und je freier wir werden, desto besser sind die Gene und das körperliche und geistige Erbe, das wir unseren Kindern und Enkeln übertragen.

Irisdiagnose nach der Rayid-Methode

Die traditionelle Irisdiagnose konzentriert sich auf die potenzielle Krankheitsdisposition und deren Behandlung. Die spirituelle Irisdiagnose ermöglicht außerdem, die geistig-seelischen Ursachen für Krankheiten zu erkennen.
Pigmente, Strukturen und Ringe in der Regenbogenhaut – Iris – können tiefere Informationen geben, als man es aus der traditionellen Irisdiagnose kennt.

Sind die Augen das Tor zur Seele?

Mit den Augen nehmen wir nicht nur Eindrücke auf, die wir sehen, mit den Augen zeigen wir auch nach außen, was wir im Inneren fühlen. Sie sind das Projektionsfeld für den physischen, mentalen und emotionalen Körper.

Sie deuten nicht nur auf Neigungen zu bestimmten Krankheiten des Körpers hin, sondern sie können auch Informationen über psychologische Aspekte aufzeigen, wie Charakter, mitgebrachte Fähigkeiten, Anlagen und Talente des Menschen.

Diese Muster haben wir zum Teil von unseren Vorfahren geerbt, und wieder andere kommen aus unserer Seele, aus Vorleben.
In der Iris spiegeln sich die mitgebrachten Anlagen aus der Seele, die wir in diesem Leben ins Positive umwandeln können.

Durch Denny Johnson entstand das Rayid-Iris-Modell, die „spirituelle und psychologische Irisdiagnose".
In der menschlichen Iris widerspiegeln sich die Einstellungs- und Verhaltensmuster, in denen wir denken, agieren und unsere Beziehungen wählen.
Die Informationen, die in den Augen gespeichert sind, enthüllen die Schönheit, den Wesenskern.

Je mehr ein Mensch erwacht und sich der Intelligenz seines Herzens und seiner Seele öffnet, umso besser lernt er, sich selbst und sein Leben zu verstehen.

Die Augen als Spiegel der Seele

Augen können oft viel mehr sagen als viele wunderbar gewählte Worte. Wer hat nicht schon erlebt, wie uns ein strahlender, wohlwollender und lebensbejahender Blick berühren kann? Ist es vielleicht die Seele, die sich der Sprache der Augen bedient?

In der Poesie werden die Augen nicht umsonst als „Spiegel der Seele" bezeichnet. Gefühle wie Freude, Trauer, Aufregung oder Angst sind oftmals in den Augen erkennbar.
Der Zustand unserer Augen ist ein Spiegelbild unserer körperlichen, emotionalen und seelischen Verfassung.
Linkes und rechtes Auge haben auf emotionaler Ebene eine unterschiedliche Bedeutung.
Das linke Auge symbolisiert eher die Innenwelt: Familie und Kinder, Partnerschaft, das Thema Mutter, das weibliche Prinzip.
Das rechte Auge betrifft eher die Einstellung zur Außenwelt: Die Bereiche der beruflichen Verwirklichung, das Thema Vater, also das männliche Prinzip.
Viele Fehlsichtigkeiten (z.B. Kurzsichtigkeit, Weitsichtigkeit, Astigmatismus, Schielen etc.) oder Augenkrankheiten (Trockenes Auge, Glaukom, Katarakt, Makula-Degeneration, Sehbehinderung etc.) begannen in einem bestimmten Moment im Leben eines Menschen, zum Beispiel nach Überanstrengung, Umzug, körperlicher Krankheit, Streit, Arbeitsplatzverlust, Partnertrennung oder Scheidung, Todesfall in der Familie, seelischem Trauma, oder wenn im Leben alles zu viel wurde etc.

Die Krankheit kann eine hilfreiche Gelegenheit für den Patienten sein, mehr über sich selbst und seine fundamentalen Werte zu erfahren. Sie sollte im Zusammenhang mit dem gesamten Leben betrachtet werden.

»Augen sind äußerst sensitive, auf Gefühle besonders empfindlich reagierende Organe, die wie ein Seismograph auf das seelische Befinden des Menschen reagieren. Wird die Ursache einer seelischen Belastung über längere Zeit nicht behoben, so können die Augen ihre Beweglichkeit und Anpassungsfähigkeit verlieren.«

Augenarzt Dr. med. Wolfgang Schultz-Zehden

Die Therapie-Gespräche

Eine Fehlsichtigkeit oder Augenkrankheit hat oft mehrere Ursachen, die sich summieren. Dann wäre es wichtig, sich wie ein „Selbstforscher" zu fragen:

- Wann hat die Fehlsichtigkeit begonnen?
- Was war damals in Familie, Partnerschaft, Schule, Studium?
- Habe ich mich ungesund ernährt und ungesund gelebt?
- Warum sehe ich verschwommen?
- Womit verbinde ich meine Krankheit?
- In welchen Situationen verschlechtert sich mein Sehen?

Unsere Patienten berichten auffällig häufig, dass **seelische Belastungen** der **Auslöser** für Augenkrankheiten und die Sehverschlechterung waren.
Die Bereitschaft, etwas im Leben zum Positiven zu verändern, ist sehr wichtig. Es ist ratsam, selbst nachzuforschen, was dem Beginn der Augenkrankheit / Fehlsichtigkeit vorausgegangen ist. Evtl. ist das Führen eines Tagebuches eine Hilfe, damit Erinnerungen und Gefühle hoch kommen können. Man sollte jedoch nicht in der Vergangenheit „graben".

Eine Hilfe zur Verbesserung der Sehkraft durch Lösung der Konflikte sind persönliche **therapeutische Gespräche** zur Ursachenfindung und Bearbeitung der emotionalen Aspekte von Sehschwächen und Augenkrankheiten.
Aus der Praxis mit unseren Patienten haben wir eine Liste der möglichen seelischen Ursachen für Augenprobleme zusammen gestellt:

- Schwere Geburt, schwere Kindheit, Misshandlungen
- eine negative Weltanschauung, tiefe Verletzungen, traumatische Erlebnisse in der Kindheit und Jugendzeit
- Strenge oder autoritäre Eltern oder Lehrer
- Stress und starke nervliche Anspannungen
- Unerwartete Stress-Situationen; Lebenssituationen, in denen man keine Lösung sah
- Umzug, Schulwechsel, plötzliche Lebensveränderungen

- Berufliche Schwierigkeiten, Arbeitsplatzverlust, Mobbing
- Mangel an Liebe zu sich selbst oder zu anderen
- Negatives Selbstbild, mangelndes Selbstvertrauen, gestörtes Selbstwertgefühl
- Anderen die Schuld geben, Vorwurfshaltung
- Verletzt sein, nachtragend sein, Groll, Aggressionen
- Negative Gefühle, die man ständig nährt, wie z.B. Wut, Zorn, Ärger, Resignation, Angst, allgemeine Lebensangst
- Selbstbezogenheit, z.B. alles durch die eigene Brille sehen; immer Recht haben wollen, ungeduldig sein, Mangel an Verständnis und Toleranz, andere abwerten oder ausgrenzen, Streitsucht, nur das Negative an anderen sehen, Trauer, kontrollieren wollen, Eifersucht
- Disharmonischen Eltern-Kind-Beziehungen
- Verdrängte sexuelle Probleme, Perversionen, Inzest
- Zurückhaltung, Traurigkeit, Verzweiflung, Schuldgefühle, sich zurückziehen, Überforderungsituationen und Verluste
- Disharmonien, Diskrepanzen zwischen eigenem Wollen und Realität
- Extrem belastende Sorgen, viel Grübeln über Probleme, Unzufriedenheit
- Nicht geerdet sein, im Leben schweben
- Mangel an innerer Festigkeit, Minderwertigkeitsgefühle
- Mangel an Zielen und Klarheit im Leben
- Viele Bücher oder Comics, Filme, Computerspiele; in Traum- oder Phantasiewelten leben
- Streit in der Familie, unglückliche Ehe, Zwangsehe, Seitensprung des Partners, ungewollte Schwangerschaft, schlimme Trennung, Scheidung
- Tod des Partners oder eines Familienangehörigen ...

»Starke Emotionen sind in der Lage, das Sehen zu stören.«

Augenarzt Dr. med. Wolfgang Schultz-Zehden

Wenn Kinder schon mit Augenkrankheiten auf die Welt kommen, kann auch das auf seelische Belastungen aus Vorleben zurückzuführen sein. Siehe „Reinkarnation“ S. 272.

Fehlsichtigkeit bei Kindern und Jugendlichen

Augenerkrankungen und Sehstörungen sind weit verbreitet. Über die Hälfte aller Menschen in unserer Kultur leidet an Einschränkungen des Sehvermögens. Die Zahl der Brillen- und Kontaktlinsenträger nimmt permanent zu. Schlechtes Sehen wird oft als angeboren, als Folge ungünstiger Arbeits- und Lichtverhältnisse, Überanstrengung am Computer oder als unabänderliche Folge familiärer Vererbung oder des Älterwerdens betrachtet.
Die meisten Menschen glauben, dass eine Fehlsichtigkeit unkorrigierbar sei und nur wenige wissen, dass ein enger Zusammenhang zwischen Sehschwäche, Gedankenwelt und Lebenseinstellung besteht.
Bei vielen Menschen hat die Fehlsichtigkeit begonnen als Kind oder Jugendlicher mit einer schwachen Brille, und mit der Zeit wurden immer stärkere Gläser gebraucht.
Im Kindes- und Jugendalter kann der beste Moment sein, um Augen und Sehkraft zu verbessern, um einem Kind oder Jugendlichen ein Leben ohne Brille zu ermöglichen.

Der berühmte Augenarzt Dr. William H. Bates, der Pionier des Augentrainings, war der Meinung, dass die Sehhilfen, egal wie perfekt sie angepasst sind, die Augen zu einem Zustand der Passivität und Stagnation führen. Die Augenmuskeln brauchen dann nicht mehr zu arbeiten oder sich anzustrengen.
Dr. Bates gebrauchte oft den Begriff „geistige Anspannung" als Ursache für die Fehlsichtigkeit. Er vertrat die Ansicht, dass sie durch mentalen Stress verursacht wird. Er hatte schon im 19. Jahrhundert festgestellt, dass der Gebrauch einer Brille, trotz eines Gefühls der Besserung und Ruhe für die Augen, das visuelle Organ zur Faulheit zwingt.

Es gibt einen Zusammenhang zwischen Fehlsichtigkeit und mentalem Stress in der Schule oder im Leben eines Kindes.

Bei Kindern treten die Augenprobleme häufig auf im Alter von 7 und 12 bis 16 Jahren, wenn sich der Körper in einer hormonellen und seelischen Umstellung befindet – auch wenn sie eingeschult werden, oder bei Schulwechsel, Leistungsdruck, Überforderung (Prüfung, Abitur), Umzug, seelischem Trauma, wie z.B. dem Verlust eines Elternteils, oder wenn in der Familie die Harmonie fehlt.

Kindern und Jugendlichen eine Brille zu verschreiben, ist nicht immer die ideale Lösung. Eigentlich sind Brillen und Kontaktlinsen nur „Krücken" für die Augen. Sie werden am Grad der Korrektur „eingefroren", verlieren an Beweglichkeit und Lebendigkeit; das Sehfeld wird eingeschränkt, die Augen werden sogar anfälliger für Augenkrankheiten.

Die Augen sind der Spiegel der Seele. Das bedeutet, dass man sich um das Seelenleben dieses Kindes kümmern sollte: Eltern, Lehrer, Augenärzte könnten sich dann fragen, warum dieses Kind oder dieser Jugendliche schlecht oder verschwommen sieht? Wie lebt es oder er? Was könnte ein bedrückender Faktor sein?
Kinder sind seelisch mit den Eltern verbunden. Was die Eltern beschäftigt, kann zu Verkrampfungen der Kinder und zu Sehproblemen führen. Die Kinder nehmen oft Spannungen der Eltern und der Familie auf, was sich in Augenproblemen äußern kann.

»Das Sehen ist eine mentale Aktivität,
und die Augen reagieren auf unsere Gedanken,
Gefühle und Emotionen.«

Die Sehkraft hängt auch zusammen mit Interesse und Neugier. Wenn wir uns langweilen oder müde sind, kann es passieren, dass wir plötzlich verschwommen sehen.

Kinder und Jugendliche haben oft Augenprobleme beim Fach Mathematik; sie sehen die Tafel unscharf. Dazu können sich andere Faktoren summieren, wie z.B. Bewegungsmangel, sich von der Natur entfernen, ungesunde Ernährung und Lebensweise.

»Eine Fehlsichtigkeit kommt und geht. Sie ist kein permanenter Zustand und kann so vorübergehend sein wie eine Grippe. Sie hat ihre Ursachen im Körper und in der Seele.«

Situationen im Leben, die uns nervlich und seelisch belasten und im Unterbewusstsein gespeichert sind, sind oft die Ursache für Fehlsichtigkeiten und Augenprobleme.

»Der Zustand unserer Augen ist ein Spiegelbild unserer körperlichen, emotionalen und seelischen Verfassung.«

Der Prozess der Sehverbesserung oder „frei werden von der Brille" kann besonders schnell gehen bei Kindern und auch bei Menschen, die ungern eine Brille tragen.
Der beste Zeitpunkt, mit dem ganzheitlichen Sehtraining zu beginnen, ist das Anfangstadium der Verschlechterung der Sehkraft.
Das Nicht-Tragen der Brille kann in vielen Fällen schon eine Heilwirkung haben.

Wir erleben immer wieder, dass z.B. bei fehlsichtigen jungen Mädchen, die aus Eitelkeit keine Brille tragen wollen, die Fehlsichtigkeit nach ein paar Wochen oder Monaten verschwinden kann, insbesondere wenn sie motiviert und bereit sind, etwas zu ändern.

Der Sehtest wird oft missbraucht, um Brillen zu verkaufen!

Es gibt Menschen, auch Kinder und Jugendliche mit leichter Kurzsichtigkeit (-0,25 bis -0,75 Dioptrien), denen nach einem Sehtest sofort eine Brille verordnet wird, die dann beispielsweise beim Fernsehen grundsätzlich getragen werden soll – sozusagen als Unterstützung, Entspannung oder „Erholung" für die Augen, damit die Augen sich nicht anstrengen müssen, oder um Kopfschmerzen zu behandeln.
Bei so einer Pseudo-Myopie könnte der Sehfehler jedoch mit relativ geringem Aufwand korrigiert werden. Zu oft werden Brillen „verkauft" aus rein kommerziellen Interessen an Menschen, die gar keine brauchen.

Ist eine Fehlsichtigkeit genetisch bedingt?

Weniger als 1% der Menschen kommt fehlsichtig zur Welt. Die Bewohner ländlicher Gegenden und die Naturvölker haben in der Regel eine hundertprozentige Sehfähigkeit.
Studien mit Eskimos und anderen Naturvölkern haben gezeigt, dass die Erbanlage, die Genetik, nicht die Hauptrolle bei der Entstehung einer Fehlsichtigkeit spielt; denn es gibt Familien, bei denen die Eltern eine Brille tragen und die Kinder nicht, und umgekehrt.
In unserer Gesellschaft hört man oft, dass die Fehlsichtigkeit erblich bedingt und unheilbar sei! Aber, warum sollten die Augen die einzigen Organe im Körper sein, die nicht heilen können?

Wie genau ist ein Sehtest?

Die Augen werden gemessen und betrachtet wie ein Fotoapparat; wenige Augenärzte und Augenoptiker beschäftigen sich jedoch mit dem Seelenleben des Kindes.
Die klassische Augenheilkunde ist der Meinung, dass der Zeitpunkt für den Lernprozess des Auges begrenzt sei. Dadurch entsteht eine Grundangst, dass die Augen sich fehlentwickeln könnten und es wird behauptet, dass die einzige Lösung das Tragen der „richtigen" Brille sei.
Aus dieser Angst werden Brillen bei jeder Abweichung der Norm schon bei kleinen Kindern verschrieben. Viele Kinder sind weitsichtig und das ist ganz normal. Deshalb brauchen sie keine Brille, denn mit dem normalen Reifungsprozess des Kindes kann es von allein verschwinden!

»Messungen an Kinderaugen beispielsweise sind nur in der natürlichen Umgebung sinnvoll. Praxisräume, weiße Kittel und Sprechstunden-Atmosphäre sind fehl am Platz.
Ähnlich wie beim frontalen Fotografiertwerden führt dies zu Nervosität und Unbehagen, wobei die optische Abstimmung des Auges sich verschlechtert.«

»Viele kleine Kinder, die durchaus normal sehen, solange ihre Mutter im Arztzimmer ist, werden kurzsichtig oder weitsichtig, wenn sie hinausgegangen ist, weil sie nun unbewusst in einen inneren Angstzustand kommen und von dem Augenblick an nur noch mit Anstrengung sehen können.
Unbekannte Sehobjekte rufen Sehanstrengung und als Folge Brechungsfehler hervor, weil ihr Anblick zunächst dem Auffassungsvermögen Mühe und Anstrengung bereitet.«
»Hornhautverkrümmung, Schielen, Kurzsichtigkeit oder Weitsichtigkeit sind nichts anderes als ein Ausdruck von Anstrengung und der Störung der inneren Harmonie. «

QUELLE: Aus dem Buch »Rechtes Sehen ohne Brille« des Augenarztes Dr. Bates:

»Viele Kurz- und Weitsichtige haben Schwierigkeiten mit Kontrolluntersuchungen. Da jede Untersuchung und jeder Sehtest ein Stressfaktor ist, verspannen sich die Augen meistens noch mehr, wenn sie dem weißen Kittel und den Apparaturen ausgeliefert sind, und die Ergebnisse werden schlechter als die normale Sehschärfe. So entstehen Anpassungsschwierigkeiten an die neue Brille – die Augen geraten in weitere Verspannung, da sie sich den zu starken Werten fügen müssen.

Ein Circulus vitiosus entsteht: Sehprobleme durch Verspannung. Kinder und Jugendliche bekommen eine überkorrigierte Brille und dadurch entsteht noch mehr Verspannung und Sehverschlechterung.
Mit überkorrigierten Brillen bleibt den Augen keine Möglichkeit zum Lockerlassen. Und eine Verstärkung des Problems entsteht noch durch die Aufforderung, die Brille immer zu tragen.«

QUELLE: Text aus dem Buch von Elke Werkmeister: »Auf dem Weg in die Klarheit –Verwandlung durch Augenarbeit«

Ein Sehtest ist zum großen Teil eine subjektive Messung, auch wenn man mit modernen Geräten untersucht. Die Ergebnisse, die mit automatischen Messinstrumenten ermittelt werden, sind nicht immer genau. Die Testergebnisse variieren, und die Geräte können eine Abweichungstoleranz von plus/minus einer halben Dioptrie haben.

Wenn man bei mehreren Augenärzten die Augen untersuchen lässt, an verschiedenen Tagen, in verschiedenen Lebenssituationen, kann es sein, dass man jedes Mal andere Werte bekommt.
Ein Sehtest entspricht nicht immer dem normalen Zustand des Auges, egal wie perfekt oder wie teuer die medizinischen Geräte sind.
Ein Sehtest am Montag bringt andere Resultate als am Freitag.
Ist man traurig, müde, deprimiert oder energiearm, sind die Messwerte beim Augenarzt oder Optiker in der Regel schlechter, als wenn man freudig und fit ist.
Wenige Augenärzte oder Optiker sehen einen Zusammenhang zwischen Augen und Körperzustand oder Psyche und fragen sich nicht, warum ein Mensch verschwommen sieht.
Kinder und Jugendliche werden zu oft und zu schnell zum Sehtest gebracht. Und beim leichtesten Anzeichen einer Fehlsichtigkeit bekommt man sofort eine Brille mit wenigen Dioptrien Korrektur verschrieben, was ein **Kunstfehler** sein kann, der dieses Kind evtl. für das ganze Leben prägt!

Der Sehtest wird oft missbraucht, um Brillen zu verkaufen!

Kinder – aber auch Erwachsene – haben oft unbewusst Angst vor Augenuntersuchungen oder medizinischen Geräten und können sich verkrampfen, insbesondere wenn sie die Pupillen erweiternden Augentropfen bekommen. Die Folge kann sein, dass das Ergebnis des Sehtests durch diese Verkrampfung schlechtere Werte zeigt, und es wird eine Brille verordnet, die evtl. zu stark korrigiert ist und somit die Augen belasten kann.

Dieses Phänomen der „unbewussten Verkrampfung" könnte man mit der Blutdruckmessung vergleichen:
Was passiert, wenn wir mehrmals täglich den Blutdruck messen?
Wir bekommen fast jedes Mal andere Werte!
Was passiert, wenn wir zu Hause und später beim Hausarzt Blutdruck messen? Oft ist es so, dass der Blutdruck beim Arzt höher ist als zu Hause.
Warum? Wir verkrampfen uns unbewusst vor dem Arzt.
Das nennt man den „**Weißkittel-Effekt**".

Das ist jedoch kein Grund, ein Blutdruck senkendes Medikament einnehmen zu müssen. Beim Sehtest bei Kindern kann etwas Ähnliches geschehen.
Auf Grund unbewusster Verkrampfungen sehen Kinder oft verschwommen (trotz „Augentropfen“) während des Sehtests, so ähnlich wie Erwachsene beim Hausarzt, die plötzlich zu hohe Blutdruckwerte bekommen auf Grund des „Weißkitteleffekts“.
Das Ergebnis kann sein: Kinder, die keine Seh-Auffälligkeiten zu Hause, im Kindergarten und in der Schule zeigen, bekommen eine Brille, um eine Fehlsichtigkeit zu „korrigieren“, die sie nicht wirklich haben.
Wir kennen Kinder, Jugendliche und Erwachsene, die bei verschiedenen Augenärzten waren und jedes Mal ein anderes Brillenrezept bekamen. So fragen uns manche Eltern, welche Brille ihr Kind nun tragen soll?

Sollen kleine Kinder eine Brille tragen?

Es gibt Kinder, bei denen das Tragen der Brille eine Hilfe sein kann. Man sollte in jedem Fall individuell abwägen. Der Augenarzt Dr. Bates sagte zum Thema Brilletragen:

»Brillen führen die Augen zu einem Zustand der Passivität und Stagnation.«

»Jahrelanges Tragen von Brillen mit immer stärker werdenden Gläsern macht deutlich, dass sich die Augen durch die Brille nicht bessern, sondern nur weiterhin schlechter werden.«

»Man sollte die Brille so wenig wie möglich tragen; so hilft man den Augen am besten, die natürliche Sehkraft wieder zu erlangen.«

Viele Kinder und Jugendliche spüren oft intuitiv, was gut für sie ist und wehren sich dagegen. Darum ist es nicht empfehlenswert, das Kind zu zwingen, diese Brille ständig zu tragen. Denn vielen Kindern wird eine Brille verschrieben, einfach weil sie sich beim Sehtest verkrampft haben und schlechtere Messwerte gezeigt haben.

Die normale Seh-Entwicklung des Kindes

Ab der 30. Schwangerschaftswoche reagiert die Pupille auf Licht. Einige Tage nach der Geburt werden unkoordinierte Blicksprünge ausgeführt.

Ab der 2. Lebenswoche können Kontraste wahrgenommen werden.

In der 4. Lebenswoche ergibt sich eine stabile Augenstellung, und die beiden Seheindrücke vom rechten und linken Auge werden miteinander verschmolzen.

In der 6. Lebenswoche werden bekannte Gesichter erkannt.

Ab der 7. Lebenswoche beginnt die sensible Phase für das Erlernen von beidäugigem Sehen.

In der 6. – 8. Lebenswoche werden die Folgebewegungen präziser, die Augen fixieren ein Objekt (der Kopf wird gehalten = Motorik) und ein reaktives Lächeln ist möglich.

Ab der 8. Lebenswoche können sich die Augen auf ein nahes Objekt einstellen (Konvergenz und Akkommodation).

Ab dem 3. Lebensmonat ist das Anschauen von Gegenständen in der eigenen Hand möglich (Halten = Motorik, Sehen = Auge-Hand-Koordination).

Im 3. Lebensmonat entwickelt sich das Tiefensehen (Stereopsis), Sensorik und Motorik arbeiten immer präziser zusammen.

Ab dem 4. Lebensmonat ist die Einstellung der Augen auf ein nahes Objekt (Akkommodation) weitgehend genau möglich (foveale Reife).

Im 6. – 8. Lebensmonat sitzen die Kinder, drehen sich und halten Gegenstände eigenständig; dies erfordert eine ausreichend gute Koordination von Augen und Motorik.

Warum bekommen Kinder so schnell eine Brille?

Die Augenheilkunde und die Brillenindustrie sind fest überzeugt, dass die Fehlsichtigkeit „unheilbar" sei und die einzige Lösung, um die Sehkraft zu verbessern, das Tragen einer Brille sei. Nur wenige Augenärzte wie Dr. Roberto Kaplan, Dr. Janet Goodrich oder Dr. William H. Bates haben sich getraut, dies in Frage zu stellen.

»Warum haben Kinder von Indianern
und Naturvölkern kaum Augenprobleme?«

Warum brauchen 30-40% der Kinder und Jugendlichen in den Industrieländern eine Brille?
Viele Kinder und Jugendliche ernähren sich ungesund. Die Ernährung ist oft einseitig und mit „Chemie" belastet, hauptsächlich durch Fast-Food, mit viel Fleisch und Fisch - auch mit zu viel Weißmehlprodukten, Zucker, Süßigkeiten, Schokolade.
Sie essen kaum Gemüse und Obst und das kann im Körper zu Mangelzuständen führen, was Augen und Sehkraft beeinflussen kann.

Eine andere Erklärung könnte sein, dass das Leben in der „zivilisierten Welt" kompliziert geworden ist. Die Kinder sind selten draußen in der Natur. Das moderne Leben ist unruhig, stressig und voll mit Technik, die die Augen zusätzlich belastet.

»Augenprobleme sind meistens verbunden mit
Problemen im Leben des Menschen.
Kinder und Jugendliche, die freudig und glücklich sind,
haben selten Augenprobleme.«

Wie können sich die Augen normal entwickeln?

Einige Tipps für gesunde Augen bei Kindern könnten sein:

- So viel Obst, Salat und Gemüse wie möglich – eine vegetarische Ernährung ohne Fleisch und Fisch.
- So wenig wie möglich Zucker und zuckerhaltigen Getränke, Cola & Limo, Schokolade und Süßigkeiten, Gummibärchen mit Tiergelatine.
- Nicht zu viel Fernsehen, Smartphon, Internet, PC-Spiele
- Sanftes Sonnenlicht mehrmals pro Woche kann helfen, dass die Augen sich normal entwickeln
- Den Kontakt mit der Natur pflegen, die Augen in alle Entfernungen spielerisch „trainieren"
- Mehr Bewegung, draußen spielen
- Eine harmonische und ruhige familiäre Atmosphäre

Ein schneller Weg, die Sehkraft zu verbessern oder von der Brille frei zu werden, könnte sein: Die Brille so wenig wie möglich tragen – und parallel dazu auf die Ursachen eingehen, die zur Fehlsichtigkeit geführt haben. Dies kann unterstützt werden mit naturheilkundlichen Therapien und Entspannungsbehandlungen.

Kinder und Jugendliche haben eine **seelische Verbindung** mit den Eltern. In manchen Fällen können sich die Augenprobleme der Kinder und Jugendlichen verbessern, wenn die Eltern gute Vorbilder werden und **positive Veränderungen** im Äußeren und im Inneren erleben, wenn sie ihre Denkweise, ihren Ernährungs- und Lebensstil ändern.

Hornhautverkrümmung Astigmatismus

Für viele Menschen ist die Diagnose ein Schock, denn man hört, dass die Hornhautverkrümmung genetisch oder erblich bedingt und nicht heilbar sei: „Mit dieser Krankheit müssen Sie leben" und „Es kann nur durch eine Brille oder Kontaktlinse korrigiert werden".
Aber ist Astigmatismus – Hornhautverkrümmung – tatsächlich unheilbar? Warum sollen unsere Augen die einzigen Organe des Körpers sein, die nicht heilen können?

Hornhautverkrümmung – Astigmatismus – tritt oft in Kombination mit Kurzsichtigkeit und Weitsichtigkeit auf. Dies deutet meist auf ein ungleiches Spannungsmuster der Augenmuskeln hin und wird durch Verspannungen, der das Auge umgebenden geraden Muskeln verursacht. Diese Verspannungen stehen in unmittelbarem Zusammenhang mit unserer inneren Verfassung, Emotionen und Gefühlen.
Unsere Augen reagieren auf unsere Gefühle: Zum Beispiel wird die Pupille größer, wenn wir Angst haben. Das Gleiche geschieht mit dem flexiblen Hornhautgewebe; es spiegelt einfach die Stressmuster, welche das Auge beeinflussen. Diese Krümmung ist ähnlich wie beim Aufstellen eines Zeltes: Wenn nicht alle Zeltschnüre gleich stark gespannt sind, neigt sich das Zelt in die Richtung der am stärksten gespannten Zeltschnur.

In einer Studie der Universität Münster wurde festgestellt, dass die Sehschärfe bei 88 untersuchten, gesunden Studenten im Laufe eines Tages messbar schwankte. Die Untersuchungen wurden zehnmal wiederholt. Es wurde zweifelsfrei festgestellt: Gegenüber 9 Uhr morgens hatte sich die vordere Augenpartie (der Hornhautradius) am Nachmittag stärker gekrümmt. Bei einer Brillenverordnung wäre die Glasstärke am Nachmittag im Durchschnitt 0,25 Dioptrien stärker ausgefallen als am Vormittag. Zitat aus dem Untersuchungsbericht: »Der Augapfel allein kann es nicht gewesen sein. Vielleicht haben auch psychische Faktoren eine Rolle gespielt.« QUELLE: „Medizin heute" Nr. 2/98

D.h., wenn man die Augen beim Augenarzt überprüfen lässt, kann es sein, dass man eine mehr oder weniger starke Brille verordnet bekommt, je nachdem, zu welcher Tageszeit und in welcher Stimmung usw. man zur Untersuchung erscheint.

Ein Großteil der Bevölkerung hat leichte Hornhautverkrümmung, diese ist jedoch keine Krankheit!

Die Werte der Hornhautverkrümmung – Astigmatismus – findet man in der zweiten Spalte „Zylinder" oder „zyl" eines Brillenpasses oder Brillenrezeptes. Eine gute Einnahmequelle für die Brillenindustrie sind u.a. die Zylinderkorrekturen und die Gleitsichtbrillen.
Wenn jemand eine ausgeprägte Hornhautverkrümmung über 3,00 dpt hat, dann sieht er ungerade vertikale Linien und verschwommen. Oft ist das die Folge von seelischen Fehlhaltungen oder traumatischen Erlebnissen im Leben des Menschen.
Bei niedrigeren Werten wie 2,00 dpt und solange keine deutlichen Sehstörungen oder Augenbeschwerden vorliegen, braucht man „keine Korrektur" in der Brille einzubauen – und die Brille wird wesentlich billiger.
Man muss nicht jede kleine Abweichung der Norm korrigieren! Statt sich auf die Korrektur mit Brillen oder Kontaktlinsen zu konzentrieren, sollte man lieber die Ursachen der Augenprobleme erforschen.

»Menschen mit innere Unruhe, die an Energie- und Bewegungsmangel leiden, sich von der Natur entfernt haben, ungesund leben, sich fehlernähren und alles gekocht essen, leiden vermehrt an Augenkrankheiten und Fehlsichtigkeiten.«

Der Augenarzt Dr. Bates sagte, dass eine Fehlsichtigkeit kein permanenter Zustand sei. Und es ist wirklich so, wenn eine Lebenskrise vorbei ist oder wenn der Mensch sich positiv verändert, verschwindet oft das verschwommene Sehen.
Ein Großteil der Bevölkerung hat leichte Hornhautverkrümmung – diese ist jedoch keine Krankheit und in den meisten Fällen braucht man auch keine Extra-Brille oder Kontaktlinsen tragen!

Die Augen reagieren auf Gefühle und Emotionen!

Unsere Augen reagieren auf unsere Gefühle: Z.B. wird die Pupille größer, wenn wir Angst haben, aufgeregt oder neugierig sind. Das Gleiche geschieht mit dem flexiblen Hornhautgewebe; es spiegelt ganz einfach die Stressmuster, die das Auge beeinflussen.
Im Mittelalter war Krankheit eine „Strafe Gottes". In der jetzigen Zeit ist die Krankheit eine „Strafe der Genetik". Oft werden die Ursachen vieler Zivilisations-Krankheiten in den Genen gesucht und gesehen. Jedoch die Gene sind keine passiven Strukturen, sie sind große Speicher von Informationen und reagieren auf alles, was wir fühlen, denken und tun, aus diesem oder aus vorherigen Leben. Solange die Schulmedizin die Ursachen der Krankheiten nur auf materieller Ebene sucht, wird sie sie nicht finden.

Warum ist ein Augapfel zu kurz oder zu lang?
Was verformt unsere Augäpfel oder unsere Hornhaut?

Unsere Augen bestehen aus weichen Strukturen, die auf unsere Gedanken und Emotionen reagieren. Der Augenarzt Dr. Bates beschreibt, entgegen der traditionellen Lehrmeinung, dass Astigmatismus – Hornhautverkrümmung – abhängig ist von unserer Gefühlswelt und sich genauso behandeln lässt, wie alle anderen Fehlsichtigkeiten. Er sagte:

»Hornhautverkrümmung, Schielen, Kurzsichtigkeit oder Weitsichtigkeit sind nichts anderes als ein Ausdruck von Anstrengung und der Störung der inneren Harmonie.«

»Sehdefekte und sogar Krankheiten können durch emotionalen Stress und Druck beeinflusst werden.«

Augenarzt Dr. med. W. H. Bates (1860-1931)

Der Augentrainer Dr. Roberto Kaplan hat in seinen Forschungen einen Zusammenhang festgestellt zwischen Hornhautverkrümmung und seelischen Fehlhaltungen wie Inflexibilität, Ungeduld, Mangel an Wahrheit und Liebe, unaufgelöster Zorn und Groll, Sturheit, sexuelle Themen etc.

»Die Augen sind nicht nur ein Spiegel des Körpers,
sondern auch ein Spiegel der Seele.
Fehlsichtigkeit und Augenprobleme basieren oft
auf Problemen im Leben des Menschen.«

Man sollte „erforschen", wie dieser Mensch lebt, arbeitet, sich ernährt und was ihn belastet. Denn dort liegen die wahren Ursachen der Fehlsichtigkeit, egal ob es Hornhautverkrümmung, Schielen, Kurzsichtigkeit oder Weitsichtigkeit ist.

Ganzheitliches Konzept zur Sehverbesserung

Warum gibt es immer mehr Menschen mit Augenproblemen und Brillen? Jeder zweite Bundesbürger hat eine Fehlsichtigkeit oder ein Augenproblem – wie in fast allen Industrieländern. Statistisch betrachtet ist es heute ganz „normal", dass etwa 60% der Bevölkerung in den Industrieländern unter einer Sehschwäche leiden und eine Brille brauchen.
Die meisten Menschen glauben, dass Fehlsichtigkeit, wie z.B. Kurzsichtigkeit, Weitsichtigkeit, Hornhautverkrümmung genetisch bedingt sei und man nichts gegen die nachlassende Sehkraft tun könne.
Viele Augenprobleme und Fehlsichtigkeiten sind nichts anderes als Zivilisationskrankheiten, die trotz moderner Medizin, nicht weniger werden, sondern mehr, denn es gibt eine große Industrie, die davon lebt.

Die ganzheitliche Therapie der Hornhautverkrümmung (Astigmatismus) bedeutet, die begleitende Kurzsichtigkeit (Myopie) oder Weitsichtigkeit (Hyperopie) zu behandeln.
So korrigiert sich automatisch die Hornhautverkrümmung.

In unserer »Arztpraxis für Naturheilverfahren & Augentraining« begleiten wir den Patienten ambulant oder stationär mit Lebensberatungsgeprächen und naturheilkundlichen Therapien auch während eines Augen- oder Gesundheits-Urlaubes.

»Erst als man den Zustand ihrer Seele erkannte und da Ordnung hineinbrachte, ging es mit dem körperlichen Leiden auch besser. Wenn die Seele gesundet kann auch der Körper heilen.«

Sebastian Kneipp (1821-1897), Priester, Hydrotherapeut

Seine Aussage gilt nicht nur für Augenprobleme, sondern für alle Krankheiten!

Die traditionelle Behandlung der Fehlsichtigkeit mit Brille, Kontaktlinsen und Laser-Operationen ist nur eine Symptombehandlung. Sie behebt nicht die Ursache der Krankheit!
Am besten ist, nicht mit dem „Brille tragen" beginnen, sondern am Anfang des verschwommenen Sehens sich mit den möglichen Ursachen beschäftigen und sie zu ändern.

»Wenn man eine Brille hat, so wenig wie möglich benutzen, nur wenn man sie wirklich braucht.«

Über die Nachteile der Brille (auch Kontaktlinsen) sagte der Augenarzt Dr. Bates schon vor 100 Jahren Folgendes:

»Brillen führen die Augen zu einem Zustand der Passivität und Stagnation.«

»Jahrelanges Tragen von Brillen mit immer stärker werdenden Gläsern macht deutlich, dass sich die Augen durch die Brille nicht bessern, sondern nur weiterhin schlechter werden.«

»Man sollte die Brille so wenig wie möglich tragen; so hilft man den Augen am besten, die natürliche Sehkraft wieder zu erlangen.«

»Hat jemand seine Brille zerbrochen und geht dann eine oder zwei Wochen lang „unbebrillt" umher, so wird er merken, dass sich seine Augen in dieser Zeit gebessert haben; denn tatsächlich bessern sich die Augen mehr oder weniger, sobald die Brille einmal gänzlich ausgeschaltet wird, auch wenn es den Betreffenden nicht immer bewusst wird.«

»Die perfekte Sehkraft kann vor allem durch Entspannung erreicht werden.«

Augenarzt Dr. med. W. H. Bates (1860-1931)

Kurzsichtigkeit - Myopie

Kurzsichtigkeit oder Myopie ist die am weitesten verbreitete Sehstörung. In die Nähe sieht man scharf, etwas weiter entfernte Gegenstände kann man aber nur verschwommen erkennen.
Die Kurzsichtigkeit hat sich in den letzten Jahrzehnten so verbreitet, dass man von einer Epidemie sprechen kann.

Formen der Myopie

Pseudomyopie – Akkommodationsspasmus – wenn der Ziliarmuskel der Linse sich nicht genügend entspannen kann, um entfernte Gegenstände scharf zu sehen. Betroffen sind oft junge Menschen, deren Augen durch exzessive Akkommodation im Nahbereich belastet werden: Viel Lesen, Lernen, Internet, PC-Spiele, Smartphon etc. Es beginnt mit Minus 0,25, 0,50, 0,75 Dioptrien, und wenn man den Fehler macht mit dem Brille tragen zu beginnen und sie ständig benutzt, dann verschlechtern sich die Augen und mit der Zeit braucht man eine stärkere Korrektur!

Nachtkurzsichtigkeit, entsteht bei Dämmerung und Nacht.

Brechungsmyopie oder **Refraktionsmyopie**, wenn im Vergleich zur Norm, die Brechkraft des Auges – der refraktiven Teile des Auges, d.h. der Hornhaut und / oder der Linse, aber auch Kammerwasser und Glaskörper – zu stark ist.

Achsenmyopie – Augapfel ist zu lang – wird als „unheilbar" betrachtet und für die klassische Augenheilkunde gibt es außer den Sehhilfen keine andere Behandlungsmöglichkeit. Jeder Millimeter Abweichung der Achsenlänge von der Ideallänge führt zu einer Zunahme der Myopie um 3 Dioptrien.

Die **Indexmyopie** oder **Linsenmyopie** entsteht durch Veränderungen der Brechzahl der Augenstrukturen, z.B. Katarakt.

Die **Induzierte Myopie** kann durch überhöhten Glucosespiegel, die Einnahme von bestimmten Medikamenten, sowie außergewöhnlichen Bedingungen entstehen.

Der Augenarzt Dr. W. H. Bates war der Meinung, dass zwischen Körper und Geist eine Wechselbeziehung besteht und vertrat die Ansicht, dass Kurzsichtigkeit durch mentalen Stress verursacht wird: Schlechtes Sehen wird durch **„geistige Anspannung"** verursacht. Sehen ist eine Funktion des Geistes, kein mechanischer Prozess, der einfach durch die Augen ausgeführt wird.
Er beobachtete, dass Tiere, die in engen Behausungen gehalten werden – z.B. Zirkus, Zoo – Kurzsichtigkeit entwickeln. In den Industrieländern werden immer mehr Menschen fehlsichtig und brauchen eine Sehhilfe – Brille oder Kontaktlinsen.

Dr. Bates hatte recht: »Augen und Sehkraft verschlechtern sich auf Grund seelischer und nervlicher Anspannung, wenn der Mensch ungesund lebt oder denkt und sich von der Natur entfernt.«
Interessante Ergebnisse aus Studien mit Kindern in Schulen haben Folgendes gezeigt:

Sonnenlicht kann Kurzsichtigkeit vorbeugen
Täglich ausgedehnte Aufenthalte im Freien könnten Kinder, laut einer Studie australischer Forscher, vor Kurzsichtigkeit bewahren. Man hat festgestellt, dass das Wachstum der Augen reguliert wird, wenn die Augen täglich zwei bis drei Stunden hellem Licht ausgesetzt sind.

Bessere Luft im Klassenzimmer hilft besser zu sehen
Forscher der Universität Bremen haben festgestellt, dass es in vielen deutschen Klassenräumen schlechte Luft gibt mit Kohlendioxidwerten über der Toleranzgrenze, was zu Müdigkeit, schlechtem Sehen, Konzentrationsverlust und allgemeiner Unruhe führen kann. Die Wissenschaftler empfehlen, die Räume unbedingt alle 20 Minuten bei weit geöffneten Fenstern zu lüften.

Leseschwäche wegen Flüssigkeitsmangel
Eine Paderborner Studie ergab jüngst, dass rund 30% der Schüler von Haupt- und Realschulen nicht genügend trinken. Unter mangelnder Flüssigkeitszufuhr leiden nicht nur die Augen, sondern auch die allgemeine Leistungsfähigkeit der Schüler, z.B. können deshalb Schwindel und Hörstörungen auftreten.

Lesen im „Funzellicht“ verursacht keine Fehlsichtigkeit
Früher dachte man, dass das Lesen bei schlechtem Licht die Augen verderbe und die Ursache für Kurzsichtigkeit wäre. Aber eine aktuelle Studie, die in der Medical Tribune veröffentlicht wurde, zeigt, dass unsere Augen doch widerstandsfähiger sind als man dachte. Denn unzureichendes Licht kann zwar zu Problemen beim Fokussieren führen, aber dadurch kommt es nicht zur Schädigung von Struktur und Funktion der Augen.
Diese Erkenntnis wird auch gestützt von der Tatsache, dass Kurzsichtigkeit über die Jahrhunderte zugenommen hat – obgleich die Qualität der Lichtquellen stark gestiegen ist. Nie gab’s so viele fehlsichtige Kinder und nie gab’s so gute Lampen wie jetzt.

Der Beginn der Myopie – Kurzsichtigkeit

Kurzsichtigkeit beginnt meistens im Schulalter: Irgendwann stellt man fest, dass man Schwierigkeiten hat, zu erkennen, was der Lehrer an die Tafel geschrieben hat.
Eine beginnende Kurzsichtigkeit kann man noch kompensieren, jedoch mit der Zeit wird das Problem zunehmend größer. Die Augen werden untersucht, und man bekommt als Kind schon eine Brille verpasst. Doch das Tragen einer Brille lässt die Sehschwäche meistens noch schneller fortschreiten. Also braucht man immer stärkere Gläser. Bald trägt man die Brille ständig – sogar dann, wenn man sie gar nicht brauchen würde.

Was geschieht während der ersten Schuljahre?

Diese Phase ist in körperlicher, emotionaler und mentaler Hinsicht sehr prägend. Psychologische Studien über Aufmerksamkeit ergaben, dass bei Schülern, die schwierige oder herausfordernde Aufgaben lösen mussten, das Fokussiervermögen der Augen im Nahbereich um bis zu 60% zurückging. Es hat sich gezeigt, dass familiäre- und Schulschwierigkeiten häufig der Grund für Sehprobleme bei Kindern sind. Siehe Kapitel „Zitate des Augenarztes Dr. Bates über Kinder und Jugendliche“ (S. 35).

Manche Menschen entwickeln eine funktionelle Kurzsichtigkeit, die entsteht, wenn wir die Augen zu stark im Nahbereich beanspruchen, wenn wir Tag für Tag viel lesen und unseren Fokus viele Stunden innerhalb eines halben Meters halten müssen. Dies ist zum Beispiel der Fall, wenn man den ganzen Tag am Computer arbeitet. Die Augen werden für das Nahsehen täglich „trainiert", das Sehen in die Weite verkümmert, und irgendwann braucht man eine Brille.

Kurzsichtigkeit mit niedriger Dioptrienzahl

Das Kapitel „Der Weg zur Sehverbesserung und Augengesundheit" (S. 235) beinhaltet Hinweise aus mehr als 20 Augentrainingsmethoden – alles, was Ihnen helfen kann, die Dioptrienzahl zu reduzieren.

Kurzsichtigkeit mit höherer Dioptrienzahl

Wenn Sie jahrelang eine Brille oder Kontaktlinsen getragen haben und dadurch die Dioptrienzahl gestiegen ist, dann geht es nicht so schnell, die Fehlsichtigkeit rückgängig zu machen, aber es lohnt sich, zu beginnen. Viele Hinweise finden Sie detailliert im Kapitel „Der Weg zur Sehverbesserung und Augengesundheit" auf S. 235.

»Die Sehkraft zu verbessern ist ein Prozess, der im Gehirn beginnt, mit einer klaren Entscheidung und einer starken Motivation. Positive Veränderungen im Äußeren und im Inneren wirken eher besser als viele Augenübungen.«

Eine der besten Augenübungen ist:

Öfter versuchen, die Brille oder Kontaktlinse wegzulassen!
Sie sollten so oft wie möglich den Augen Freiheit schenken, damit sie wieder zur natürlichen Sehkraft zurück finden können. Das Brilletragen kann auch eine Gewohnheit sein; man fühlt sich ohne sie unsicher. Sie müssen aber nicht immer alles klar sehen. Es ist nicht so schlimm, wenn am Anfang die Welt um Sie herum ein bisschen verschwommen ist.

Jedoch beim Autofahren sollten Sie eine angemessene, reduzierte Übergangsbrille benützen, das bedeutet: eine Brille z.B. mit ca. einer Dioptrie weniger, die uns erlaubt, bis zur Zeile 20/40 (das Minimum für den Führerschein-Sehtest) bei der Snellen-Sehtafel zu sehen.
TIPP 1: Öfter am Tag die Brille absetzen, um zu erkennen, wann sie wirklich benötigt wird. Wenn Sie weitsichtig sind, können Sie beim Spazierengehen auch ohne Brille gut in die Ferne sehen.
TIPP 2: Parallel dazu bestrebt sein, wahrzunehmen, wann sie nicht gebraucht wird. Wenn Sie kurzsichtig sind, brauchen Sie sie nicht unbedingt zum Lesen.
TIPP 3: Befreien Sie sich von Zweifeln und negativen Gedanken und bejahen Sie stattdessen immer die Gesundheit:
„Ich weiß, ich werde es schaffen, früher oder später."
„Ich weiß, dass nichts unmöglich ist für jemanden, der daran glaubt, dass er es kann."

Damit die Augen sich verändern, sollten wir uns selber verändern, indem wir eine Basis schaffen durch eine positive Entwicklung, sowie die Beseitigung der belastenden Faktoren.
Für Menschen mit starker Kurzsichtigkeit gelten die gleichen Prinzipien wie bei der leichten Kurzsichtigkeit, und parallel dazu kann man mit unterkorrigierten Brillen oder Kontaktlinsen arbeiten.
Viele Menschen erleben den Prozess der Wiedererlangung der natürlichen Sehkraft als eine „**Persönlichkeitserweiterung**", eine „Befreiung" von seelischen Blockaden, und am Ende als „einen Gewinn für ihr Leben".

Wie lange dauert es, bis die Augen normalsichtig sind?

Sportler, z.B. Marathonläufer, trainieren nicht nur eine Woche oder einen Monat, sondern sie trainieren das ganze Jahr.
Wenn man etwas erreichen will, z.B. die Sehkraft verbessern, sollte man mehrere Monate dran bleiben und bestrebt sein, den positiven Veränderungen und Vorsätzen im Leben treu zu bleiben.

Der Weg zurück in die Klarheit kann für manche länger dauern, und einige geben unterwegs auf, weil sie die Geduld oder die Hoffnung verlieren.

»Es ist auch allein mit Augenübungen
oder Sehspielen nicht zu schaffen.«

Solange der Verstand in negativen Gedankenmustern verhaftet bleibt wie Zweifeln, Ablehnung, Zurückgezogenheit, Angst, Selbstmitleid, Opferhaltung ... bleiben auch die Gefühle in dieser Schwingung, und der Heilungsprozess kann stagnieren.
Damit sich die Augen verändern, sollten wir uns innerlich verändern und eine **gute Basis** schaffen. Je mehr wir uns ins Positive verändern, umso mehr Momente von spontaner Klarsicht erleben wir, und wenn dies öfter vorkommt, ist es ein Hinweis, dass wir innerlich freier geworden sind und uns dem Ziel nähern.

Peter Grunwald, ein ausgebildeter Lehrer der Alexander-Technik und Sehlehrer nach Dr. Janet Goodrich: Von Kindheit an schwer kurzsichtig (- 10,5 Dioptrien), gelang es ihm, seine Brille für immer abzulegen nach einem nur 18 Monate dauernden intensiven Prozess der inneren Beobachtung der Verbindung zwischen Gehirn, Auge und Körper.

Leo Angart, ein Sehtrainer, trug als kurzsichtiger Mensch über 25 Jahre eine Brille mit - 5,5 D, und es ist ihm in ca. 3 Monaten gelungen, normalsichtig zu werden durch Energieübungen, Meditation, Entspannung und das Erlernen, ruhiger zu werden.

Harry Benjamin, ein Schüler der Methode von Dr. Bates, mit Myopia magna von minus 20 Dioptrien, hat 2,5 Jahre gebraucht, bis er wieder normalsichtig war. Er hat u.a. entdeckt, dass vegetarische Ernährung, Fasten, Entschlackung des Körpers und Darmsanierung, eine große Hilfe sein können. Daraufhin hat er das berühmte Buch geschrieben »Ohne Brille bis ins hohe Alter«. Sein Beispiel zeigt, dass nichts unmöglich ist!

Elke Werkmeister ist eine Sehtrainerin, die es geschafft hat, die Sehkraft zu verbessern (- 6 D) durch vegetarische Ernährung, positive Lebensveränderungen, Gotteserfahrungen in der Natur und eine lebendige Beziehung zu Gott.

Eine Übergangsbrille kann eine Hilfe sein

In der Renaissance war es üblich, dass der Augenarzt dem Patienten eine Brille auslieh und alle drei bis vier Tage schwächere Gläser einsetzte, bis die Augen wieder normalsichtig waren. Ähnlich ist auch unser Prinzip.
Sie können sich eine Brille oder Kontaktlinsen mit reduzierter Dioptrienzahl besorgen, mit einer Korrektur, die Ihnen das Autofahren erlaubt.
Das Autofahren mit einer angemessenen reduzierten Übergangsbrille ist erlaubt. Gut wäre eine einfache Brille, entspiegelt, ohne Metallrahmen und wenn möglich „ohne Korrektur" der Hornhautverkrümmung – Astigmatismus (zyl).

Gute Brillen für diesen Zweck kann man ab ca. 30 € bekommen. Man sollte nicht zu viel Geld ausgeben, denn eigentlich hat man sich für das normale Sehen entschieden und es kann sein, dass Sie in einigen Monaten oder 1 Jahr keine Brille mehr brauchen.
Die **Voraussetzungen** dafür sind: Freude, positives Denken, Mut, Motivation, das Ziel immer vor Augen halten, glauben, dass es möglich ist, Geduld, Ausdauer und die Bereitschaft, sich im Äußeren und im Inneren zu verändern.

Köperhaltung und Atmung bei Kurzsichtigen

Das Atmen ist oft flach und oberflächlich. Die Brust ist oft eng oder flach, das volle Einatmen ist kaum möglich. Manche Kurzsichtige haben die Tendenz, beim Gehen den Oberkörper nach vorne zu beugen. Anderen fehlt es an innerer Festigkeit – sie „schweben".
Eine Hilfe, um ein besseres Körpergefühl zu erreichen, Erdung und Festigkeit zu gewinnen, könnte eine körperliche Tätigkeit sein, z.B. landwirtschaftliche oder handwerkliche Arbeit, Sport (was den Brustkorb erweitert), Schwimmen, Krafttraining, bis hin zu Judo oder Selbstverteidigungstechniken.

Kurzsichtigkeit und Gefühle

Ein kurzsichtiger Mensch kann nahe Dinge ganz gut sehen, während fernere undeutlich erscheinen. Das kann auch, symbolisch betrachtet, innere oder seelische „Fehlhaltungen" spiegeln.

Japan ist das Land mit den meisten Kurzsichtigen in der Welt, denn mehr als 50% der Japaner sind kurzsichtig. Eine Erklärung für dieses Phänomen könnte sein, dass es zur Erziehung des Japaners gehört, seine Gefühle nicht zu zeigen, sondern hinter einem Lächeln zu verbergen, anderen nicht zu widersprechen und sich der Gruppe oder der Gemeinschaft anzupassen.

Kurzsichtige neigen dazu, alles zu sehr durch die „eigene Brille" und mit eigenen Vorstellungen zu betrachten, eine Art Selbstbezogenheit. Sie können kleine Details gut sehen und neigen dazu, „rational zu denken", zu analysieren und „viel zu denken". Problematisch kann es werden, wenn man andere zu sehr kritisiert, richtet, urteilt, abwertet, ausgrenzt; wenn Liebe, Güte, Verständnis und Toleranz zu anderen Menschen fehlt.

Kurzsichtige sind meistens kopflastige Menschen. Sie haben ihr Selbstwertgefühl in ihrem Verstandesdenken gefunden.
Kurzsichtige „denken zu viel", wie es bei intellektuellen Menschen, Wissenschaftlern, Ingenieurs, Juristen, Doktoren, Profesoren etc. der Fall ist.

»Viele Menschen sind sehr stolz auf ihr Verstandesdenken, das sie als Intellekt oder gar als Intelligenz bezeichnen. Wer nur mit dem Verstand, ohne Weisheit, agiert und reagiert, bleibt in seiner Beurteilung einseitig.
Zum Beispiel viele Wissenschaftler suchen und forschen nur im materiellen Bereich. Sie sehen im materiellen Sein die einzige Realität und die einzige Möglichkeit, Erfahrungen sammeln zu können, um eventuell berühmt zu werden.
Je intellektueller der Einzelne ist, umso enger ist sein Bewusstsein. Er ist ein Gefangener seines Ichs.«

QUELLE: Die Göttliche Weisheit

Rationales Denken kann unbewusst eine nützliche Strategie sein, um Sicherheit zu finden, weil es den Denkprozess vertieft und Gefühle sichert, wie eine Panzerung. Kurzsichtigkeit kann auch auf Grund von verdrängten Emotionen und Ängsten aus der Kindheit, Jugend und aus dem frühen Erwachsenenleben kommen.
Angst ist oft die emotionale Ebene, ein Grundgefühl, mit dem Kurzsichtige ständig kämpfen, z.B. Versagensängste, oder Angst davor, in der Gesellschaft, in der Schule, vor den Eltern, unter Freunden, nicht perfekt zu sein, Angst vor der Außenwelt, vor Menschen etc. – auch Furcht vor der Zukunft und Abneigung, die volle Verantwortung für das eigene Leben zu übernehmen. Manche gehen oft im Leben wie auf Eiern und neigen dazu, empfindlich und schnell beleidigt zu sein.
Sie entwickeln oft unbewusst eine ängstliche und auf Selbstschutz ausgerichtete Sichtweise:
„Schütze dich! Sei sehr vorsichtig!"

Der Kurzsichtige zieht sein Sehen aus der Ferne zurück in den Nahbereich, da ihn irgendetwas „draussen im Leben" unbewusst ängstigt. So baut er sich scheinbar eine sichere, imaginäre Mauer um sich herum, hinter der er sich geschützt glaubt. Je stärker die Kurzsichtigkeit ist, desto bedrängter fühlt sich der Betroffene von äußeren Umständen, Situationen oder Menschen und zieht sich weiter in sich selbst zurück. Parallel dazu verschlechtert sich das Sehen in die Ferne.

Kurzsichtige neigen zu Perfektionismus, übertriebenem Ehrgeiz oder innerem Druck nach Vollkommenheit. Sie fühlen einen Zwang, in den Augen anderer als vollkommen erscheinen zu müssen. Sie haben eine Art Grundverhaltensmuster der Suche nach Zustimmung und Liebe außerhalb ihres Selbst.

Manche kurzsichtige Kinder sind die Besten in der Schule, in ihrer Klasse, weil sie von einem starken Ehrgeiz und Perfektionismus getrieben sind, oft um ihren Eltern zu gefallen.
Bei manchen fehlt die Liebe zu sich selbst und sie neigen zu Selbstablehnung, Selbstverurteilung, bis zu gestörtem Selbstwertgefühl.

In ihrer Innenwelt fühlen sie sich zu Hause und neigen zu Zurückhaltung, Schüchternheit oder Introversion.
Kurzsichtige leben oft in ihrer selbst geschaffenen Welt. Manche werden Computer-Menschen und tendieren zu Computer-Spiel-, Smartphone- und Internet-Sucht. Andere sind begeisterte Leser, häufig „Leseratten", und neigen dazu, in einer Gedanken-, Bilder- und Phantasiewelt zu leben – aus Büchern, Romanen, Filmen, aber auch in romantischen oder sexuellen Bildern.

Kurzsichtige bleiben lieber im Haus, verbringen ihr Leben in ihrem Zimmer, statt sich im Freien, in der Natur aufzuhalten. Naturverbundene Menschen und Sportler sind selten kurzsichtig.

Positives Programm für Kurzsichtige

Die Beseitigung der Kurzsichtigkeit erfolgt nicht durch Augen-Übungen sondern durch gesunde Lebens- und Ernährungsweise, Entspannung, das Erlernen ruhiger zu werden und positive Veränderungen im Äußeren und im Inneren.
Kurzsichtige sollten lernen, sich selber zu lieben, ein gesundes Selbstwertgefühl zu entwickeln, ihre Talente und Fähigkeiten zu entdecken und auszuweiten. Jeder hat positive Seiten!

Sie sollten lernen, sich nach außen zu öffnen, mutig im Leben zu sein. Je mehr Mutproben sie bestehen, umso besser ist es für die Sehverbesserung. Die Ängste sollte man anschauen und verarbeiten, z.B. mit Aufschreiben im Tagebuch oder PC.
Kurzsichtige sollten lernen, nicht alles durch die „eigene Brille", die eigene Perspektive zu betrachten, weniger zu analysieren, nicht zu richten oder zu (ver)urteilen. Stattdessen könnten sie lernen, sich in andere Menschen hinein zu empfinden, bestrebt zu sein, Verständnis und Toleranz für jeden zu entwickeln.

Sie sollten sich befreien von dem Druck, alles perfekt machen zu müssen oder anderen Menschen gefallen zu wollen.
Jeder von uns macht Fehler, aber aus den Fehlern kann man immer etwas lernen.
Sie sollten vermehrt ihre Augen (ohne Brille) für die **Weite** trainieren, sich mehr draußen bewegen, Sport treiben, öfter in die **Natur** gehen.

Als weitere Hilfe könnten sie üben, „weniger zu denken", sich zu entspannen und lernen, ruhiger zu werden.

Es gibt Menschen, die durch den Reifungsprozess des Lebens die „kurzsichtigen Fehlhaltungen" schon längst beseitigt haben!

Die Brille, die sie tragen, ist überflüssig, aber sie tragen sie weiter, weil ihnen niemand gesagt hat, dass die Augenprobleme oft mit seelischen Problemen zusammenhängen, dass das ständige Brilletragen nicht gut für die Augen ist, oder dass die Fehlsichtigkeit heilbar ist.

Weitere Tipps in Kapitel V auf S. 235

Weitsichtigkeit – Hyperopie

Weitsichtige können weit entfernte Gegenstände scharf erkennen, in die Nähe sehen sie jedoch nur ungenau.
Weitsichtigkeit bedeutet Verschwommenheit beim Betrachten von nahen Gegenständen.
Der körperliche Aspekt der Weitsichtigkeit wird durch Vergrößerungsgläser ausgeglichen (Pluslinsen), die den Augen vorgeschaltet werden.
Bei der Geburt sind die meisten Babys weitsichtig. Manche Kinder entwickeln eine vorübergehende Weitsichtigkeit im Laufe einer ansonsten normalen Entwicklung.

Viele Kinder entwachsen der Weitsichtigkeit

Im Laufe des Wachstums kann sich der zu kurz geratene Augapfel aber wieder normalisieren, sodass die Fehlsichtigkeit abnimmt oder gar ganz verschwindet.

Kinder verfügen über eine großzügige Reserve an Fokussierfähigkeit und können daher weit reaktionsfähiger fokussieren als Erwachsene. Ihre Augen sind viel beweglicher und es wäre ein Kunstfehler, eine Brille zu tragen.
Oft wird die Weitsichtigkeit oder Kurzsichtigkeit, die man beim Sehtest feststellt, durch medizinische Geräte und den Weißkitteleffekt hervorgerufen.
Kleine weitsichtige Kinder, die keine Sehstörungen haben, brauchen nicht unbedingt eine Brille. Viel sinnvoller wäre:

- Spielen in der Natur, Bewegung
- Sich mit dem Seelenleben des Kindes zu beschäftigen
- Entspannungsbehandlungen

Siehe auch Kapitel „Zitate des Augenarztes Dr. Bates über die Kinder“ (S. 35), „Augen und Ernährung“ (S. 57) und „Der Weg zur Sehverbesserung und Augengesundheit“ (S. 235).

Weitsichtigkeit und Gefühle

Die Eltern haben eine „seelische Verbindung" mit ihren Kindern. Wenn die Eltern eine positive Entwicklung durchmachen, können sich oft die Augenprobleme ihrer Kinder verbessern.

Eine Krankheit hat seelische Ursachen. Zur Gesundheit gehört es auch, sich mit seiner Gedankenwelt zu beschäftigen, denn jede Krankheit, auch eine Fehlsichtigkeit, ist mit bestimmten negativen Gedankenmustern oder Emotionen verbunden.
Weitsichtigkeit kann eine Reaktion auf Emotionen sein, z.B. Wut oder Zorn.
Nicht bewältigte Schockerlebnisse, seelische Fehlhaltungen oder negative Gedankenkomplexe aus der Vergangenheit können eine Blockade verursachen, die sich in den Augen als Fehlsichtigkeit, in diesem Fall in Form von Weitsichtigkeit, äußern kann.

Dr. Janet Goodrich beschreibt weitsichtige Kinder als „die kleinen Wilden", die Spezialisten für Wutanfälle, die schielenden kleinen Teufel, die Unangepassten.
Natürlich ziehen nicht alle weitsichtigen Kinder gleich auch eine Welle des Chaos nach sich. Es gibt darunter auch süße kleine Mädchen, die als Prinzessinnen verkleidet das Zepter schwingen.

»Weitsichtige Kinder gleichen Lehrern, die gekommen sind, um die Erwachsenen aus ihren Konventionen und ihrer gemächlichen Trance aufzurütteln. Sie werden im Allgemeinen falsch verstanden.«

»Weitsichtige reagieren auf Schulbänke wie Tiger auf Käfige. Sie können oft nicht still sitzen. Oft wird die Wut geschluckt, damit man mit der Gesellschaft zurechtkommt.«

»Wenn ich mich umschaue und die Ungerechtigkeiten sehe, möchte ich brüllen. Wenn mich jemand einengen und einsperren will, beiße ich zu. Ich bin ein Kämpfer, ein Kontrolleur und ein Wächter. Ich muss die Welt bewachen, damit sie sich nicht im Chaos auflöst.«

Weitsichtige können Zudringlichkeit nicht ertragen:

»Wenn mir jemand zu nahe kommt, kann ich nicht atmen.«
»Es sagt allen, sie sollten verschwinden und es in Ruhe lassen.

Aber das ist es nicht, was es wirklich will. Seine Lebensenergie drängt es dazu, tumultartigen und unbeholfenen Kontakt zu suchen.«

»Weitsichtigen fehlt oft die innere Liebe, und sie weigern sich, anderen oder sich selbst nahe zu kommen. Diese Neigung kann bis ins Erwachsenenalter anhalten.
Weitsichtige Erwachsene, die ihr Inneres erforschen, können ein kleines Kind finden, das auf die Welt wütend ist.«

QUELLE: Aus dem Buch von Dr. Janet Goodrich »Spielend besser sehen für Kinder«

Viele Hinweise finden Sie im Kapitel „Der Weg zur Sehverbesserung und Augengesundheit“ auf S. 235.

Altersweitsichtigkeit – Presbyopie

Wenn wir älter werden, können alle Gewebestrukturen des Körpers an Elastizität verlieren, auch im Auge ist das bei der Linse und dem Ziliarmuslel möglich. Aber gerade am Anfang kann man diesen Zustand positiv unterstützen und die Lesebrille vermeiden.
Altersichtigkeit ist zu einem gewissen Teil auch eine Stoffwechselkrankheit, die durch jahrelange falsche Lebens- und Ernährungsgewohnheiten entsteht. Dadurch verliert die Linse ihre Flexibilität und die Sehfähigkeit wird beeinträchtigt: Zu viel gekochte Nahrungsmittel, Salz, Eiweiß (Fleisch, Wurst, Geflügel, Fisch, Käse und Milchprodukte), Stärke (Getreide, Brot, Nudeln), Zucker, Süßes, Genussmittel, Medikamente, Flüssigkeits-Mangel, Vitamin-C-Mangel, und wenig Vitalkost – Obst, Früchte und Salat – können dazu beitragen, dass das Gewebe der Linse steif wird.
Altersweitsichtigkeit wird nicht nur durch Fehlernährung verursacht, sondern auch durch **Anspannung** und **Energiemangel** im Augenbereich.
Bei chronischer Müdigkeit, z.B. Burnout, verschlechtern sich alle Fehlsichtigkeiten, weil das Sehen ein Energie-Prozess ist.

Ein Energieverlust oder Energiemangel kommt, wenn wir zu sehr nach Außen orientiert sind, durch „viel sehen" bei „Shoppen" in der Stadt, stundenlanges PC-Spielen oder im Internet surfen, Pornographie-Sucht, viele Filme und Fernsehen schauen, viel oberflächliche Literatur lesen.
Auch durch „**innere Unruhe**" und das „**nicht zentriert sein**", z.B. wenn wir uns belastet fühlen durch Lebensängste oder wenn wir in Gedanken außerhalb von uns, bei anderen Menschen (Familie, Partner, Kinder, Arbeitskollegen, Nachbarn) sind.

Wir verlieren Energie auch durch „viel denken" oder viel grübeln über Probleme, Streitigkeiten, übertriebene Sorgen und Ängste; wenn man sich ständig mit den Gedanken an die Vergangenheit beschäftigt; sowie Exzessen aller Art, z.B. beim Essen oder in der Sexualität.

Das Sehen verschlechtert sich, wenn man selbstbezogene Ziele verfolgt, ichbezogene materielle Wünsche pflegt oder Negativität durch die Augen sendet.
Die Sehkraft hat tägliche Schwankungen, die normal sind. Sie haben sicherlich schon beobachtet, dass das verschwommene Sehen beim Lesen oft mit Müdigkeit oder nervlicher Anspannung zusammen hängt.

Wenn wir etwas ändern oder nach ein paar Tagen oder Wochen wieder fit sind, dann sehen wir wieder scharf.
Das Benutzen einer Lesebrille kann eine Hilfe sein, wenn die Linse zu steif geworden ist.
Die Annahme, dass man ab einem gewissen Alter automatisch seine Lesefähigkeit einbüßt, ist ein weit verbreiteter Irrglaube, von dem sich nur allzu viele Menschen täuschen lassen.
Falls Sie schon eine Lesebrille haben, ist es ratsam, sie so wenig wie möglich zu tragen, d.h. nur bei Bedarf; denn wenn man die Lesebrille oder Gleitsichtbrille (Bifokalbrille) ständig trägt, kann sich auch das Sehen in die Weite verschlechtern.

Tipps für Altersweitsichtige

Zu empfehlen wäre, den „Kauf der Lesebrille“ so weit wie möglich hinauszuschieben und parallel dazu die folgenden Tipps, die wir aus mehr als 20 Augentrainingsmethoden und aus 10 Jahren Praxiserfahrungen zusammengestellt haben, zu befolgen:

1) Atmung: Im täglichen Leben, wenn man verschwommen sieht, sich immer wieder erinnern, möglichst tief und lang zu atmen. Eine tiefe und bewusste Atmung kann helfen, besser zu sehen. Jedesmal, wenn wir verschwommen sehen, dann mehrmals langsam und tief atmen.

2) Licht: Am helllichten Tagen können wir besser sehen und lesen als an dunklen Tagen. Je älter wir werden, desto mehr Licht brauchen unsere Augen zum Lesen. Unsere Augen sind Lichtorgane, sie brauchen Licht zum Funktionieren. Deswegen empfehlen wir, bei Kleinarbeit „viel Licht“ zu benutzen, z.B. beim Nähen oder Lesen von klein Gedrucktem. Statt einer Lesebrille ist es besser sich eine kleine Taschenlampe (z.B. Solar) zu besorgen. Zum Lesen kann man sich an ein Fenster oder eine andere Lichtquelle begeben, z.B. Tageslichtlampe (Vollspektrumlicht). Plötzlich merkt man, dass man wesentlich besser lesen kann.

3) Entspannung und das **Erlernen, „ruhiger** zu **werden“** sowie Entspannungsbehandlungen und Massagen können Ihnen helfen, energetische Blockaden und Spannungsfelder im Augen- und im Kopfbereich zu beheben.

4) Trainieren, immer kleinere Druckschriften zu lesen!
Dadurch erhöht sich die Elastizität der Linse. Immer wieder, möglichst täglich, klein gedruckte Texte, Etiketten, Beipackzettel und Zutatenlisten anschauen und lesen. Ein gutes Training ist, täglich Zeitung oder Texte mit kleinen Schriften zu lesen.

5) Weiter lesen! Wenn man z.B. beginnt, ein Buch oder die Zeitung zu lesen, kann es sein, dass man am Anfang verschwommen sieht. Einfach nicht aufhören! Tief atmen, öfters blinzeln und weiter lesen, bis man nach ein paar Minuten besser sehen kann.

6) Laut lesen!
Wenn wir ein Buch oder Zeitschrift lesen, dann mit gesprochenen Worten. Das verbindet zwei Sinnesorgane, bessert das Sehen in der Nähe und wirkt der Altersweitsichtigkeit entgegen.

7) Benutzen Sie Ihre Augen wie ein Mikroskop: Versuchen Sie, so kleine Details wie möglich zu erkennen, z.B. einem Marienkäfer in die Augen schauen, die kleinen Details und die Schönheit eines Schmetterlings oder einer Blume bewundern.

8) Bei Menschen mit Altersweitsichtigkeit, die viel am **Computer** arbeiten, ist es ratsam, einen größeren Monitor zu besorgen und mit größeren Schriftgrößen zu arbeiten.

9) Sehspiel mit Nahsicht-Sehtafel
Kleben Sie die Sehtafel (die Sie bei uns bekommen) an die Wand auf eine Entfernung von 20-30 cm (der normale Leseabstand). Versuchen Sie entspannt, immer eine Zeile tiefer zu lesen.
Motivation und Interesse verbessern die Sehkraft, fördern das Gehirn und das ganze Sehsystem.

10) Nahfern-Sehspiel: Sie können die Akkommodation (Anpassung) von Linse und Augapfel trainieren, indem Sie den Fokus wechseln = etwas in der Nähe und danach etwas in der Ferne betrachten und umgekehrt.
Wenn Sie etwas in der Nähe betrachten, ist Ihre Linse rund.
Wenn Sie in die Ferne schauen, ist Ihre Linse lang.
Je öfter Sie wechseln, desto besser ist es für Ihre Linse.
Sie können auch die Fähigkeit der Augen trainieren, bei verschiedenen Lichtquellen klar zu sehen, bis Sie z.B. sehr klein Gedrucktes bei Kerzenlicht lesen können.

11) Visitenkarte-Sehspiel
Visitenkarte langsam so nah wie möglich ans Gesicht bringen, ein Wort fokussieren und versuchen, so scharf wir möglich zu sehen. Wieder zurück in die „Ausgangsposition". Danach einen Punkt in der Ferne fokussieren. Alle Augen-Übungen immer entspannt und „grinsend" üben!
1. Woche 4x pro Tag hintereinander, wenn möglich früh
2. Woche 8x pro Tag hintereinander, über längere Zeit

12) Weniger lesen: Lese-, Internet- und Fernsehzeit auf die Hälfte reduzieren. Stattdessen sich mehr bewegen und mehr Zeit in der Natur verbringen: wandern oder spazieren im Wald, in Feldern, am Strand, an Seen und Flüssen. Am natürlichsten können Sie Ihre Augen in der Natur einsetzen, dafür wurden sie geschaffen.
Und wenn Sie lesen oder fernsehen möchten, lieber gezielt hochwertige Bücher oder Sendungen aussuchen, aus denen Sie etwas für Ihr Leben lernen können.

13) Ernährungs-Tipps: Kein Tier mehr essen = Fleisch, Wurst, Geflügel, Fisch meiden.
Sich vegetarisch **vegan** ernähren, ohne Käse und Milchprodukte.
Roh-Frischkostanteil erhöhen = essen Sie vermehrt Obst (Äpfel, Beeren), Salat und Gemüse bis zu 70% oder mehr. **Vitalkost** (Rohkost) oder eine **Gemüse-Saft-Kur** von 4-5 Wochen. Nahrungsmittel mit Biophotonen (Licht-Energie), Vitaminen sowie vielen sekundären Pflanzenstoffen, sind sehr wichtig für den Stoffwechsel der Augen und des Körpers.

»Im Laufe der Jahre habe ich herausgefunden, dass die Qualität des Sehens wirklich sehr von der Art der Ernährung abhängt. Ist die Nahrung schwer verdaulich mit viel tierischem Eiweiß, Käse, Zucker, Getreide, Stärke, Salz, wird das Sehen schlechter, unbeweglicher, grauer. Auch zu viele Genussmittel wie Kaffee, Tee, Zucker, Süßigkeiten, Schokolade, Salz, Alkohol, Rauchen, Medikamente und natürlich harte Drogen oder Rauschgift können die Sehfähigkeit beeinträchtigen.
Die unverarbeiteten Ablagerungen aus der Nahrung verhärten mit der Zeit auch die feinen Hornhautschichten der Augenlinsen, so dass diese unbeweglicher werden und die Altersweitsichtigkeit beschleunigen.
Rohkosternährung dagegen löst alte Gifte und Ablagerungen, da unser Körper sie am besten aufschließen kann, und verbessert dadurch die Blutzirkulation, das Sehen und verzögert oder verhindert sogar die Linsenverhärtung und damit die Lesebrille.«

»Grundsätzlich kann unser Körper die Nahrungsmittel am besten verdauen und verwerten, die am wenigsten verändert wurden, so wie die Natur sie anbietet: ungekocht, ungebraten, ungebacken – also im Rohzustand.
Wenn du dich einmal auf dieses Experiment einlässt, wirst du staunen, wie viele Gemüsearten roh vorzüglich schmecken.
Wichtig dabei ist natürlich das gute und ausreichende Kauen, da es eine notwendige Vorverdauung bedeutet, um keine Gärungen im Darm zu verursachen.
Du solltest auch während des Essens nichts trinken, um die Verdauungssäfte voll zur Wirkung kommen zu lassen.
Bei dieser Art der Ernährung erwachen deine körpereigenen Instinkte wieder, so dass deine Sinne schon durch Geruch oder Geschmacksveränderung signalisieren, was der Körper braucht. So wirst du nie zu viel essen und bekommst mit der Zeit deine Idealfigur, so wie ich meine seit Jahren ohne Mühe erhalte und mich daran freue.
Eine wichtige Rolle spielen bei dieser Ernährung noch die Farbenergien und die Lebensenergie der lebendigen, nicht tot gekochten Pflanzen.«

QUELLE: Text aus dem Buch von Elke Werkmeister »Auf dem Weg in die Klarheit –Verwandlung durch Augenarbeit«

14) Leben Sie so gesund wie möglich
Bewegung ist nicht nur gut gegen Herzkrankheiten, Diabetes, Migräne, Depressionen, Rückenschmerzen oder um Osteoporose vorzubeugen, sondern auch gut für die Augen.
TIPP: Treiben Sie leichten Sport oder bewegen Sie sich mit einer aufrechten, ungezwungenen Körperhaltung so oft wie möglich in der Natur, und pflegen Sie den Kontakt mit der Natur, denn alles hat einen positiven Einfluss auf Sehkraft, Durchblutung und Stoffwechsel der Augen.

15) Bewegungstherapie: Wandern, Schwimmen, Rad fahren, Krafttraining, Nordic Walking, Heimtrainer.

16) Schielen – Einwärtsschielen
Schauen Sie mit beiden Augen entspannt auf Ihre Nasenspitze während 1 bis 5 Minuten. Danach mehrere Minuten lang in die Weite. Wiederholen Sie diesen Wechsel mehrmals am Tag.
Früher hat man gedacht, dass Schielen schlecht für die Augen sei, weil es bleiben könne. Es ist jedoch nie passiert. Wenn ein Auge schielt, hat das ganz andere Ursachen. Es gibt berühmte Sehtrainer, die hauptsächlich mit Schiel-übungen arbeiten und Erfolge erzielen. Warum? Der Augenarzt Dr. Bates hat schon vor 100 Jahren entdeckt, dass das Fokussieren (Anpassen) nicht nur von der Linse abhängig ist. Beim Fokussieren der Augen an einen Gegenstand arbeiten auch die äußeren Augenmuskeln. Das Schielen trainiert insbesondere die 2 Schrägmuskeln der Augen und verändert die Form der Augäpfel. So gewinnen die Muskeln an Elastizität, und die Sehschärfe bessert sich.

17) Hindurchatmen: Unsere Aufmerksamkeit ist zentriert auf die Atmung, mit der Vorstellung, dass wir durch die Augen atmen. Diese Übung kann unsere Sehkraft verbessern, denn sie kann Körper- und Seelen-energien zum Fließen bringen. Viele fehlsichtige Menschen haben eine gestörte Atmung, kurz, oberflächlich und flach, die das Sehen negativ beeinflusst. Manchmal ist das Einatmen zu kurz und das Ausatmen zu lang, oder umgekehrt. Unser Atemrhythmus ist zum großen Teil von unserer Gedanken- und Gefühlswelt beeinflusst – je mehr innere Unruhe, umso schlechter der Atemrhythmus.

Diese Übung kann man am besten in der Natur durchführen, während eines Spaziergangs oder einer Wanderung. Parallel dazu kann man sich während des Tages immer wieder bewusst erinnern, tiefer, länger zu atmen und beobachten, ob das Einatmen und Ausatmen ungefähr gleich lang sind.
Man sollte es so einfach wie möglich machen und braucht es auch nicht ununterbrochen und verkrampft durchzuführen. Es genügt, wenn man z.B. spazieren geht oder irgendwo wartet und es dann ab und zu fast „spielerisch" macht.

BESCHREIBUNG:
Wir stellen uns vor, durch die Augen ein- und auszuatmen.

EINATMEN: Beim Einatmen stellen wir uns vor, dass die Luft durch die Augen hereinströmt - zum Gehirn, zum Sehzentrum im Hinterhaupt bis zur Lunge.

AUSATMEN: Beim Ausatmen geht die Luft von der Lunge zum Gehirn und über die Augen hinaus.

Eine kleine Ergänzung, die einigen Menschen geholfen hat:
Weitsichtige können sich vorstellen, beim Einatmen den Fokus näher heranzuziehen.
Kurzsichtige können sich vorstellen, beim Ausatmen den Fokus weiter wegzuschieben.
Eine weitere Verbesserung könnte sein, folgenden Merksatz in schriftlicher Form mit sich zu tragen und immer wieder zu lesen oder sich daran zu erinnern:

Ich atme tief, langsam und bewusst
und sende durch Augen und Herz Liebe und Dankbarkeit.

Am besten gelingt dies beim Ausatmen: Stellen Sie sich vor, dass Sie Positives durch die Augen oder das Herz senden.

»Lernen, richtig zu atmen!
Eine tiefe und bewusste Atmung ist sehr wichtig,
um die Weitsichtigkeit zu reduzieren.«

18) Visualisation – Positive Programmierung
Das Sehen wird von Tag zu Tag immer besser und viel besser.
Siehe Seite 246.

Altersweitsichtigkeit und Gefühle

Menschen über 45 müssen nicht unbedingt weitsichtig werden und eine Lesebrille benötigen! Mit einer gesunden Lebens-, Ernährungs- und Denkweise können Sie vieles selber steuern.
Es ist kein Zufall, dass die Linse an Elastizität verloren hat.
Für die Altersweitsichtigkeit gilt alles, was wir vorher über die Weitsichtigkeit – Hyperopie – beschrieben haben.
Damit die Gewebestrukturen der Augen und des Körpers elastisch werden, kann es hilfreich sein, „in Bewegung" zu bleiben, den Kontakt mit der Natur zu pflegen, aber auch vermehrt frische und rohe Nahrungsmittel – **Vitalkost** – zu essen, wie z.B. **Obst**, **Früchte** und **Salat**.

Weitsichtige Menschen sollten lernen, **in sich zentriert zu sein**, die „Antenne" nicht auf andere Menschen auszurichten, sondern sich mehr nach innen zu wenden, sich selber zu hinterfragen, Selbsterforscher zu werden und zwischen Gedankenwelt und Gefühlen den Einklang in sich selbst zu finden.
Der Elastizitätsverlust der Linse möchte uns vielleicht sagen, dass wir „die innere **Flexibilität**" entwickeln sollten:

- Nicht immer das Gleiche machen, Neues im Leben lernen
- Weg von alten starren Gedankenmustern und Vorstellungen
- Geduld und Verständnis haben, tolerant sein gegenüber anderen Menschen, annehmen, dass andere Menschen andere Meinungen haben
- Das „Alte" abschließen, Ordnung in die Vergangenheit bringen
- Das Altwerden annehmen und die innere Jugendlichkeit entfalten
- Sich neue Ziele setzen, die eigene Lebensaufgabe finden
- Lernen ruhiger zu werden – harmonischer Körperrhythmus
- Sparsam sein mit Energien
- Lernen die Gedanken zu kontrollieren, sich zentrieren, z.B. öfters am Tag sich auf Gott ausrichten, um Energie zu „tanken".

Siehe auch Kapitel V „Der Weg zur Sehverbesserung und Augengesundheit" (S. 235).

Schielen – Strabismus

Strabismus oder Schielen ist eine Augenmuskel-Gleichgewichtsstörung, in der ein Auge von der Sehrichtung abweicht und sich in eine andere Richtung dreht. Die Divergenz (Abweichung) kann geringfügig und kaum wahrnehmbar sein oder so hochgradig, dass die Pupille fast im Augenwinkel verschwindet.

Weil die Divergenz zu stressigem Doppelsehen führt, schaltet das Gehirn das Bild des divergenten Auges ab und erzeugt so eine Amblyopie (Schwachsichtigkeit ohne organischen Fehler). Deshalb geht das Schielen in vielen Fällen mit einem schwachsichtigen Auge einher. (siehe Amblyopie auf S. 112)

Operation bei Schielen?

Die operative Verkürzung oder Neu-Positionierung des Augenmuskels führt nicht immer zu einer Verbesserung der Sehfähigkeit. Eine Operation sollte erst dann in Betracht gezogen werden, wenn alle anderen Möglichkeiten ausgeschöpft worden sind, denn die Erfolgschancen sind nicht sehr hoch.

Studien über Strabismus-Operationen mit Schimpansen ergaben Folgendes: Die Struktur des visuellen Systems dieser Tiere ist der des Menschen sehr ähnlich.
Bei den Versuchen wurden die Schimpansen an einem Auge operiert, wobei durch Verkürzung eines der geraden Muskeln ein Strabismus induziert wurde. Interessanterweise hatten sich die Augen der Schimpansen zwei Wochen nach der Operation von selbst wieder korrekt ausgerichtet.

Mit anderen Worten: Das Gehirn korrigierte die durch die Operation verursachte physische Abweichung. Das weist darauf hin, dass die Körper-Geist-Verbindung eine Menge mit den Ursachen des Schielens zu tun hat.

Ursachen für Schielen – Strabismus

Das Schielen ist ein Hilferuf des Körpers und der Seele an die Umwelt. Oft ein unbewusstes Fluchtverhalten von sensiblen Kindern, die in einer Situation leben, die in ihnen Ängste und Unsicherheit auslöst. Der Augenarzt Dr. William H. Bates kam zu dem Schluss, dass Schielen nicht durch den starken Zug der Muskeln, sondern durch Stress verursacht wird und deshalb im Grunde nicht anders zu behandeln sei als Kurzsichtigkeit, Weitsichtigkeit und Astigmatismus (Hornhautverkrümmung).
Er war der Meinung, dass die Augen wandern, weil das Kind sich sehr stark anstrengt, um zu sehen. Er beobachtete, dass die Augen geradeaus schauten, wenn seine kleinen Patienten ihre Gefühle und Augen entspannten.

Strabismus betrifft häufig Kinder, kommt aber auch bei Erwachsenen vor. In vielen Fällen sucht der Betroffene viele Ärzte oder Kliniken auf. Doch die traditionellen Behandlungsmethoden – Okklusionstherapie, Augenabdeckung, Prismengläser, Operationen – bringen nicht immer den gewünschten Erfolg.
Die medizinischen Informationen, die die Eltern bekommen, erklären zwar die Symptome, doch selten die Ursachen. Es wird nur der gekrümmte Baum betrachtet, jedoch nicht seine Wurzeln.
Ein Vergleich könnten die „unspezifischen Bauchschmerzen" bei Kindern sein. Es kann sein, dass dieses Kind Bauchschmerzen hat, weil es sich ungesund ernährt mit wenig Obst, Salat und Gemüse. In anderen Fällen können die Bauchschmerzen auftreten auf Grund von Verkrampfungen im Bereich des Sonnengeflechts – Solar Plexus –, evtl. wegen familiärer Spannungen, die dieses Kind wahrnimmt. Die Krankheit – Bauchschmerzen oder Augenprobleme – kann dann eine Mischung mehrerer Ursachen sein.

»Eigentlich befinden sich die Ursachen des Schielens nicht direkt im Auge, sondern im Gehirn und im seelischen Bereich!«

Bei Kindern entsteht die Problematik vorwiegend mit den engsten Bezugspersonen. Bei Gesprächen mit Eltern und Kindern ergaben sich mehrere Ursachen für das Schielen, zum Beispiel:

- Müdigkeit, Schwächezustand des Körpers, Krankheit
- Unsicherheit, Ängste, Spannungen, aufgewühlte Emotionen, Ärger, tiefe Verletzungen
- Neue Situationen im Leben, Geburt kleinerer Geschwister, Umzug der Familie
- Einschulung in Kindergarten oder Schule, Schulwechsel
- Schulstress, Leistungsdruck
- Wenn ein Elternteil, Vater oder Mutter, abwesend ist
- Disharmonien zu Hause: Konflikte und Spannungen der Eltern oder Familie, die sich auf die Kinder übertragen – Augen sind der Spiegel der Seele.
- Eine Ursache für Doppelbilder sind Disharmonien, z.B. eine Diskrepanz zwischen dem, was man sich wünscht und der Realität
- Wenn beide Gehirnhälften nicht zusammen arbeiten
- Leichte Verschiebungen der Schädelknochen nach schwieriger Geburt, Schädeltrauma, Unfall

Positive Veränderungen der Eltern

Wenn man die ganze Liste der möglichen Ursachen liest, sieht man deutlich, dass die Eltern viel zur Genesung des Schielens ihrer Kinder beitragen können. Meistens wird das Schielen beim Kind positiv beeinflusst oder verschwindet, wenn die Eltern ihre eigenen seelischen Konflikte bearbeiten oder zu inneren Erkenntnissen gefunden haben.

»Die Krankheiten der Kinder können
ein Spiegel für die Eltern sein.«

Wenn die Eltern unter ständiger Spannung leben, dann sind die Kinder öfters krank, z.B. Bauchschmerzen, Sehschwäche, Allergien, Asthma, Migräne, Rückenschmerzen oder Übergewicht.

Kinder sind durch unsichtbare Bande mit den Eltern verbunden und nehmen auf, was sich in der Familie abspielt. Auch dann, wenn ein Elternteil nicht zu Hause ist.
Viele Mütter (auch Väter) merken nicht, dass in vielen Fällen sie selbst die Ursache der Krankheit ihrer Kinder sind, durch innere Unruhe, Stress, nicht verarbeitete seelische Konflikte oder durch schlechte Lebens- und Ernährungs-Gewohnheiten.

»Positive Veränderungen der Eltern tragen
zur Genesung der Augenprobleme des Kindes bei.«

Innere Reife

In vielen Fällen kann das Schielen aber auch andere Augenprobleme wieder verschwinden, z.B. wenn der Stressfaktor beseitigt worden ist, oder nachdem das Kind (oder der Erwachsene) zu einer inneren Reife gelangte.

Wir leben nicht nur einmal

FALLBEISPIEL: Die Ursache von Schielen oder Augenproblemen kann auch in einem Vorleben liegen, z.B.: Ein Mann, weitsichtig, Mitte 30, ein sensibler Mensch mit spirituellem Interesse. Als Kind hat er einige Jahre geschielt, er fühlte sich von seinen Eltern geliebt und es gab nichts Auffälliges. Aber er hat als Kind und als erwachsener Mensch oft das Gefühl, „ich bin nicht von dieser Welt". Mit seiner aktuellen Freundin hatte er immer das Gefühl, „eine Partnerin zu haben ist nicht geistig und bedeutet, Gott zu verraten". Wir haben mit ihm Lebensberatungsgespräche geführt, Entspannungs-Massagen und Cranio-Sacral-Therapie angewendet. In der Nacht hatte er einen Traum, der ihm die Ursache seiner Augenproblemen bewusst machte: „Er erlebte sich darin in einem Kloster als Mönch, der sich in eine Frau verliebt hatte und mit ihr ein Kind gezeugt hat. Dieser seelische Konflikt und Trauma - aus einem Vorleben - war so groß, dass er damals Selbstmord begangen hat."
Durch dieses intensive Erlebnis im Traum wurde ihm vieles bewusst. Eine seelische Blockade löste sich und danach begannen seine Augen sich zu verbessern.

Bewegungstherapie und Natur

Es ist auch hilfreich sein, beide Gehirn- und beide Körper-hälften durch Bewegung oder Sport zu verbinden, z.B. draußen in der Natur spielen, krabbeln, schwimmen, tanzen, laufen, wandern, klettern, Musikinstrumente spielen, den Kontakt mit Tieren pflegen.

Entspannungsbehandlungen

Leichtes Schielen wie intermitierendes Schielen oder Mikro-Schielen, das sich bei Müdigkeit oder Nervosität zeigt, sind einfacher zu behandeln als permanentes Schielen.
Eine Fehlsichtigkeit hat oft einen Zusammenhang mit Blockaden im Körper. Energieblockaden hängen mit einer bestimmten Art von Erfahrungen zusammen, z.B. negativen Gedankenmustern und Erinnerungen, nicht bewältigte seelische Konflikte aus der Kindheit und Jugend, die tief im Gehirn oder im Unterbewusstsein gespeichert sind.
Im Körper der Fehlsichtigen sind oft Anzeichen dafür zu erkennen, dass in der Vergangenheit wiederholte Erlebnisse wie Angst, Erschrecken, Schock, Trauma, berufliche und familiäre Eindrücke, in der Muskulatur gespeichert und „eingefroren" sind.
Bei schielenden Kindern sind oft Muskelgruppen auf der Körperseite, wohin sich das Auge dreht, angespannter als auf der anderen Seite.
Die Augen sind ein Teil des Gehirns und verbunden mit allen Zellen unseres Körpers. Dieses Phänomen – wie eng Hände und Füße mit unseren Augen verbunden sind – kann man gut beobachten, z.B. beim Autofahren. Die hauptsächliche Muskelblockade bei Fehlsichtigen ist daher nicht in den Augen, sondern im Körper zu finden. Deswegen kann man den Prozess der Genesung von Augenproblemen unterstützen mit diversen Massagen: Gesichtsmassage, Entspannungsbehandlungen, Reflexzonenmassage, Ganzkörper-Massage, Cranio-Sacral-Therapie, Schädel-Osteopathie, sanfte manuelle Therapien etc.

»Oft ist es besser, die Eltern zu behandeln
als das fehlsichtige Kind.«

FAZIT:
Ganzheitsmedizin im Bereich Augenheilkunde bedeutet, den Menschen als Ganzes mit all seinen Facetten zu betrachten und zu erfassen, d.h. Körper und Seele. Sie wendet aus der klassischen und alternativen Medizin das Beste für den Patienten an und ist bestrebt, nicht nur die Symptome zu behandeln, sondern die Ursachen.
Die Ganzheitsmedizin integriert Ordnungstherapie, naturheilkundliche Therapien, Entspannungs-Techniken, Gesprächstherapie, Psychologie, Spiritualität, Bewegung, Kontakt mit der Natur und Ernährungstherapie.
In unserer »Arzpraxis für Naturheilverfahren & Augentraining« begleiten wir unsere Patienten, Eltern und Kinder ambulant oder stationär während eines Augen- oder Gesundheits-Urlaubes.

Teil IV

Von der Eigenliebe zur selbstlosen Liebe

Partnerschaft als Aufforderung, das Glück in uns selbst zu finden

Oft sind die Probleme in Ehe und Partnerschaft ein Stolperstein im Leben. Wir haben bei vielen Patienten beobachtet, dass sich dies oft als Auslöser für Augenkrankheiten und Fehlsichtigkeiten erwies. Hier einige Anregungen, die uns selber und vielen unserer Patienten geholfen haben.

Lassen Sie sich nicht von dem, was unsere Gesellschaft vorgaukelt, beeinflussen. Was Sie in den romantischen Filmen sehen, ist meistens nichts anderes als eine Illusion.
Kein Mensch kann uns auf Dauer glücklich machen. Oft kommen die Spannungen, wenn der Partner nicht so ist, wie wir es wünschen, und dann sind wir enttäuscht.

Ein Aspekt, um Zufriedenheit und Harmonie in Ehe und Partnerschaft zu erfahren, ist das Glück in sich selbst zu suchen und zu finden, und das Erlernen, andere Menschen glücklich zu machen: „Willst du glücklich sein auf Erden, trage bei zu anderem Glück. Denn die Freude, die wir geben, kehrt ins eigene Herz zurück." sagt ein Sprichwort.

Augenprobleme, Glaukom, Weitsichtigkeit, Kurzsichtigkeit, Hornhautverkrümmung – können mit Stress-Situationen, negativen Gefühlen, Fehlhaltungen, Sexualitäts-Problemen oder mit starken Partnerwünschen in Verbindung stehen.

Eine gute Beziehung kann man durch innere Arbeit schaffen, indem man ichbezogene Seiten abbaut und sich innere Werte erarbeitet. Dadurch verwandelt sich das „Verliebt sein" in etwas Besseres, in innere Verbundenheit und eine „tiefe Freundschaft."
Weitere Tipps finden Sie in der bei uns erhältlichen Broschüre »**Glücklich sein** in **Partnerschaft, Ehe, Familie** und als **Single**«.

Wer vergeben kann, lebt gesünder

Wir sollen lernen, Konflikte friedlich zu lösen. Menschen die uns Schwierigkeiten machen, helfen uns oft mehr als die uns loben. Jeder Ärger und Konflikt möchte uns etwas sagen. Wir sollten zuerst bei uns selber schauen, denn was uns an anderen stört, haben wir selber.

Je mehr Toleranz, Verständnis, Wohlwollen, Feinfühligkeit jeder entwickelt, desto schneller lösen sich die Probleme und Meinungsverschiedenheiten.

Eine wesentliche Aufgabe im Leben ist das Sich-Versöhnen, das heißt: Vergeben und um Vergebung bitten.

Oft fällt es uns schwer, anderen zu vergeben. Hier kann Folgendes hilfreich sein: Wir stellen uns vor - auch wenn wir es in der momentanen Situation noch nicht sehen können -, dass wir nicht nur Opfer, sondern auch Täter sind oder waren, evtl. in einem früheren Erdenleben.

Auch sollten wir die Vergangenheit nicht immer wieder herholen, sondern sie abschließen und uns einen „neuen Anfang" vornehmen.

Wichtig ist hier, den ersten Schritt zu tun, wie es die Lebensregel rät: „Was du willst, dass dir andere tun sollen, das tue du ihnen zuerst", oder anders ausgedrückt: „Was du nicht willst, dass man dir tu, das füg' auch keinem anderen zu."

Wir sollen unsere Feinde lieben, aber wie macht man das?

Aus vielen Gesprächen mit unseren Patienten hat sich herauskristallisiert, dass die Ursachen für Krankheiten, z.B. Groll, Nachtragen, Nicht-vergeben-können, Verletzungen, Feindseligkeit, Wut, Hass etc. waren. Negative Gefühle aller Art, die fehlende Liebe und der Mangel an Bereitschaft zur Versöhnung, können zu energetischen Blockaden im Körper und in der Seele führen.

Die daraus resultierenden Verspannungen des Nervensystems können sich als Krankheiten im Körper manifestieren.

Jesus von Nazareth sagte:

»Liebet eure Feinde, tut Gutes denen, die euch hassen.«

Den Menschen, die uns verletzt haben, zu vergeben, ist oft sehr schwierig. Wenn wir aber negative Gedanken und Gefühle wie Egoismus, Selbstbezogenheit, Eifersucht, Hass, Rache, Groll etc. pflegen, kann uns dies krank machen, z.B. Herzinfarkt, Asthma, Allergien, Migräne, Prostata- oder Brustkrebs u.v.m.

Viele Religionen glauben an die Reinkarnation, auch die ersten Christen. Wenn wir an die Wiedergeburt und an das Gesetz von Ursache und Wirkung glauben, können wir uns vorstellen, dass nichts ein Zufall ist, was uns im Leben geschieht.
Wenn uns z.B. etwas gestohlen wird, wenn wir geschlagen werden, uns jemand beschimpft, beleidigt, ausgrenzt, abwertet, verletzt, schlecht behandelt oder betrügt, ist es kein Zufall; wir haben es magnetisch angezogen. Wenn das nicht als Resonanz in unserer Seele gewesen wäre, hätte es uns nicht treffen können. Vielleicht haben wir das Gleiche in einem unserer Vorleben verursacht, auch wenn wir es im Moment nicht deutlich erkennen können.
Wir sind nicht nur Opfer, sondern auch Täter gewesen. Vielleicht haben wir früher eine leitende Position gehabt und Tausende von Menschen haben unter uns gelitten.

Wir können uns für unsere Fehler aus früheren Leben in Gedanken und von Herzen entschuldigen. Denn es kann sein, dass wir anderen Menschen viel Leid zugefügt haben.

Wir sollten bestrebt sein,

- nicht Gleiches mit Gleichem zu vergelten,
- nicht zu klagen oder über andere schlecht zu sprechen,
- für jede Situation zu danken, auch wenn sie schwer zu ertragen ist,
- was uns an anderen erregt, als Spiegel zur Selbsterkenntnis anzunehmen.

Unsere scheinbaren Feinde können eine große Hilfe sein, denn sie regen uns durch ihr Verhalten zum Nachdenken an.
Und wenn wir es schaffen, bei Schwierigkeiten positiv zu reagieren, unseren scheinbaren Feinden zu vergeben und sie zu lieben, wächst in unserer Seele die Widerstandskraft, und wir können zu innerer Größe finden, so wie es uns Jesus von Nazareth vorgelebt hat.
Es wäre ein gutes Ziel, Ihm als Vorbild nachzufolgen, denn das ist ein Weg, der uns glücklich und frei machen kann.
Auch wenn im Moment die Situation für uns sehr schwierig ist, sollten wir immer die Versöhnung anstreben und als Ziel die Einheit mit dem Nächsten haben.
Wenn wir das Vergeben alleine nicht schaffen, kann es hilfreich sein, Gott in uns – die Kraft der Liebe – um Hilfe und Beistand zu bitten.

Von der Eigenliebe zur selbstlosen Liebe

Wenn eine Krankheit vorliegt, dann ist das entsprechende Bewusstseinszentrum der Seele – Chakra – energiearm oder blockiert. Die Augen sind mit dem 6. Energiezentrum verbunden.
Das Bewusstseinszentrum der Liebe – 6. Chakra – befindet sich zwischen den Augen, hinter der Mitte der Stirn.
Fehlsichtigkeiten oder Augenkrankheiten haben mit Energieschwäche dieses Zentrums zu tun, auf Grund von Verstößen gegen das Gesetz der kosmischen Liebe, in diesem oder in einem vorherigen Leben.

Leider wird in dieser Welt die Liebe oft falsch verstanden. Die Vorstellungen der Liebe haben ein breites Spektrum. Von der rein selbstsüchtigen Liebe bis hin zur vollkommen selbstlosen Liebe. Meistens lieben wir mal selbstsüchtig, dann wieder selbstlos - oder vermischen beides.
Selbstsüchtige Liebe basiert meistens auf der Grundhaltung von Personen, die ausschließlich auf ihren eigenen Genuss, auf ihre eigene Befriedigung und auf das Nehmen statt auf das Geben bedacht sind.

Alles, was gegen die selbstlose Liebe verstößt, kann uns krank machen. Ein Aspekt des Lebenssinnes ist es, unsere eigenen selbstbezogenen Aspekte und unsere Eigenliebe zu erkennen und umzuwandeln.

Die selbstlose Liebe als Ziel

Die selbstlose Liebe geht von Herz zu Herz. Sie will dem Nächsten dienen. Ein Verringern unseres Egos kann uns näher zur selbstlosen Liebe führen. Auch wenn wir es im Moment noch nicht schaffen – es lohnt sich, die selbstlose Liebe als Ziel anzustreben. Das Gebot der Liebe, das Jesus von Nazareth vorgelebt und gelehrt hat, lautet:

»Liebe Gott über alles, und deinen Nächsten wie dich selbst.«

Die Schritte zur wahren selbstlosen Liebe könnten folgende sein:

- Friedfertig sein
- Immer die Versöhnung und die Einheit anstreben
- Vergeben und um Vergebung bitten
- Immer weniger für sich wollen
- Immer weniger binden wollen
- Andere Menschen nicht mehr beherrschen wollen
- Frei werden vom Wunsch, etwas Besonderes zu sein
- Nicht mehr richten, urteilen, abwerten, ausgrenzen
- Den freien Willen und die Freiheit des Nächsten voll berücksichtigen
- Ordnung im Leben, in der Vergangenheit, in der Gedankenwelt machen
- Jesus, den Christus, als Vorbild nehmen und bestrebt sein, seine Lehre zu erfüllen

»Die selbstlose Liebe ist der Schlüssel zur Gesundheit«

Teil V

Der Weg zur Sehverbesserung und Augengesundheit

Der Weg zur Klarheit

Der Weg zur Sehverbesserung und Augengesundheit

Der Weg zur Klarheit

Viele Menschen haben schon festgestellt, dass allein tägliches Training mit Augenübungen wenig bringt. Außerdem: Wer hat schon Lust oder Zeit, jeden Abend nach der Arbeit noch Augenübungen zu machen?
Die Sehverbesserung kann man auf anderen Wegen erreichen, z.B. durch die Natur, das Nichttragen der Brille, Entspannung, Massagen, Erforschen der Ursachen der Augenprobleme und positive Veränderungen im Äußeren und im Inneren.

Jeder sieht anders und nimmt die Dinge auf seine ganz persönliche Weise wahr. Es sind nicht die Augen alleine, die sehen, sondern wir selbst und unsere Seele sehen durch die Augen. Am Sehprozess sind nicht nur die Augen, sondern das Gehirn, das Nervensystem und unsere Seele mitbeteiligt.
Der Weg zur Sehverbesserung – frei werden von der Brille – ist für jeden Menschen individuell und geht nicht nur über die Augen.
Eine Verbesserung der Sehschärfe geht meistens mit einer positiven Veränderung des Bewusstseins einher. Durch die ganzheitliche Augentrainingsmethode, die wir in diesem Buch zusammenfassen, werden nicht nur die Konturen der Gegenstände und die Außenwelt klarer und schärfer, sondern auch unser Innenleben kann uns bewusster werden. Diesen Weg zu gehen, kann auch positive Veränderungen in unsere Lebensumstände bringen und uns evtl. auch neue Sichtweisen und Wege im Leben öffnen.

Die folgenden Hinweise für den Weg zur Sehverbesserung und Augengesundheit haben wir aus unseren Erfahrungen mit Patienten in der Praxis zusammengefasst.

Ganzheitliches Konzept zur Sehverbesserung

Der Weg der Sehverbesserung – frei werden von der Brille und Augengesundheit erlangen – ist für jeden Menschen individuell.

Die Sehkraft verbessert sich nicht durch stundenlange Augenübungen, sondern eher durch die Erforschung der Ursachen und durch positive Veränderungen im Äußeren und im Inneren:

- Die Abhängigkeit von der Brille reduzieren
- Die Brille / Kontaktlinse so wenig wie möglich tragen, nur bei Bedarf, z. B. Autofahren, Schulunterricht, Arbeit
- Positive Veränderungen im Äußeren und im Inneren
- Tiefe und bewusste Atmung
- Bewegung in der Natur
- Vegetarische/vegane Ernährung, Vitalkost-Rohkost
- Mit Gedankenkraft, Visualisation und „innerer Entschiedenheit" arbeiten
- Mut, Geduld und Ausdauer
- Positive Programmierung, immer die Gesundheit bejahen
- Zufriedenheit, Klarheit und Ordnung im Leben schaffen
- Vergangenheit aufarbeiten
- Positive Kommunikation mit anderen Menschen
- Positive Kommunikation mit der Natur und der Tierwelt
- Höhere Ziele und geistige Entwicklung anstreben
- Entspannung und das Erlernen, ruhiger zu werden
- Besser sehen mit dem Herzen

Sie selbst können herausfinden, welche Aspekte der Liste für Sie wichtig sind.

Den Augen Freiheit schenken
Die Brille so wenig wie möglich tragen

Ähnlich wie der Augenarzt Dr. med. Bates und viele anerkannte Augentrainer, empfehlen wir bei Kurzsichtigkeit (sowie bei allen anderen Fehlsichtigkeiten:

- ✓ Die Brille so wenig wie möglich tragen, nur bei Bedarf
- ✓ Die Abhängigkeit von der Brille reduzieren
- ✓ Den Augen Freiheit schenken
- ✓ Wenn möglich ohne Brille lesen

Man unterscheidet zwischen leichter und starker Kurzsichtigkeit: Bei einer geringfügigen Kurzsichtigkeit – minus 1 Dioptrie – können nur bestimmte Einzelheiten auf größere Entfernung nicht mehr deutlich wahrgenommen werden. Diese Form von Kurzsichtigkeit kann ziemlich schnell behoben werden, wenn man Folgendes beachtet:

1) Die Brille so wenig wie möglich tragen, nur bei Bedarf, z.B. beim Autofahren; Kinder und Jugendliche während des Unterrichts oder wenn sie wirklich gebraucht wird.
So geben Sie den Augen die Möglichkeit, die natürliche Sehkraft wieder zu erreichen.

2) Parallel dazu sollten Sie bestrebt sein, herauszufinden, was die Ursachen der Fehlsichtigkeit – des verschwommenen Sehens – sind, um sie zu beheben, z.B. durch eine gesunde Lebens- und Ernährungsweise, positives Denken, mehr Bewegung in der Natur etc.

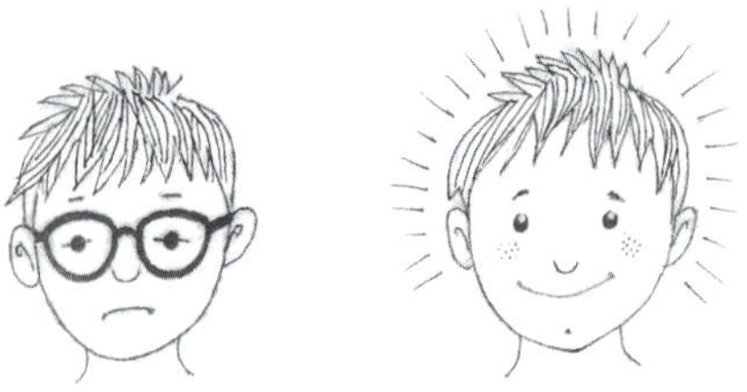

Das „Wenigtragen der Brille" hat eine Heilwirkung

Das Wenigtragen der Brille hat wirklich eine „Heilwirkung", denn so haben die Augen die Möglichkeit, zurück zur natürlichen Sehschärfe zu finden.

Wir kennen Menschen, bei denen – per Zufall – die Brille kaputt ging und sie ein paar Tage ohne Brille waren, z.B. während des Urlaubs. Nach einer Woche haben sie wieder perfekt gesehen und brauchen seitdem keine Brille mehr.
Andere Menschen haben intuitiv gespürt, dass es nicht gut sein kann für die Augen, wenn sie die Sehhilfe während des ganzen Tages tragen.

Sie lassen z.B. ihre Brille im Auto und benutzen sie nur zum Autofahren. Den Rest des Tages verbringen sie problemlos ohne Brille oder Kontaktlinsen. Dabei merken sie, wie sich die Sehkraft von Monat zu Monat verbessert. Das ist eine Haltung, die vielen Menschen geholfen hat.
Die Zeitspanne bis zur Normalsichtigkeit ist bei jedem Menschen unterschiedlich.

Um die Dioptrienzahl zu reduzieren sollte man das „wenig tragen der Brille" mit inneren und äußeren Veränderungen begleiten.

Menschen mit mehr als 1 Dioptrie können einfach weiter die folgenden Tipps lesen, denn der Weg zur Sehverbesserung beinhaltet viele interessante Aspekte.

Die „Abhängigkeit von der Brille" reduzieren

Wichtig ist, sich nicht zu schnell auf das Ziel zu fixieren, Normalsichtigkeit sofort erreichen zu müssen.
Wenn man zu schnelle Forschritte erzwingen will, kann man sich selber blockieren.

Insbesondere bei hoher Dioptrienzahl wäre das erste Ziel, die „Abhängigkeit von der Brille" zu reduzieren.

Mut zur Unschärfe

Am Anfang sieht man ohne Brille alles verschwommen, ja, man fühlt sich unsicher.
Darum ist es empfehlenswert, zu Hause in der vertrauten Umgebung zu beginnen, so oft wie möglich auf die Brille zu verzichten, einfach annehmen, dass man ohne Brille verschwommen sieht und etwas unsicher ist.

Nach einer oder zwei Wochen verringert sich die Unsicherheit, und je öfter Sie ohne Brille sind, desto mehr Sicherheit gewinnen Sie.
Wahrscheinlich werden Sie am Anfang das Gesicht der Menschen nicht richtig erkennen, aber: Haben Sie Geduld.

Benutzen Sie Ihre Intuition

Je öfter Sie Ihre Intuition beim unscharfen Sehen trainieren, desto besser.
Das gilt auch für Menschen mit höherer Dioptrienzahl.
Nach ein paar Wochen oder Monaten werden Sie alle Bekannten und Freunde „intuitiv" genau erkennen. Durch die wachsende Freude sind Sie motiviert, weiter zu machen.

Bewegung in der Natur
Die Natur ist die beste Augentherapie

In den Industrieländern haben ca. 60% der Bevölkerung Augenprobleme. Indianer und Naturvölker haben kaum Sehprobleme. Was möchte uns das sagen?
Unsere Augen sind für die Natur geschaffen, für die Weite und für die Nähe, damit wir erkennen, wo sich Früchte, Obst oder Nüsse befinden, damit wir sehen, ob Beeren reif oder unreif sind, damit wir uns orientieren und bewegen können, damit wir Gefahren erkennen können etc.
Die Hauptgründe, warum so viele Menschen in den Industrieländern eine Brille brauchen, sind: Stress, nervliche Anspannung, innere Unruhe, seelische Fehlhaltungen und das sich von der Natur entfernen.

»Unser Körper ist ein Naturkörper und gehört zur Mutter Erde.«

»Je mehr sich der Mensch von der Natur entfernt,
desto kranker wird er.«

»Damit sich die Augen und die Sehkraft verbessern, sollte man sich öfter in der Natur aufhalten und sich mehr bewegen.«

»Die Augen entspannen sich und die Sehkraft wird besser,
wenn man sich im Freien aufhält.«

Tipps zur Sehverbesserung:

☺ Mindestens 1-2 Stunden am Tag – 5 bis 10 km – in die Natur gehen, ohne Brille
☺ Bewusst und tief atmen
☺ Die Naturverbundenheit üben, sich als Teil der Natur fühlen

Der Kontakt mit der Natur gibt uns Harmonie und Ruhe für die Seele, bringt eine Entspannung des Nervensystems und hebt die Schwingung des Körpers und der Seele an.

Die Harmonie der Natur kann uns helfen, gesund zu werden

Die Ursachen aller Krankheiten, auch Fehlsichtigkeiten und Augenprobleme, sind Disharmonien. Durch negative Gefühle, Empfindungen, Gedanken, Worte und Handlungen schaffen wir Disharmonien, die unser Nervensystem und unsere Seele belasten. Das Nervensystem ist das Organ des Körpers, das die engste Verbindung mit der Seele hat.
Die Augen gehören zum Gehirn und sind ein Teil des Nervensystems. Der Prozess der Heilung und des besseren Sehens geht über die Entspannung des Nervensystems.
Alle Körperzellen sehnen sich nach Harmonie. Die Natur kann uns helfen, diese Harmonie für die Körperzellen zu finden. Viele Menschen fühlen sich in der Natur am wohlsten, weil die Natur still ist. Sie hilft uns, in Harmonie zu gelangen.

Harmonie, Ruhe und Stille sind eine wichtige Voraussetzung dafür, Zugang zu unserem Inneren zu gewinnen.
Der Prozess der Sehverbesserung oder Gesundung geht auch über die Natur, denn der Körper gehört zur Natur, zur Mutter Erde.

»Der Weg zurück zur Sehverbesserung geht zum großen Teil über die Natur und durch das Erlernen, ruhiger zu werden.«

Der Weg zur Sehverbesserung – frei werden von der Brille – ist ab jetzt ein Lebensprozess, der uns weiter hilft. Wir können uns auch für die Augenkrankheit oder Fehlsichtigkeit bedanken. Denn ohne sie hätten wir weiter negativ gedacht, Streit mit anderen Menschen gepflegt, uns fehlernährt und ungesund gelebt.

»Eine Krankheit, ein Schicksalsschlag können uns helfen, Neues zu lernen, unserem Leben eine bessere Richtung zu geben, die Augen für das Wesentliche, für das Höhere zu öffnen.«

Die Augen für die Weite trainieren
Sehspiel: Adler-Auge & Indianer-Auge

Eine Ursache für die Myopie-Epidemie in den Industrieländern ist, dass die Menschen sich von der Natur entfernt haben und ihre Augen zu wenig für die Ferne benutzen. Mit einem einfachen Sehspiel kann man die Sicht in die Weite fördern: In der Natur an den Horizont oder in die Ferne schauen und immer versuchen, kleine Details zu erkennen: Bäume, Sterne, Wolken, Tiere, Blätter, Blumen u.v.m.
In der Stadt können Sie die Augen in die Ferne trainieren mit Straßenschildern, Autos, Autokennzeichen, Flugzeugen etc.
Benutzen Sie Ihre Augen wie ein Fernglas oder Teleskop: Atmen Sie dabei entspannt und versuchen Sie, kleine Details in der Ferne zu fokussieren, z.B. Tiere zu entdecken. Wiederholen Sie es spielerisch immer wieder, ohne zu starren.

Fehlsichtige Menschen – egal wie hoch die Dioptrienzahl ist – sollten Nah- und Fernsichtübungen im täglichen Leben als Sehspiele einbauen, denn das ist eine der wichtigsten Augenübungen, um die natürliche Sehkraft wieder zu erlangen.
Die Brille während des Tages, nur bei Bedarf benutzen, wenn man sie wirklich braucht. Und täglich ein 60-90 Min. Spaziergang oder „meditatives Wandern" ohne Brille, bei dem man lernt, lang und tief zu atmen und ruhiger zu werden.
Parallel zu diesem Sehspiel können Sie so viele Tipps und Hinweise wie möglich aus diesem Buch ins eigene Leben mit einbeziehen.

Interesse und Freude
können die Sehkraft verbessern

Augen und Gehirn sind eine Einheit und arbeiten zusammen. Wenn wir etwas mit Interesse und Freude anschauen, kann sich die Sehschärfe verbessern und den normalen Automatismus des Auges und Gehirns für jede Entfernung wieder herstellen.
Je mehr Freude und Zufriedenheit wir im Leben haben, desto schneller schaffen wir es, die Sehkraft zu verbessern.

Tipps für „Computermenschen“

Unser Atmen und Blinzeln hat eine positive Wirkung auf unsere Sehfähigkeit. Mit jedem Lidschlag halten wir die Augen feucht und glatt, und geben ihnen durch das regelmäßige Abschirmen für Augenblicke Dunkelheit und Ruhe.

Das ständige „Blick-Starren“ – am Fernseher oder Monitor – und ein zu seltenes Blinzeln machen die Augen schnell trocken, müde und verspannt, was unser Sehvermögen beeinträchtigen kann.

Zu viel Internet und Fernsehen ist nicht gut, denn beide sind auch die „größten Gehirn-Programmierer“ im Zeitalter der Technik: Wir nehmen unbewusst viele Informationen auf, die unser Verhalten, unseren Charakter, unseren Lebensstil, unsere Partnerwahl, unsere Ernährungs- und Einkaufsgewohnheiten beeinflussen.

TIPP: Sich ein großeres Monitor für den PC kaufen.

TIPP: 2-3 L trinken, die Blase „zwingt“ uns zur Toilettenpausen.

TIPP: Computermenschen sollten sich immer wieder erinnern, öfter zu blinzeln, öfter den Blick an andere Punkte im Zimmer oder aus dem Fenster in die Natur, in die Weite zu richten und öfter Pausen einzubauen.

TIPP: Am frühen Morgen, am Abend oder in der Freizeit für Ausgleich für die Augen sorgen, z.B. in die Natur gehen, öfter in die Weite schauen, Farben grün und blau anschauen, Gartenarbeit.

Die Sehkraft kann sich verbessern, wenn wir uns ein entspanntes Sehen angewöhnen, nicht starren, öfter blinzeln und bewusst atmen.

Trainieren Sie Ihre Augen und vergessen Sie sie dann

Sie brauchen die Augen nicht ständig zu „trainieren"; das macht müde und verkrampft.
Sie können sich an das verschwommene Sehen gewöhnen.
Wenn das aber zu viel Stress verursacht, dann kann die Brille für kurze Zeit aufgesetzt werden.
Augen, Akkommodationsprozess und Sehvorgang funktionieren normalerweise natürlich, instinktiv, automatisch und unbewusst. Das Auge verhält sich wie ein Fotoapparat mit Autofokus, der je nach Entfernung zum betrachteten Objekt bzw. nach Position der Abbildung auf der Netzhaut, die Schärfe einstellt.

Der automatische Reflex der Akkommodation – Anpassung – ist bei fehlsichtigen Menschen gestört. Warum? Vielleicht finden Sie eine Antwort, wenn Sie auch die anderen Kapitel in diesem Buch lesen, z.B. über die Ursachen der Weit- und Kurzsichtigkeit.

Positive Veränderungen im Äußeren und im Inneren

- Wann begann die Verschlechterung der Sehkraft?
- Mit welchen Lebenssituationen steht sie in Verbindung?
- Was kann man erkennen und verändern?

Sie können alles auf Papier schreiben oder in den PC eingeben – einfach, was so gerade spontan kommt.
So bekommen Sie einen Abstand, der Ihnen helfen kann, Klarheit und Selbsterkenntnis über sich zu gewinnen.

»So beginnt das Leben interessant zu werden,
denn wir können entdecken, was wir besser machen können,
und parallel dazu kann sich das Sehen verbessern!«

Mut, Motivation, Gedankenkraft und „innere Entschiedenheit"

Die Leistungssportler arbeiten u.a. mit Gedankenkraft. Auch Sie können diese Hilfe in Anspruch nehmen, um die Augengesundheit und Sehverbesserung zu erreichen. Es bedarf einer guten Motivation und eines guten Mutes, um die Anfangsphase zu überwinden, wo man ab einer bestimmten Entfernung vieles verschwommen sieht.
Aus vielen geistigen Wegen weiß man, dass die Kräfte unserer Gedanken mächtiger sind als wir es je erfassen können: Was wir denken, wird früher oder später Wirklichkeit.

In das Ziel „verliebt" sein

Menschen, die es geschafft haben, ihre natürliche Sehkraft wieder zu erlangen, waren sehr motiviert. Sie hatten eine Art „innere Überzeugung":

»Früher oder später schaffe ich es!«

Diese innere Überzeugung kommt, wenn wir innerlich „reif" für diesen Prozess sind. Das bedeutet, dass wir uns schon einen Teil der **Basis**, der für die Sehverbesserung notwendig ist, erarbeitet haben. Diese Basis können Sie durch **positive Veränderungen** erreichen, auch durch die Umsetzung der Hinweise, die wir in diesem Buch beschreiben.
Menschen, die das Tragen der Brille wie eine Niederlage empfunden haben, sich damit nicht wohl gefühlt haben oder nicht abfinden konnten, für die die Brille etwas Störendes war, die evtl. die Brille gehasst haben, sind die Personen, die es am schnellsten geschafft haben, ihre Sehkraft zu verbessern und frei zu werden von der Brille.
Je stärker die **Willenskraft** und die **Motivation** sind, dieses Ziel zu erreichen, umso schneller werden wir es schaffen. Jede Fehlsichtigkeit hat ihre Ursachen, und sie muss kein Dauerzustand sein! Man könnte ein Selbsterforscher werden, um herauszufinden, womit das verschwommene Sehen zusammenhängt und dann entsprechend reagieren.

Visualisation – Positive Programmierung
Immer die Gesundheit bejahen

Bis vor kurzem hat man geglaubt, dass man gegen die Fehlsichtigkeit oder Augenprobleme nichts tun könne.
Jetzt machen wir das Gegenteil – wir beginnen, uns mit dem Gedanken zu beschäftigen:

»Ich schaffe es, meine Sehkraft zu verbessern!«
»Ich schaffe es, gesund zu werden!«

Das ist eine positive Programmierung für ihre Augen, ihr Gehirn, ihr Sehzentrum und ihr Unterbewusstsein. Alles, was Sie denken und sagen, hören ihre Körperzellen und programmieren sich entsprechend neu. Wir sollten immer die Gesundheit bejahen und keine Zweifel zulassen. Auch wenn es im Moment noch nicht der Realität entspricht, können wir positive Gedanken bewegen und bejahen, z.B.:

Meine Augen sind gesund.
Meine Sehkraft verbessert sich.
Ich erlange wieder die natürliche Sehkraft.
Ich habe meine Abhängigkeit von der Brille reduziert.
Ich sehe in alle Entfernungen klar.
Ich sehe in alle Entfernungen scharf.
Das Sehen wird von Tag zu Tag immer besser und viel besser.
Mein Sehen hat sich verbessert.
Ich bin frei von der Brille.
Ich habe die natürliche Sehkraft wieder erreicht.
Ich sehe gut und klar.
Meine Augen sind gesund.

Sie können selber auch andere Sätze formulieren; die oben genannten sind nur als Beispiel gedacht. Sie können alle oder nur 2 bis 3 von ihren positiven Gedankensätzen – positiven Gedanken – auf einem Blatt Papier an die Wand hängen oder bei sich tragen und immer wieder lesen.

»Die Kräfte unserer Gedanken sind mächtiger,
als wir es je erfassen können:
Was wir denken, wird früher oder später Wirklichkeit.«

Geduld und Ausdauer

Wenn man beginnt, ohne Brille zu sein, sollte man viel Geduld und Ausdauer haben, insbesondere Menschen mit hoher Dioptrienzahl oder die die Brille jahrelang getragen haben.
Weiter empfehlen wir, die Brille so wenig wie möglich zu tragen, sich an die Unschärfe zu gewöhnen und so viel wie möglich im Leben positiv zu verändern.
Man sollte auch annehmen, dass sich die Sehkraft plötzlich leicht verschlechtern kann. Das gehört dazu. Es kann sein, dass sie sich nach ein paar Tagen oder Wochen wieder verbessert.

»Mut, Motivation, Geduld und Ausdauer
werden früher oder später belohnt!«

Menschen, die es geschafft haben, wieder normalsichtig zu werden, berichten, dass sie Monate vorher oft Momente hatten, wo sie plötzlich scharf gesehen haben.
Diese plötzlichen Momente des scharfen Sehens sind ein Zeichen, dass das Ziel naht.

Innere Klarheit
Besser sehen und „schauen" lernen

Tränenflüssigkeit, Hornhaut, Linse und Glaskörper sind klar und transparent.
Die Augen bestehen aus klaren und perfekt durchsichtigen Strukturen. Sonst wäre der Prozess des Sehens nicht möglich.

Das verschwommene Sehen kann entstehen, wenn im Leben die Klarheit fehlt, z.B. wenn uns Sorgen und Probleme belasten, oder wenn wir keine klaren Ziele haben.
Deshalb ist es wichtig für die Augen und die Sehkraft, die „innere Klarheit" zu entwickeln.

Wir geben ein paar Beispiele, mit möglichen Zielvorgaben, um die Klarheit der Augen positiv zu beeinflussen:

- Klarheit: Ich weiß, was ich will – Ich habe klare Ziele im Leben
- Ich bin weitgehend zufrieden
- Mein Beruf erfüllt mich und macht Freude
- Meine Vergangenheit ist weitestgehend geklärt
- Ich habe mich versöhnt mit meinen Nächsten
- ich habe vergeben und / oder um Vergebung gebeten
- Meine Gedanken und meine Lebenseinstellung sind positiv

Eigentlich sind wir alle Schüler in der „Lebensschule Erde".
Keiner von uns ist vollkommen; jeder hat ab und zu mit Schwierigkeiten und Problemen zu kämpfen.
Durch die Selbsterforschung und positiven Veränderungen wird das Leben interessanter.
Je freier wir werden, umso besser geht es unseren Augen und umso klarer sehen wir.
Mit einem Leben nach einer hohen Ethik und Moral werden wir feiner, sensitiver und lernen das „Schauen".
Das Schauen lernen bedeutet, den Sinn des Lebens zu erkennen, hinter die Fassade dieser Welt zu sehen, Menschen und Situationen zu durchschauen, die Augen für das Wesentliche im Leben zu öffnen, für das Feine und das Edle, um Gottes Kraft und Gottes Wirken – das Leben und die Liebe – in allem zu erkennen.

Lassen Sie Ihre Augen lebendig werden!

Ein trüber Blick kann bedeuten, dass man unfrei ist; zu sehr mit sich selbst beschäftigt sein, zu viele negative Gedanken über andere Menschen pflegen, über die Vergangenheit, Probleme, Sorgen, Streitigkeiten etc.
Die Augen werden lebendiger, wenn wir innerlich frei sind, wenn wir Freude haben, wenn wir zufrieden sind mit unserer Arbeit, wenn wir mit Bekannten und Arbeitskollegen in Harmonie sind.
Einen klaren Blick und die Verbesserung der Sehkraft zu erreichen bedeutet auch, Klarheit im Leben und in der Gedankenwelt zu schaffen.

Zufriedenheit

Zufriedenheit im Leben ist wichtig, wenn man die Sehkraft verbessern will. Eine Fehlsichtigkeit kann spiegeln, dass man in manchen Bereichen des Lebens unzufrieden ist, z.B. mit seinem Körper, in Ehe oder Partnerschaft, mit seinem Beruf etc.

Immer mehr Menschen geben viel Geld aus für ihr Äußeres und lassen sich „verbessern" durch Schönheitsoperationen: Sie sind zu sehr auf die äußere Schönheit fixiert und lassen sich von den Schönheitsidealen unserer Gesellschaft beeinflussen.
Was bringen die vielen Schönheitsoperationen ohne innere Veränderungen? Das Ergebnis sehen wir an den Promis in unserer Gesellschaft.
Die 100%-ige Zufriedenheit haben wenige Menschen, aber Folgendes kann eine Hilfe sein, z.B.:

- Das Positive in mir finden – meinen Körper lieben lernen
- Mich nicht gehen lassen
- Gesund leben und mich gesund ernähren
- Lernen, das Glück in mir zu finden
- Mich nicht an anderen Menschen orientieren
- Lernen, mein Leben selbst in die Hand zu nehmen
- Dankbarkeit: Mich für alles bedanken
- Höhere und ethische Ziele anstreben
- Einen Beruf – die Lebensaufgabe – finden, der meinen Talenten und Fähigkeiten entspricht, mir Freude bereitet und anderen dient

ZITAT von Konfuzius, um beruflich zufrieden zu sein:

»Wähle einen Beruf, den du liebst, und du brauchst keinen Tag in deinem Leben mehr zu arbeiten.«

Ordnung im Leben schaffen
Vergangenheit aufarbeiten

Unordnung kann innere Unruhe und Verkrampfung des Nervensystems verursachen.
Ordnung im Äußeren kann uns helfen, mehr Ordnung in unseren Gedanken zu schaffen.
Je mehr Ordnung wir haben bei der Arbeit, im Auto, in der Wohnung, in Schränken und Schubladen, desto besser ist dies für das Nervensystem, den Gemütszustand und unser Innenleben.
Bei vielen Menschen liegt die Ursache der Fehlsichtigkeit in einem Trauma aus der Vergangenheit. Diese Schocks und negativen Erlebnisse sind oft im Körper und in der Seele gespeichert und können sich in Augenkrankheiten und Fehlsichtigkeit äußern.
Man sollte nicht verkrampft in der Vergangenheit graben; wenn uns etwas einfällt, können wir es notieren. Das Aufschreiben kann uns helfen, Klarheit über uns zu gewinnen und dadurch den nächsten Schritt in unserem Leben zu erkennen.

Eine gestörte Beziehung zu den Eltern oder Familienangehörigen ist oft der Auslöser für eine Fehlsichtigkeit und für Augenprobleme. Versöhnung durch Vergeben und Um-Vergebung-bitten kann uns befreien, Blockaden im Körper lösen und unser Nervensystem entlasten.
Wir können dann freier werden mit dem Ergebnis, „klarer zu sehen".
Eine Hilfe, um sich z.B. mit den Eltern zu versöhnen: Man kann immer wieder bejahen, mit ihnen im Reinen zu sein, auch wenn das noch nicht dem aktuellen Stand entspricht.
Haben wir evtl. Ähnlichkeiten mit ihnen, ähnliche negative Fehlhaltungen oder Gedankenmuster?
Man kann Verständnis gewinnen und versuchen zu verstehen, warum in der Vergangenheit unsere Eltern so oder so reagiert haben. Eine Liste mit allen positiven Seiten unserer Eltern, oder dem, was unsere Eltern für uns getan haben, kann auch – öfter gelesen – unsere Beziehung zu ihnen verbessern.

Tipps zum Aufbau des Selbstwertgefühls

Bei Gesprächen mit fehlsichtigen Menschen erleben wir, dass Augenprobleme in manchen Fällen einen Zusammenhang mit gestörtem Selbstwertgefühl haben.
In unserer Gesellschaft gibt es berühmte Menschen, die oft beneidet oder nachgeahmt werden, wie z.B. Schauspieler, Promis, „Muskelmänner", „starke Frauen" oder Models, die sich mit viel Selbstsicherheit und scheinbar positivem Selbstwertgefühl zeigen.
Ist das wirklich ein echtes Selbstwertgefühl oder evtl. ein aufgesetztes Ego-Selbstwertgefühl, basiert z.B. auf äußerer Schönheit, Erfolg in der Welt, Ansehen, Macht, Reichtum, Besitz eines Sportwagens, einer Luxusvilla, einem attraktiven Partner, einer besonderen Position etc.?
Wenn diese „Scheinbasis" verschwindet, fallen diese Menschen oft in eine Depression, in eine Alkohol- oder Drogensucht.
Daraus ergibt sich die Frage, wie man ein „echtes Selbstwertgefühl" entwickeln kann.

Finden Sie Ihre positiven Eigenschaften

Als ersten Schritt könnten Sie Ihre eigenen positiven Eigenschaften finden.
Dabei kann es vorkommen, dass Ihnen zunächst nichts einfällt, weil Sie es nicht gewohnt sind, über Ihre positiven Werte nachzudenken.
Sollten Ihnen nicht genügend positive Eigenschaften einfallen, können Sie die folgende Liste als Anregung benutzen:

Zuverlässigkeit, Standfestigkeit, Entscheidungskraft, Güte, Fleiß, Treue, Dynamik, Hilfsbereitschaft, Humor, Gelassenheit, Durchhaltevermögen, Versöhnungsbereitschaft, Geduld, Mut, Disziplin, Unternehmensfreude, Flexibilität, Tatkraft, Ausdauer, Toleranz, Ordnungssinn, Vielseitigkeit, Willenskraft, Ernsthaftigkeit, Souveränität, Intuition, Kreativität, Einfühlsamkeit, Einfühlungsvermögen, Verständnis, Ehrlichkeit.

Zu den positiven Eigenschaften zählen auch Talente, Fähigkeiten und Fertigkeiten, wie z.B. „Ich kann gut kochen", „Ich kann mit Kindern, Menschen oder Tieren gut umgehen", „Ich bin kommunikativ", „Ich kann mich gut konzentrieren", „Ich spiele ein Musikinstrument", „Ich kann gut malen", Ich bin handwerklich begabt", „Ich bin flexibel und vielseitig", „Ich kann gut zuhören", „Ich wirke beruhigend", „Ich kann mich gut unterhalten", „Ich kann in Streitfällen vermitteln", „Mein Beruf macht mir Freude", „Ich bin liebevoll und liebenswert" usw.

Es genügt, dass die entsprechenden positiven Eigenschaften weitgehend vorhanden sind, sie müssen nicht voll entfaltet sein. Wenn wir z.B. von uns sagen: „Ich bin zuverlässig, auf mich kann man sich verlassen", sollten wir uns diese Eigenschaften auch dann zusprechen, wenn wir noch nicht 100%-ig zuverlässig sind – aber eben ernsthaft daran arbeiten. Und nun geht's los:

1.	3.	5.
2.	4.	6.

Unsere positiven Eigenschaften sollten wir regelmäßig durchlesen und uns bewusst machen. Indem wir die Worte lesen oder uns – laut – vorsprechen, machen wir uns unser Positives bewusst. Indem wir es bejahen, verstärken wir es.

Wie stärke ich mein Selbstwertgefühl?

☺ Selbsterforscher werden
☺ Sich nicht mit anderen vergleichen
☺ Sich nicht gehen lassen – gesund leben
☺ Die positiven Eigenschaften und Talente notieren
☺ Unsere positiven Seiten öfters lesen und sich darüber freuen
☺ Die negativen Eigenschaften, unter denen wir leiden, erkennen und in Ordnung bringen
☺ Positiv über sich und andere denken und sprechen
☺ Bestrebt sein, die Vergangenheit, die Beziehung zu den Eltern und anderen Menschen in Ordnung zu bringen
☺ Lernen, unabhängig von der Meinung anderer sein
☺ Zufrieden sein
☺ Einen Beruf – Lebensaufgabe – finden, der zu unseren Talenten und Fähigkeiten passt
☺ Gebende Haltung im Leben – weg von sich selber denken
☺ Sich mit allen Problemen an eine höhere Macht – Gott – wenden und sich führen lassen
☺ Wir finden zu einem wahren Selbstwertgefühl, das auf dem Wissen basiert, dass wir Geistwesen – Wesen der Liebe – sind. Wir sind nur Gast auf dieser Erde, um zu lernen.

Machen Sie sich nicht selbst schlecht

Wir könnten lernen, kein negatives Wort oder keinen abwertenden Kommentar mehr über uns selber zu machen – aber auch nicht über andere schlecht reden, richten oder urteilen, denn was wir senden, kommt früher oder später auf uns zurück. Alles Negative, das wir reden oder denken, „hören" unsere Körperzellen und zusätzlich schwächen wir unser Selbstwertgefühl.

»Wir strahlen aus, was wir über uns denken.«

Negative Selbstaussagen sind gefährlich dann, wenn sie ständig wiederholt werden und ungerecht sind. Dann machen wir uns selbst nieder und dürfen uns nicht wundern, wenn unser Selbstbild darunter leidet.

Beispiele für Negativsätze sind: „Ich bin ein Versager", „Ich schaffe es nicht", „Aus mir wird nie was"; „Ich genüge nicht", „Ich bin ein Trottel", „Alles ist schwer"....
Durch Selbstbeobachtung können wir diese „Miesmacher" entlarven und sie durch ein positives Gegenstück ersetzen.
Sie können sich aus einem Negativsatz ein positives Gegenstück dazu erarbeiten.

Negativsatz ⇨⇨⇨⇨ Positives Gegenstück

Zwei Beispiele:

BEISPIEL NEGATIVSATZ - Ich bin ein Versager

POSITIVES GEGENSTÜCK

- Ich habe nicht überall versagt
- Dieses und jenes habe ich durchgestanden
- Dadurch bin ich gewachsen
- Was mich nicht umbringt, macht mich stark

BEISPIEL NEGATIVSATZ - Ich schaffe es nicht

POSITIVES GEGENSTÜCK

- Ich muss nicht perfekt sein
- Ich gebe mein Bestes - Ich tue, was ich kann
- Ich schaffe es mit Hilfe der inneren Kraft
- Es geht auch in kleinen Schritten
- Ich darf Fehler machen - aus den Fehlern lerne ich

Wir finden in allem Negativen das Positive

»Das Glück des Menschen hängt
von der Beschaffenheit seiner Gedanken ab.«

Dieser Satz stammt von Marc Aurel. Er war römischer Kaiser und zugleich Philosoph.
Wie wir uns fühlen – glücklich oder unglücklich – hängt ganz entscheidend von unserem Denken ab.
Es sind nicht die äußeren Ereignisse (oder sollten es nicht sein), die uns bestimmen, sondern die Art, wie wir darüber denken.

Dabei hat jeder die Freiheit, so oder so zu denken! Es ist also unsere Einstellung, die letztlich über Glück oder Unglück, über Wohlgefühl oder Missbehagen in uns entscheidet.
Ein Beispiel soll die Kraft der Gedanken verdeutlichen.
Es ist Morgen. Wir treten aus der Haustür: Es schneit.
Was denken wir? Reagieren wir als Pessimist oder als Optimist?

PESSIMIST
Ich werde immer depressiv im Winter.
Diese Kälte macht mich krank.
Ich werde mich sicher wieder wie jedes Jahr erkälten und mir eine Grippe holen.
Ärgerlich – Schnee und Eis! Nun muss ich ja erst schaufeln und Eis von den Autoscheiben kratzen.
Hoffentlich rutsche ich nicht aus!
Uff – jetzt bin ich doch beinahe hingefallen.
Hab's mir ja gleich gedacht.
So'n Mist! Da komme ich schon wieder zu spät zur Arbeit.
Dieser lästige Schnee wird bestimmt wieder ein Verkehrschaos verursachen.
Ich hoffe, dass dieser Winter – diese ungemütliche, kalte Jahreszeit – schnell vorbei ist!

OPTIMIST
Oh, es schneit! Wie schön sieht doch alles aus in dieser weißen Pracht. Diese frische Luft stärkt meine Atemwege und hilft mir, einer Grippe vorzubeugen.
Im Winter hat die Natur eine Ruhe- und Schlafphase, in der sie Kräfte sammeln kann für den Frühling. So viel Schnee, da freuen sich bestimmt auch die Kinder mit ihren Schlitten.
Während des Schnee-Schaufelns und Eis-Kratzens atme ich tief und lang die gute Winterluft ein – das gibt einen klaren Kopf für die Arbeit. Heute werde ich ein bisschen früher losfahren, um Staus zu vermeiden.
Schnee dämpft Geräusche.
Die Schneelandschaft wirkt beruhigend; die Stille, die sie ausstrahlt, tut mir gut.
Ich freue mich auf einen Spaziergang im schneebedeckten Wald.

☺ ☺ ☺

Wenn wir uns selbst etwas Gutes tun möchten, können wir einfach mal versuchen, in allem Negativen, das uns begegnet, etwas Positives zu finden. Am besten hilft es, sich ein bisschen Zeit zu nehmen, um es aufzuschreiben auf eine spezielle Seite im Tagebuch, Laptop oder PC.
Apropos: Sollten wir in einem Missgeschick einmal überhaupt nichts Positives finden können, dann kann auch der Gedanke helfen:

»Für irgendetwas wird es gut sein,
auch wenn ich es jetzt noch nicht weiß.«

Es ist kein Zufall, was auf mich zukommt. Selbst ein Schicksalsschlag, ein Unfall oder eine Krankheit können etwas Positives in sich tragen: Eine Botschaft für mich, aus der ich etwas in Ordnung bringen kann, ja ändern oder lernen darf.
Das Leben wird interessant, wenn ich beginne, mich zu beobachten und an mir selber zu lernen.

Selbstwertgefühl stärken
Sport gegen Angst und schlechte Laune

Sport tut sowohl dem Körper als auch der Seele gut: Sport und Bewegung können laut Experten seelischen Störungen und Erkrankungen vorbeugen. Um die mentale Gesundheit zu erhalten und zu fördern, hat sich Ausdauertraining wie Laufen, Walken, Kraft-training und Schwimmen als besonders vorteilhaft erwiesen, denn es reduziere Depressivität und Ängstlichkeit, hebe die Stimmung und stärke das Selbstbewusstsein.
„Das regelmäßige Training stärkt das Selbstbewusstsein und hebt die Stimmung" ist ein Rezept von vielen Models und Schauspielerinnen. Madonna, Demi Moore, Linda Hamilton und viele andere üben regelmäßig: Wenn man mit Hanteln die Oberarme trainiert, bessert sich das Selbstbewusstsein, hat man weniger Ängste und ein Gefühl von Stärke und Standfestigkeit. Wir empfehlen Hanteln in Form von Handgelenk- oder Unterarmmanschetten, denn so hat man z.B. beim Gehen in der Natur, die Hände frei.

Jogging, Walking, Nordic Walking, Schwimmen, Laufband oder Wandern mit Hanteln (1 bis 2 kg) sind komplette Sportarten, die nicht nur das Selbstwertgefühl stärken, sondern auch fast alle Muskeln des Körpers trainieren. Das Selbstwertgefühl nimmt zu, Ängstlichkeit und Verstimmungen nehmen ab, die Konzentrations- und Koordinationsfähigkeit wird besser.
Wer läuft, reduziert sein Körperfett, seinen Cholesterinspiegel und den Blutdruck, stärkt Kreislauf und Immunsystem, fördert die Sauerstoffaufnahme und damit die Gehirnfunktionen, baut Stresshormone ab und nimmt dafür Glücks- und Kreativitätshormone auf (Endorphine, ACTH).

Bewegung und Sport
Sportler brauchen selten eine Brille

In der letzten Zeit liest man oft, als Ergebnis aus medizinischen Studien, wie hilfreich Bewegung als Therapie zum Beispiel bei Migräne, Diabetes, Herz- und Kreislauferkrankungen, Bluthochdruck, Durchblutungsstörungen, Alzheimer, Demenz, Rückenschmerzen, Depressionen, Osteoporose, Krebs etc. ist.
Auch für unsere Augen kann Bewegung oder Sporttreiben eine Hilfe sein, denn es fördert die Augendurchblutung, entlastet den Kopfbereich, verbessert den Energiefluss und die Sauerstoffversorgung des Körpers.
Sporttreiben kann Verkrampfungen im Körper lösen, die z.B. zur Kurzsichtigkeit geführt haben.
Für die Augen sind Sportarten zu empfehlen, die Beine und Arme bewegen. Aber wichtiger ist es, eine Sportart zu finden, die Freude bereitet: Wandern, Schwimmen, Nordic Walking, Krafttraining, Rad fahren, Heimtrainer, Golf, Bogenschießen etc.
Eine komplette Sportart wäre Wandern in der Natur mit 1-2 kg Hantelnmanschetten am Handgelenk oder Unterarm, denn so sind die Hände frei, und durch die Armbewegungen entlastet man die Kopfzone und erweitert den Brustkorb.

Wenn jemand keine Lust hat, Sport zu treiben, genügt es auch, täglich 5 bis 10 km in der Natur zu gehen, am frühen Morgen, am Abend – oder auch mal einen Nachtspaziergang unter dem Sternenhimmel zu erleben.

Entspannen und das „Erlernen, ruhiger zu werden“

Eine Ursache für das verschwommene Sehen kann die innere Unruhe, das viele Denken und Grübeln sein. Das verkrampft unseren Körper und die Augen, denn sie sind ein Teil von Gehirn und Nervensystem.
Der Augenarzt Dr. Bates sagte schon damals:

»Die perfekte Sehkraft kann vor allem
durch **Entspannung** erreicht werden.«

Menschen, die es geschafft haben, frei zu werden von der Brille, haben gelernt, sich zu entspannen und ruhiger zu werden.

Ist es nicht meistens unser „Gedankenkino“ oder „Gedankenkarussell“ im Kopf, das uns verspannt und verkrampft? Tausende von Gedanken jagen täglich durch den Kopf und schaffen innere Unruhe. Um dies zu reduzieren, abzustellen, resp. aufzulösen, könnten wir beobachten, was das für Gedanken sind und wohin sie ziehen, um dann die negativen Gedanken nicht weiter zu nähren. Die Selbstbeobachtung, Selbstanalyse und Tagebuch schreiben können uns dabei eine große Hilfe sein.

Kopf und Seele „mit Tagebuch entlasten“

Dr. James Pennebaker, Professor für Psychologie an der Southern Methodist University, berichtete bei der Jahrestagung der American Psychological Association, dass Menschen, die ihre traumatischen Erfahrungen in Tagebüchern, Aufzeichnungen oder Briefen festhalten, seltener zum Arzt gehen und sich insgesamt einer besseren Gesundheit erfreuen.
Um mehr Klarheit auf dem Weg zur Sehverbesserung und Augengesundheit zu finden, kann uns ein Tagebuch als Begleiter helfen. Es muss nicht jeden Tag sein, aber in den Momenten, in denen uns etwas belastet, können wir es sofort in ein Tagebuch, Laptop oder den Computer schreiben.

Dies kann uns helfen ruhiger zu werden, Kopf und Seele können sich dadurch entlasten und befreien.

Das Aufschreiben (= Freischreiben) hilft, die Ursachen eines Problems, eines Vorfalles, einer Krankheit oder Fehlsichtigkeit schneller zu finden. So wird ein Abstand von etwaigen Problemen geschaffen, was die Lösung leichter finden lässt.

Wer sich abends so frei schreibt, kann u.U. besser schlafen, und in vielen Fällen zeigt sich in den nächsten Tagen spontan eine Lösung. Wer sich nicht traut, ein Tagebuch zu führen, aus Angst „jemand könnte es lesen", kann Abkürzungen oder ein Codex (Worte, deren Bedeutung nur wir kennen) verwenden.

Wir müssen keinen „Roman" schreiben, es genügt, wenn wir das Wesentliche notieren:

- Sorgen, Probleme – einfach alles, was uns belastet
- Was das Positive in einer Situation oder Schwierigkeit ist
- Was wir aus Schwierigkeiten oder Fehlern lernen konnten
- Was wir erkannt haben und besser machen können
- Welche Ziele wir uns vornehmen
- Die positiven Erlebnisse des Tages – das, was uns gefreut hat
- Wir können auch Gedanken „von der Seele" schreiben - wie ein **Gespräch** mit **Gott**, Jesus oder Christus. Das macht das Schreiben im Tagebuch viel lebendiger.

Einige Augentrainingsschulen empfehlen ein „Augen-Tagebuch" zu führen über die Seh-Veränderungen und Verbesserungen, die man erlebt. Es muss aber nicht jeden Tag sein.
Es gibt viele Möglichkeiten mit dem Tagebuch. Man kann es selber ausprobieren und erfahren, wie hilfreich dieses „gute Werkzeug" auf dem Weg zur Sehverbesserung sein kann.

»Tagebuch schreiben kann uns helfen, Klarheit, innere Ruhe, Entspannung und Konzentration zu gewinnen.«

Sich erden – zentriert sein

Menschen mit Sehproblemen können auch Schwierigkeiten mit der Erdung haben.
Durch das „viele Denken" sind wir zu sehr im Kopfbereich, was die Augenzone energetisch belasten kann.
Folgendes kann eine Hilfe für fehlsichtige Menschen sein: Entspannt stehen, sich mit beiden Beinen und Füßen bewusst mit dem Boden, mit der Erde verbinden.
Sich vorstellen, dass wir von Kopf bis Fuß hindurchatmen und eins mit der Mutter Erde sind. Oder einfach sich vorstellen, dass unsere Füße mit dem Magnetfeld der Erde verbunden sind.
Andere Hilfen, um sich zu erden oder den Körper und die Seele zu festigen, können eine tiefe und bewusste Atmung, körperliche Arbeit sowie Bewegung in der Natur sein.

Quarz – Bergkristall, der Stein der Klarheit

Haben sie schon von den Heilkräften der Steine gehört?
Steine und Kristalle sind besonders befähigt, Energien zu speichern und auszustrahlen.
Schon im Mittelalter hat Hildegard von Bingen bei Augenkrankheiten Quarz, Smaragd und Aquamarin empfohlen.

Sich mit einem Quarzstein – Bergkristall – zu verbinden oder ihn bei sich zu tragen, kann uns ein Gefühl der Verbindung mit der Mutter Erde geben oder kann uns helfen, innere Klarheit oder Festigkeit zu finden.
Mit Hilfe eines Quarzsteines können wir unser seelisch-physisches Magnetfeld – Aura – stärken. Ein positives Magnetfeld kann uns auch Harmonie, innere Ruhe und Ausgeglichenheit schenken.

Meditation in der Natur

Als Meditation meinen wir nichts Kompliziertes, keine Technik, sondern das Trainieren „still zu werden" durch eine Verbindung mit einer höheren Macht in uns und in der Natur.
Das Stillwerden können wir üben, wenn wir z.B. lernen, unsere Gedanken zu beobachten und zu kontrollieren. Wir können negative Gedankenkreisel stoppen und stattdessen edle und positive Gedanken pflegen. Eine Art von Meditation sind die „Gespräche mit Gott": In Gedanken, gesprochenen Worten oder schriftlich mit Tagebuch oder PC. Gute Hinweise über dieses Thema gebe ich in meinem neuen Buch

Ganzheitsmedizin • Vegetarismus • Spiritualität
Welche Botschaft hat meine Krankheit?

Wir können uns mit der Schöpferkraft verbinden bei meditativen Wanderungen in der Natur, in Wäldern, Feldern, Parkanlagen, entlang von Flüssen oder am Meer.
Tägliche lange Spaziergänge ohne Brille oder Kontaktlinse helfen uns, die Sehkraft zu verbessern und die Abhängigkeit zur Sehhilfe reduzieren
Sehr entspannend ist auch das warme Wasser in der Badewanne, im Solewasser im Thermalbad, Whirlpool etc.
Die energetischen Kräfte des Meeres oder der Seen wirken sowohl in der Morgen- als auch in der Abendsonne stimulierend, am Morgen aktivierend, am Abend beruhigend.
Egal wo man ist, die **Naturverbundenheit** lässt sich trainieren, z.B. wenn man sich als einen Teil der Natur empfindet, oder den bewussten Kontakt mit den Elementen der Natur, des Windes, Wassers, Regens, Schnee, Mondes, Sonne, Sterne pflegt.

»Sich in der Natur aufhalten schenkt uns
Ruhe, Harmonie, Stille und Heilkräfte.«

Naturverbundene Menschen, die sich dieses meditative Wandern oder diese innere Einstellung zur Gewohnheit gemacht haben, haben nach ein paar Wochen oder Monaten einige Dioptrien dadurch reduzieren können, und die Sehleistung verbesserte sich deutlich.

Die Heilkräfte der Natur „aufnehmen"

Wir können mit der Atmung die Heilkräfte der Natur aufnehmen. Es sind kosmische Kräfte – göttliche Odkräfte – die Heilkräfte für Körper und Seele besitzen, sofern sie durch Gedankenkraft und richtiges Atmen aufgenommen werden.

Diese **Odkräfte** sind sehr aktiv am frühen Morgen und haften verstärkt an Bäumen, u.a. an Nadelbäumen, aber auch in Wiesen, Blumen, Sträuchern etc.

Diese **Ätherkräfte** haben eine Heilwirkung für den Körper und für die Seele. Sie kräftigen den Körper und können sogar eine Schutzhülle für den positiv programmierten Menschen bilden.

Bäume, Blumen und Pflanzen freuen sich, wenn wir sie achten und schätzen. Sie senden uns feine Ströme der Liebe, und manchmal beginnen sie, aus Freude und als Begrüßung, sich sanft zu bewegen.

In der Natur eine „gebende Haltung" zu bewahren, kann uns ein Gefühl der Einheit mit allen Lebensformen vermitteln.
Damit wir nicht nur von der Natur die heilenden Ätherkräfte „nehmen", können wir uns Folgendes vorstellen:

Beim Einatmen nehmen wir die Ätherkräfte auf.

Beim Ausatmen können wir zu der Pflanzenwelt einen Wärmestrahl aus dem Herzen mit Dankbarkeit oder Liebe senden.

Die Heilwirkung von Musik
Der Musik der Natur lauschen und sie fühlen

Neurologen sind zu dem Ergebnis gekommen: Im gesunden Gehirn bewirkt Musik Erstaunliches, und in einem kranken Körper kann sie heilende Kräfte entfesseln.
Harmonische Klänge der Musik werden von der Muskulatur und den Zellen aufgenommen, und sie reagieren automatisch auf die harmonischen Klänge. Diese harmonischen Vibrationen wirken wie eine innere Massage, die den ganzen Körper entspannt und positive Kräfte aktiviert.

Musik aktiviert Hirnareale, die für die Ausschüttung von Glückshormonen – Endorphinen – zuständig sind.
Forschungen an der Universitätsklinik Heidelberg ergaben, dass sich durch Musik die Nervenzellen im Gehirn stärker vernetzen. Der Informationsaustausch und die Verbindung zwischen den beiden Gehirnhälften verbessert sich, was eine große Hilfe sein kann bei Kindern, die Schielen oder bei Menschen mit Augenproblemen.
Man hat festgestellt, dass bei Kindern, die vor dem siebten Lebensjahr ein Instrument lernen, der Balken, der beide Gehirnhälften miteinander verbindet, messbar vergrößert ist.
Musik lässt Gehirne früher reifen, denn Kinder, die musizieren, sind ihren Altersgenossen in der geistigen Entwicklung ca. ein Jahr voraus.

Schöne Musik hören, nicht nur mit dem Gehörnsinn, sondern bewusst mit dem ganzen Körper fühlen, kann die Schwingung der Seele erheben. Das kann uns helfen, ruhiger zu werden und die Sehkraft zu verbessern.

Wir können auch lernen, beim „**meditativen Wandern**“ bewusst der Musik der Natur zu lauschen oder sie zu fühlen, z.B. den Wind, den Regen, die Geräusche der Bäume und Pflanzen, oder des Wassers – Fluss, Wasserfall, Meer, Strand.

Vögel: Singende und fliegende Wunder

Anthropologen der Uni Aberdeen haben in einer groß angelegten Studie festgestellt, dass der Gesang der Vögel unseren Körper Gute-Laune-Hormone ausschütten lässt und ihn gleichzeitig beruhigt.
Vogelgesang beeinflusst uns exakt so wie Musik. Er hilft uns, glücklich zu sein, hat Zugriff auf unsere Gefühle, sogar auf unsere Selbstheilungskräfte. So berichteten ehemalige Krebspatienten, eine singende Amsel vor dem Krankenhausfenster habe sie zum Durchhalten motiviert.
Forscher untersuchten auch die Physiologie der menschlichen Sinne. Ergebnis: Der Gesang schöner Vögel berührt uns noch viel intensiver als ihr Anblick.
Der Anthropologe Andrew Whitehouse, der diese Studie durchgeführt hat, sagte dazu: „In einer immer lauter werdenden Welt voll menschlicher und technischer Geräusche gibt uns der Gesang der Vögel ein tiefes Gefühl für Beständigkeit und Harmonie – und erinnert uns daran, dass unsere Erde auch Heimat ist für andere Lebewesen, die den Wunsch haben, gehört zu werden."

Der sechste Sinn der Tiere
Tiere als Freunde und Therapeuten

Viele Menschen betrachten oft die Tiere als eine Sache. Sie machen sich keine Gedanken über den Schmerz, das Leid der Tiere und die negative Schwingung, die an der tierischen Nahrung „klebt", wenn sie am Tisch sitzen und täglich Tierleichenteile – Fleisch und Fisch – verspeisen.
Andere Menschen sind tierlieb und kaufen sich ein Haustier, das sie sehr lieben, und trotzdem essen sie ohne schlechtes Gewissen weiter Fleisch oder Fisch.
Warum hält sich ein Drittel der Bevölkerung Haustiere? Manchem ist es eine Freude, eine Sehnsucht der Seele, die Einheit mit der Tierwelt zu empfinden. Bei anderen ist es, um sich nicht allein zu fühlen oder einen Grund zu haben, hinaus in die Natur zu gehen, um dem Bewegungsmangel vorzubeugen.

Meistens hat man am Anfang eine große Freude mit den Tieren, aber oft wird es zur Routine, und die Haustiere werden vernachlässigt. Es ist eine große Verantwortung, ein Haustier zu halten. Man sollte es nicht nur als „kuscheliges" Spielzeug oder als Sache betrachten. Viele Haustiere werden leider krank und entwickeln chronische Krankheiten, oft weil sie die Negativität der Hausbewohner und der Familie aufnehmen.

Tiere sind keine Sache. Sie sind ein Teil der Mutter Erde, und in Wirklichkeit sehr sensible Lebewesen und uns Menschen – bezüglich „sechstem Sinn" – weit überlegen.
Ameisen, Enten, Schlangen, Katzen, Hunde, Mäuse, Elefanten und viele andere Tiere können einige Tage im Voraus spüren, wann ein Erdbeben, eine Wasserflut, ein Tsunami oder ein Vulkanausbruch kommt, um für sich einen sicheren Platz zu suchen.
Wir haben leider diese Intuition verloren, weil wir oft nicht im Einklang mit der Natur leben oder sogar gegen die Natur sind.

Es gibt Hunde, die können riechen, ob ein Mensch Krebs hat, andere können erahnen, wann ein Patient einen epileptischen Anfall haben wird, oder bei Diabetikern können sie warnen, bevor der Betroffene bewusstlos wird und ins Komma fällt.

Delfine haben auch einen starken „sechsten Sinn" und haben oft Menschen das Leben gerettet, z.B. Schiffbrüchigen vor der Küste Floridas in Amerika. In vielen Ländern – z.B. Deutschland, USA, Griechenland – gibt es Aquarien mit Delfinen, die als Therapeuten mit Kindern arbeiten.
Hier in Deutschland gibt es die „Hypotherapie": Pferde- und Lamatherapie, z.B. für autistische Kinder und Menschen mit Multipler Sklerose u.v.m.

In einem Pflegeheim in der US-amerikanischen Providence lebt ein fünf Jahre alter Kater namens Oscar, der 4 Stunden vorher spüren kann, wann jemand im Haus sterben wird. Er kann sich frei im ganzen Heim bewegen, und wenn er sich in dem entsprechenden Zimmer aufhält und sich neben den bettlägerigen Patienten legt, bedeutet das, dass der Bewohner nur noch wenige Stunden zu leben hat. Wie genau Oscar das schafft, bleibt sein Geheimnis.

Die Mitarbeiter der Einrichtung sind sehr dankbar, dass Oscar so intuitiv ist. Er ist wirklich eine große Hilfe, denn alle im Heim können sich entsprechend vorbereiten, und die Angehörigen sind dankbar, dass sie rechzeitig benachrichtigt werden, um Abschied zu nehmen. Und wenn niemand kommt, ist zumindest Oscar schon mal da.

QUELLE: Deutsches Ärzteblatt /Jg. 104/ Heft 34-45/ 27.08.07

Der Psychologe Prof. Reinhold Bergler von der Universität Nürnberg hat bei diversen Studien beweisen können, dass Hunde, Katzen und viele andere Tiere reinste Wundermittel sind: Durch ihre Anwesenheit können sie Stress und damit auch die Wahrscheinlichkeit von Krankheiten vermindern.
Eine Studie aus der Schweiz ergab, dass Tiere menschliche Nähe ersetzen können und dass sie einen guten Einfluss auf Kinder und Partnerschaften haben können – weil sie Gesprächsstoff liefern und allein durch ihre Anwesenheit bei Streitereien vermittelnd wirken.

Dank Haustieren lernen Kinder, Verantwortung zu tragen. Bei seelisch und körperlich Kranken können Tiere sogar „Therapeuten" sein. Hunde halten ihre Halter fit.
Bei einer Untersuchung mit Langzeitarbeitslosen und Hunden ergab sich, dass der Hund für einen strukturierten Tagesablauf sorgt. Dadurch kann sich der Mensch nicht einfach gehen lassen.

Der Buchautor Eckart von Hirschhausen aus Berlin sagt, dass auf ähnliche Weise Hunde ihre Herrchen und Frauchen auch vor Depressionen schützen können:
„Sie sorgen für tägliche Bewegung, Licht und soziale Kontakte."
Man hat bei anderen Studien festgestellt, dass viele Tiere, aber insbesondere Katzen und Hunde, sich in Menschen hineinversetzen können. Auch nach Krankheiten gelte: Wer „auf den Hund gekommen" ist, kommt schneller wieder auf die Beine. Tiere, gerade Hunde, seien hilfreich in der Motivation und Mobilisation von kranken Menschen.
Graham Ford von „Tiere helfen Menschen" in Höchberg bei Würzburg sagt: »Tiere öffnen neue Welten!«

Die Mitglieder des Vereins gehen meist mit Hunden in Altenheime, Krankenhäuser und Kindergärten.
Alte Menschen, die stumm vor dem Fernseher sitzen, werden häufig durch die Anwesenheit von Tieren munter: Sie erleben, wie ein Lebewesen auf sie zugeht und ihre Zuwendung genießt.
In einem Altenheim hatten für eine Studie 200 Menschen acht Wochen lang je einen Wellensittich bekommen: „Nach dieser Zeit wollte keiner mehr sein Tier hergeben", sagt Prof. Reinhold Bergler. Die Senioren hatten wieder ein Gesprächsthema und eine Aufgabe.
Sowohl Gesunde als auch Kranke profitieren von den vielfältigen Facetten der Mensch-Tier-Beziehung. Ob Katze, Hund, Hamster, Meerschweinchen, Fische oder Wellensittich: Alle Tiere helfen, dass sich Menschen weniger oder überhaupt nicht mehr einsam fühlen.
Die „Ärzte-Zeitung" (Januar 2008) berichtete über eine Studie aus dem Minnesota Stroke Institute mit mehr als 4400 US-Amerikanern. Forscher haben festgestellt, dass eine Katze im Haushalt die Gefahr verringert, dass jemand einen Herzinfarkt erleidet! Laut Studie sei das Risiko tödlicher Herz-Kreislauf-Probleme bei Katzenliebhabern im Vergleich zu Menschen ohne Katze um 30% geringer.
Eine mögliche Erklärung ist nach Ansicht der Wissenschaftler, dass die Katzen helfen könnten, Stress zu vermindern.

Tiere haben viele Fähigkeiten. Sie wirken beruhigend und können unsere Selbstheilungskräfte unterstützen. Sie tragen den Frieden in sich und strahlen ihn auch aus.
Wenn Katzen sich auf unseren Bauch legen oder uns näher kommen, ist es oft kein Zufall. Sie möchten uns helfen – wenn wir es bewusst wahrnehmen –, gesund zu werden.

Es gibt Katzen, die spüren genau, wie es uns geht und kommen gezielt ganz nahe, um negative Schwingungen zu „neutralisieren". Andere Male kommen sie uns nahe, weil sie uns signalisieren möchten, dass sie unsere Freunde sein wollen und dass sie genauso wie wir geliebt sein möchten.
Jeder Mensch, der mit einem Tier zusammen lebt, weiß, dass allein schon der Anblick des Tieres beruhigt.

Blutdruck und Atemfrequenz sinken, wir entspannen uns. Auch das Streicheln des Fells fördert unser Wohlbefinden. Dass Verletzungen bei Katzen extrem schnell ausheilen, ist ja bereits bekannt. An der Universität von New York hatten Forscher herausgefunden, dass sich gebrochene Knochen bei einer Frequenz von 20 bis 50 Hertz wesentlich kräftiger entwickeln.
Wenn Katzen ihren „Stimmbandmotor" anwerfen, entstehen Schwingungen zwischen 27 und 44 Hertz – genau jener Frequenzbereich, der Knochen, Sehnen und Muskulatur positiv beeinflusst.
Wissenschaftler vermuten daher, dass das Schnurren der Katzen auch als eine Art Selbstheilungsmechanismus dient und Heilkräfte unterstützt.

Wenn Katzen ihr Schnurren ertönen lassen, wirkt es

- Harmonisierend, beruhigend auf das Nervensystem
- förderlich für die Wundheilung und Organregeneration
- lindernd bei chronischen Schmerzen, Bauchschmerzen
- wachstumsfördernd und heilend für Knochen, Sehnen und Muskulatur nach Verletzungen.

Wenn wir mit Tieren „sprechen" wollen, sollten wir das, was wir vorhaben, in Bilderform denken, damit sie uns besser verstehen können.
Tiere und auch Pflanzen können telepathisch wahrnehmen, was wir denken, was wir fühlen und was wir beabsichtigen.
Wir sehen also, dass unsere Gedanken Kräfte sind, die wirklich „fliegen" können. Entfernungen spielen für Haustiere und Hauspflanzen, mit denen wir eine Kommunikation aufgebaut haben, keine Rolle; denn sie können z.B. spüren, auch wenn wir mehr als 1000 km von zu Hause entfernt sind, wann wir uns entscheiden, nach Hause zu fahren.
Vieles ist noch nicht erforscht, aber wenn wir allein die oben genannten Beispiele in uns wirken lassen, bleibt uns nichts anderes übrig, als der Natur, den Mineralien, den Pflanzen und Tieren, mit großer Achtung, Respekt, Dankbarkeit und Liebe zu begegnen: »Wenn man bestrebt ist, diese Gefühle der Dankbarkeit und Liebe jeder Lebensform entgegen zu bringen, weckt es in uns Freude und Glücksgefühle der Seele.«

Massage und Entspannungsbehandlungen als Hilfe beim Prozess der Sehverbesserung

Die Augen sind ein Teil des Gehirns und verbunden mit allen Zellen unseres Körpers.
Eine Fehlsichtigkeit hat oft einen Zusammenhang mit Blockaden im Körper, und Energieblockaden können einen Zusammenhang mit negativen Gedankenmustern und Erinnerungen haben, mit nicht bewältigten seelischen Konflikten aus der Kindheit und Jugend, die vielleicht tief im Unterbewusstsein gespeichert sind.

Das Lösen der Blockaden durch innere Arbeit und Entspannungsbehandlungen kann uns helfen, eine Fehlsichtigkeit zu beheben und die Sehkraft zu verbessern. Das Berühren bestimmter Punkte am Körper durch Massage und Entspannungs-behandlungen kann den Fluss der Lebensenergie wieder herstellen und zum Fließen bringen.
Wir haben gute Erfahrungen gemacht mit Teil- und Ganzkörpermassage, Akupressurmassage, Metamorphosisbehandlung, Kopflymphdrainage, Cranio-Sacral-Therapie etc.
Oft berichten Menschen, dass nach einer Massage intensive Träume oder Erinnerungen aus der Vergangenheit hochkommen. Dies kann damit zusammenhängen, weil in unserem Körpergewebe Informationen aus mehreren Jahrzehnten gespeichert sind.
Mit Massage kann man verspannte Stellen und Muskelschichten in der Tiefe behandeln, so dass sich physische und seelische Blockaden im Körper lösen können und Raum für Neues geschaffen werden kann. Gespräche, die sich spontan – vor, während oder nach der Behandlung – ergeben, können sehr befreiend und hilfreich sein.

Massage hat viele Vorteile und ist eine gute Methode, um die Augengesundheit und Sehkraft zu verbessern und mitzuhelfen, frei zu werden von der Brille:

- Das Körperbewusstsein zu verbessern
- Augen- und Kopfzone zu entlasten

- Die Durchblutung und den Stoffwechsel zu fördern
- Körperliche und seelische Blockaden positiv zu beeinflussen
- Die Ausschüttung von Endorphinen zu unterstützen
- Depressive Verstimmungen „aufzuhellen"
- Schmerzen zu lindern
- Helfen, eine tiefe Entspannung zu erreichen

Entspannungs-Cranio-Sacral-Therapie

Wir arbeiten mit Cranio-Sacral-Therapie – mit einer von uns erweiterten Form, die gezielt der Entspannung des Nervensystems und der Sehverbesserung dienen kann.

In den USA, der Heimat der cranialen Osteopathie, werden die Schädel der Neugeborenen nach Geburtstraumen untersucht. Leichte oder grobe Verletzungen des Schädels können zu Atemproblemen, unerklärbarem Weinen, Strabismus (Schielen), Astigmatismus (Hornhautverkrümmung) und Lernschwierigkeiten führen.
Der Augenarzt Cameron Dawson von „Dawson Technologies" in Victoria, Australien, lehrt Therapeuten, Strabismus (Schielen) mit einer sanften Korrektur der Schädelknochen zu behandeln. Er hat festgestellt, dass in den meisten Fällen die Knochen, die am Schädel nicht in ihrer richtigen Position stehen, für das Schielen verantwortlich sind.

Die Cranio-Sacral-Therapie (cranium = Schädel, sacrum = Kreuzbein) ist eine ganzheitliche und zugleich tief greifende Behandlung, die auf das Nervensystem positiv wirkt.
Sie benutzt sanfte gezielte Griffe, um zu bewirken, dass gestaute und blockierte Körperbereiche freier werden. Die Gewebestrukturen können sich ordnen, der gesamte Organismus kann mit frischer Lebensenergie versorgt werden.

Durch die „tiefe Entspannung", die dabei eintritt, können sich Blockaden lösen. Dadurch wird Raum geschaffen, damit die Selbstheilungskräfte aktiv werden können.

Die 7 Energiezentren der Seele
Die 7 Chakras

Wir haben einen Energiekörper, die Seele, sie hat sieben Energiezentren, auch Chakras genannt. Die Augen sind verbunden mit dem 6. Energiezentrum, das auch „das dritte Auge" oder „das Zentrum der Liebe" genannt wird. Es befindet sich vor der Hirnanhangdrüse – Hypophyse.
Durch negative Gefühle, Empfindungen, Gedanken, Worte und Handlungen gegen das kosmische Gesetz der selbstlosen Liebe, kann man dieses Zentrum depolarisieren und zu Energieverlust führen, was sich z.B. mit einer Augenkrankheit oder Fehlsichtigkeit äußern kann.
Es gibt auch Fälle, wo die Ursachen für Krankheiten nicht allein in diesem Leben, sondern auch in vorherigen Leben geschaffen wurden – durch Gedanken, Worte und Handlungen – gegen das kosmische Gesetz der Liebe.

Kann man die Existenz der Seele beweisen?

Es gab immer wieder Versuche, die Existenz der Seele zu beweisen, z.B. mit der Kirlian-Fotografie, aber die Ergebnisse waren nicht immer ganz befriedigend.
Man könnte ein Vergleich mit der Geschichte der Röntgenstrahlen machen: Wilhelm Conrad Röntgen (1845–1923) entdeckte am 8. November 1897 im Physikalischen Institut der Universität Würzburg die Röntgenstrahlen per Zufall bei einem Experiment.
In den Zeitungen von damals gab's immer wieder Karikaturen mit Skeletten, in denen man sich über ihn und seine Entdeckung lustig gemacht hatte. Er wurde als Scharlatan betrachtet und von Seiten anderer Ärzte stark kritisiert. Im Jahr 1901 bekam er den Nobelpreis für Physik, und heute wäre es undenkbar, uns eine moderne Medizin ohne diese diagnostischen Methoden vorzustellen, die so vielen Menschen geholfen hat.

»Ein Mann mit neuen Ideen ist ein Narr,
bis die Idee sich durchgesetzt hat.«

Mark Twain (1835–1910) amerikanischer Schriftsteller

Die Röntgenstrahlen gab's immer, auch vor ihrer Entdeckung:
Es sind unsichtbare Energien, die man nur mit den geeigneten Geräten messen kann.
Unsere Seele besteht auch aus unsichtbaren Energien, für die man noch nicht die geeigneten Messgeräte erfunden hat.

Leben nach dem Tod
Wiedergeburt – Reinkarnation

Wir leben nicht nur einmal, unsere Seele lebt weiter nach dem physischen Tod. Der Glaube an die Wiedergeburt – Reinkarnation – kann uns helfen, vieles besser zu verstehen.

Wenn man interessiert ist und „Beweise" braucht, kann man zahlreiche Informationen über dieses Thema finden, u.a. in den Büchern von Ian Stevenson über Reinkarnation oder von Dr. Moody und Elisabeth Kübler-Ross über Nahtoderfahrungen.
Viele Menschen spüren intuitiv, dass es im Leben keine Zufälle gibt, und dass es keinen strafenden Gott gibt. Die Ursache der Krankheit sind wir selbst, und der Weg zur Gesundheit liegt in uns.
Das Wissen über das Thema „Wiedergeburt" oder über ein „Leben nach dem Tod" kann uns helfen, vieles im Leben besser zu verstehen.

»Es war mir schon längst eine Gewissheit, dass das menschliche Leben nicht auf dieses eine beschränkt sein kann, sondern dass der Mensch in einem Zyklus von mehreren Leben einen Selbst-erkennungsprozess auf der körperlich-materiellen Ebene durch-schreitet.
Auch Jesus spricht von der Wiedergeburt des Menschen – »Was der Mensch sät, wird er ernten« –, erst ein päpstliches Edikt im 4. Jahrhundert erklärte die Wiedergeburt für ungültig.
In den östlichen Religionen ist die Reinkarnation anerkannt.
Auch von vielen der alten „heidnischen" Kulturvölker wurde sie in unterschiedlichen Formen bejaht.

Durch Erlebnisse erschlossen sich mir auch die Ursache und Wirkung der Lebenszusammenhänge und in welchem Maße körperliche Faktoren, wie zum Beispiel Kurzsichtigkeit, durch Erlebnisse und Situationen in einem früheren Leben bedingt sein können.«

QUELLE: Text aus dem Buch von Elke Werkmeister »Auf dem Weg in die Klarheit – Verwandlung durch Augenarbeit«

Die Augen als Lichtorgane

Unsere Augen sind Lichtorgane, d.h. sie können ohne Licht nicht funktionieren. Das bedeutet im übertragenen Sinne, dass wir den Energiefluss der Augen schwächen, wenn es uns an Licht mangelt.
Sie sind auch wie Autoscheinwerfer, die Licht – also positive Energien – senden können.
Der wesentlich größere Teil der Energie, die für den Sehvorgang benötigt wird, kommt nicht von außen, sondern von innen:
Er wird vom ganzen Körper bereitgestellt.

Unsere Augen haben viele kleine Blutgefäße, d.h. sie sind sehr stark durchblutet, weil sie einen großen Sauerstoffbedarf haben.
Für die Augen und auch für alle unsere Körperzellen ist Sauerstoff, den wir durch die Lunge beim Atmen aufnehmen, lebenswichtig.
Wer verkrampft ist und kurz atmet, erzeugt wenig Körperenergiefluss zu den Augen.

Menschen mit Sehproblemen haben oft auch Schwierigkeiten mit dem Atem. Sie atmen oft zu kurz, oberflächlich oder zu flach, zu eng im Brustbereich oder zu angespannt.
Auch ein verspannter Nacken kann den Energiefluss zu den Sehorganen vermindern.

Die Augen für das Feine und Edle trainieren
Augentherapie mit Farben

Durch die bewusste Betrachtung von Tieren, Bäumen, Wäldern, Pflanzen, Blumen, Steinen, Wasser, Wolken, können wir ein Gefühl der Einheit mit allem erleben, indem wir z.B. denken: „Die Essenz der Blume oder des Minerals ist ein Teil von mir."
Alle Farben sind Kräfte. Farben wirken auf das Gemüt des Menschen. Auch das Magnetfeld des Menschen wird durch die Farben beeinflusst.
Die Farben der Natur, z.B. grün und blau, haben eine besondere Heilwirkung, denn sie wirken u.a. beruhigend, ausgleichend, harmonisierend, belebend und können sogar Heilungsprozesse beschleunigen. Dieses Sehspiel für die Augen hat eine tiefe Wirkung. Denn wenn wir die harmonischen und edlen Formen der Natur bewusst betrachten, kann es uns helfen, positiver zu denken, ruhiger, harmonischer, entspannter zu werden und es kann unseren Charakter veredeln.

Der energetische Kreislauf des Auges mit der Atmung

Die Atmung wird stark von unseren Gefühlen und unserer seelischen Verfassung beeinflusst. Aus diesem Grund ist es wichtig, die Funktionalität unserer Sehorgane in Verbindung mit der Atmung zu betrachten.
Durch falsches Denken und Verhalten verursacht man eine beständige Kurzatmung, die den Körper strapaziert. Das verhindert, dass das Leben, das unser Atem ist, unseren physischen Leib in vollem Umfang zu durchströmen vermag.
So können sich Blockaden in unserem Körper bilden, da unser Atem nicht mehr alle Zellen, Zellverbände, Organe und alle Funktionsabläufe mit den entsprechend notwendigen Lebenssubstanzen versorgen kann.
Ein kurzer Atem zeigt die Unruhe des Herzens auf und bringt auch die entsprechenden Gedanken, die sich tagsüber aufbauen. Ein tiefer Atem hilft uns, ruhiger zu werden.

Die Atmung als Energiequelle

Eine bewusste und tiefe Atmung ist das natürlichste und effektivste Mittel, um

- den Körper zu entgiften und entschlacken
- unsere Gedanken besser kontrollieren zu können
- klarer zu denken
- ruhiger zu werden, innere Gleichgewichts erreichen
- das Nervensystem zu entspannen
- Blockaden zu lösen
- Ängste zu überwinden
- das Bewusstsein zu erweitern
- sich positiv zu verändern

Eine tiefe, entspannte Atmung beim Sehen gewährleistet eine optimale Energieversorgung.
Versuchen wir, den ganzen Tag ruhig, langsam und bewusst zu atmen, und wir werden merken, dass wir eine andere Ausstrahlung bekommen und dass wir unseren Mitmenschen und den Situationen des Tages anders begegnen können.

Wir brauchen keine spezielle Atemtechnik (auch nicht Bauchatmung), sondern man kann sich einfach vorstellen, dass unser Atem ohne Hindernisse alle Zellen, Zellverbände, alle Organe, alle Körperteile durchströmt – bis zu den Füßen.
Beim Einatmen werden wir dann feststellen, dass unser Atem den ganzen Körper durchströmt und beim Ausatmen Schadstoffe aus unserem Körper hinausatmet.
Deshalb ist es wichtig, dass wir beginnen, unsere Atmung zu beobachten, so dass es langsam zur Gewohnheit wird, bewusst, tief und lang zu atmen.

Unsere Gedanken sind Kräfte
Das Senden und Empfangen

Unsere Gedanken sind Energien, unsichtbare Kräfte, die wir ständig aussenden. Was wir senden, kommt auf uns zurück. Auch die Augen sind in diesen Kreislauf von Senden und Empfangen mit einbezogen.
Durch unsere Augen können wir negative Energien senden, z.B. Hass, Ablehnung, Abwertung, Wünsche, Begierden, Neid etc., was zu Fehlsichtigkeiten und Augenkrankheiten führen kann.
Unsere Augen können aber auch positive Energien senden, z.B. Liebe, Wärme, Güte etc.

Wer gesunde Augen haben möchte oder frei sein will von Brille oder Kontaktlinsen, sollte beobachten, was für Energien seine Augen aussenden.
Die Augen sind ein Teil des Gehirns und unsere wichtigste Verbindung zwischen Innen- und Außenwelt. Das Auge ist die Empfangsstation für 80% aller Sinneswahrnehmungen.

Gefühle wie Freude, Trauer, Aufregung oder Angst sind oftmals in den Augen erkennbar.
Unser geistiger Leib, die Seele, schaut durch unsere Augen.
Eine Fehlsichtigkeit oder Augenkrankheit betrifft nicht nur das Auge; die Ursache liegt oft in unserem Gehirn, in unserer Gedankenwelt und in unserer Seele.

Oft verschlechtert sich die Sehkraft, wenn uns im Leben alles zu viel ist, wenn uns die Klarheit für das Leben fehlt, wenn wir Ängste haben oder uns verletzt fühlen und uns zurückziehen, wenn wir etwas oder jemanden nicht sehen wollen, wenn uns die Liebe zu uns selbst oder zu anderen Menschen fehlt, aber auch, wenn wir mit unseren Mitmenschen uneins sind.

»Augen- und Sehprobleme stehen, wie viele andere Krankheiten, im Zusammenhang mit bestimmten Gefühlen, Fehlhaltungen und Persönlichkeitsstrukturen.«

Durch unsere Augen können wir nehmen, aber auch geben. Die meisten von uns haben eine nehmende Haltung, auch durch die Augen.
Aber es gibt auch Menschen mit „strahlenden" Augen, die oft eine gebende Haltung haben.
Letztere sind meistens optimistische Menschen mit positiver Lebenseinstellung. Sie finden überall das Positive, sie haben Freude im Leben, sie sind zufrieden mit sich selbst und ihrer Arbeit und sind in Harmonie mit ihren Mitmenschen.

Je freudiger und freier wir sind, umso mehr strahlen unsere Augen. Wenn uns diese Zusammenhänge bewusst sind, dann können wir uns für das Positive und das Geben programmieren.

»Die Freude kommt nicht von außen; sie ist in uns,

was immer uns geschieht.

Das Licht kommt nicht von außen, es ist in uns,

selbst wenn wir keine Augen haben.«

Zitat von Jacques Lusseyran, blinder Universitätsprofessor und Schriftsteller

»Die Kräfte unserer Gedanken sind mächtiger,

als wir es je erfassen können:

Was wir denken, wird früher oder später Wirklichkeit.«

QUELLE: Die Göttliche Weisheit

Liebe und Dank

Experimente mit Wasserkristallen von Dr. Masaru Emoto

Ein japanischer Wissenschaftler, Dr. Masaru Emoto, hat Experimente über den Einfluss von Musik, Bildern, Gedanken, Worten und Gebet auf das Wasser durchgeführt. Er fotografierte tiefgefrorenes Wasser und hat festgestellt, dass sich die schönsten Wasserkristalle bildeten, wenn er die Worte „**Liebe**" und „**Danke**" (egal in welcher Sprache) mit einem Aufkleber auf kleine Wasserröhrchen klebte. Wasser verfügt über die höchste Speicherfähigkeit für Informationen. Mit seinen Fotografien von Wasserkristallen bewies er die direkten Auswirkungen, die unsere Gedanken auf Wasser haben.
Unser Körper besteht bis zu 70% aus Wasser. Das bedeutet, dass wir mit positiven Worten und Gedanken unsere Körperzellen und Organe, in diesem Fall die Augen, günstig beeinflussen können.

Dankbarkeit und Liebe senden

Unsere Augen haben einen energetischen Kreislauf von Geben und Empfangen, der mit unserer Atmung verbunden ist. Eine Möglichkeit, den Energiekreislauf unserer Augen und unsere Sehkraft zu verbessern, kann eine „bewusste tiefe Atmung" sein. Man braucht keine komplizierte Atemtechnik.

Dr. Masaru Emoto empfiehlt:

»Ganz wichtig ist es, einen von Dank und Liebe
erfüllten Geist zu haben.«

„Dankbarkeit senden" – Übung mit dem Wort DANKE

Wir können uns vorstellen, dass beim Ausatmen Dankbarkeit aus unseren Augen oder unserem Herz fließt.
Wir atmen dabei ganz langsam und bewusst.
Das Wort „Danke" können wir in die Natur zu Tieren, Steinen und Pflanzen senden.

Wir können uns bedanken, z.B. bei den Pflanzen und Bäumen, die uns Sauerstoff, Holz, Papier und Schatten schenken, bei den Blumen und Tieren, an deren Anblick wir uns erfreuen.
Wir Menschen könnten ohne Pflanzen und Tiere auf der Erde gar nicht leben.
Die Natur schenkt uns Nahrung: Getreide, Samen und Früchte, Obst, Gemüse und vieles mehr.
Die Natur gibt uns auch Kleidung und Obdach. Sogar unsere Autos kommen aus der Metall- und Mineralwelt, Plastik und Treibstoff aus Erdöl. Die Mutter Erde gibt und gibt.
Durch das Wort DANKE erreichen wir ebenfalls eine Verbindung mit dem Schöpfergeist, der Natur und den Elementen.

„Liebe senden" – Übung mit dem Wort LIEBE

Wir können uns vorstellen, dass beim Ausatmen Liebe durch unser Stirn- oder Herz-Chakra – Augen und Herz – fließt.
Diese Liebe können wir Menschen, denen wir begegnen, aber auch Tieren und Pflanzen in der Natur schenken.
Wir atmen ganz langsam und bewusst.
Wir können uns einfach vorstellen, dass aus unseren Augen und Herz ein warmes Gefühl zu allem fließt.

Diese Übungen sind ideal für Menschen, die wenig Zeit haben, denn man kann sie ins tägliche Leben mit einbeziehen.
Übung macht den Meister: Je öfter wir sie durchführen, umso besser gelingt es uns.
Die Übung „Dankbarkeit und Liebe senden" können wir sowohl in der Natur beim Spazierengehen durchführen - wobei wir uns mit Menschen, Tieren, Bäumen, Pflanzen und Steinen verbinden - als auch im Alltag beim Fahren, Warten, Telefonieren etc.

Ich atme tief, langsam und bewusst
und sende durch Augen und Herz
– Liebe und Dankbarkeit –

Positive Kommunikation mit allen Menschen

Unsere Augen sind nicht nur „der Spiegel der Seele", sondern auch ein Kommunikationsorgan. Man kann negative oder positive Energien ausstrahlen. Man kann den Gesundheitszustand der Augen beeinflussen, je nachdem was für Energien wir senden.
Wir Menschen neigen zu Selbstbezogenheit und sind teilweise negativ gepolt. Wir sehen oft durch unsere Egobrille nur das Negative in unserem Nächsten.
Beispiel von negativen Energien: Egoismus, zerstörerische Kritik, Wut, Hass, Abwertung, Missachtung, Ausgrenzung, Rache, Gier, Eifersucht, Kontrolle, Besitzenwollen, wenn man jemand nicht sehen oder leiden kann etc.

Beispiel von positiven Energien: Achtsamkeit, Respekt, Güte, Wohlwollen, Verständnis, Toleranz, selbstlose Liebe.

Sinn unseres Lebens ist es unter anderem, negative Seiten in uns abzubauen und positive Seiten zu entwickeln.
Je mehr Positives wir in uns entwickeln, umso besser ist es für unsere Augen und für unsere Seele, denn „die Augen sind der Spiegel der Seele".
Mit unseren Augen können wir uns mit unserer Umwelt verbinden. Deshalb ist es wichtig, eine positive Kommunikation mit Menschen, Natur, Pflanzen, Mineralien, Tieren und der Mutter Erde zu pflegen.

»Tiere, Pflanzen, alle Lebensformen sind letztlich unsere kleinen Geschwister. Was wäre diese Erde ohne die Tiere? Was wäre die Erde ohne die Pflanzen? Ja, könnten wir überhaupt leben? Wir könnten nicht leben. Wir brauchen die Kommunikation zu den Lebensformen, weil sie alle ein Teil von uns sind.«

»Wir haben mit der Natur nur deshalb die Verbindung, weil wir in uns die Essenz der Natur haben. Wir haben zu Steinen, zu Mineralien, zu den Gestirnen nur deshalb eine Verbindung, weil wir die Essenz in uns tragen.«

QUELLE: Die Göttliche Weisheit

Sehen Sie Ihren Nächsten mit „anderen Augen“ Streben Sie die Versöhnung und die Einheit an

Wir Menschen sind oft zu negativ gepolt und neigen dazu, nur das Negative, nur die Fehler und Schwächen in unserem Nächsten zu sehen.
Die Übung „Liebe senden“ kann auch ein Seismograph sein, der uns signalisiert, mit welchem Menschen wir uneins sind, wen wir abwerten und bei wem wir negative Gefühle haben. Bei manchen Menschen ist das gar nicht so einfach.
In diesem Fall wäre es eine Hilfe, seine positiven Eigenschaften und Talente aufzuschreiben und diese öfter zu lesen, insbesondere jedes Mal, wenn wir mit ihm Schwierigkeiten haben.
Jeder Mensch hat positive Seiten in sich, auch die, mit denen wir Schwierigkeiten haben.
Es kann befreiend sein, wenn wir bestrebt sind, das Positive in uns selber und in anderen Menschen zu finden und zu bejahen.
Versuchen wir, Verständnis und Toleranz für andere Menschen zu haben. Nicht alle sollen so denken wie wir.
Nehmen wir an, dass andere Menschen andere Meinungen haben dürfen. Streben wir die Versöhnung und die Einheit an.

Einen positiven Blickkontakt pflegen

Wir können versuchen, unseren Mitmenschen mit offenen Gedanken und Worten zu begegnen, sie mit unseren Augen, mit offenem und klarem Gesicht und positiven aufbauenden Worten zu begrüßen.
Dabei denken oder sagen wir z.B. „Ich freue mich, dich zu sehen.“ Oder wir können bestrebt sein, mit unserem Blick etwas zu geben, z.B. ein freundliches, ehrliches Lächeln oder ein paar nette Worte.
Wenn wir einem Mitmenschen nicht in die Augen schauen können, kann uns das signalisieren, dass wir Vorurteile gegen ihn haben oder dass wir mit ihm nicht im Reinen sind. Vielleicht haben wir ihn früher abgewertet oder wir haben noch negative Gedanken gegen ihn, weil wir z.B. zu schnell richten und urteilen, oder weil etwas noch nicht verziehen ist.

Ein Auge für die Tiere haben
Seien Sie nicht „blind" – Werden Sie Vegetarier!

Die beste Ernährungsweise für die Augen ist eine vegetarische Ernährung mit allen Varianten, z.B. vegane Ernährung, Fruktarier, Rohkost oder Vitalkost.
Je weniger Eier und Milchprodukte, umso besser; denn die Produktion von Eiern, Milch, Quark, Joghurt und Käse ist meistens mit Massentierhaltung und Schlachtung verbunden.
Je mehr Frisch-Rohkostanteil die Ernährung beinhaltet, umso mehr Vitalstoffe, Enzyme und sekundäre Pflanzenstoffe bekommt Ihr Körper, auch die Augen.
Fleisch, Wurst oder Fisch essen bedeutet, „blind sein" für den Schmerz und das Leid der Tierwelt und unserer Mutter Erde. Millionen von Tieren sterben qualvoll jeden Tag.
Die Massentierhaltung ist eine der Hauptursachen für den Klimawandel, denn sie belastet massiv die Atmosphäre (Ozonschichtzerstörung durch Methan), das Grundwasser und die Erde (Nitrat, Ammoniak).

»Eine vegetarische vegane Ernährung ist ein guter Beitrag, damit diese Welt besser wird.«

Eine vegetarische Ernährung ist auch ein guter Beitrag gegen den Krieg und für den Frieden auf dieser Erde. Pythagoras sagte:

»Alles, was der Mensch den Tieren antut, kommt auf den Menschen zurück.«

Wer sich friedfertig – ohne Tierleid – und vegetarisch ernährt und die Natur achtet, wird sensibel für seine Mitmenschen und trägt dazu bei, dass es in dieser Welt besser wird.
Sie können den Tieren in die Augen schauen. Das weckt positive Gefühle, und vielleicht erkennen Sie darin die Reinheit und Liebe der Tierseelen.
Wir sollen den Menschen und der Mutter Erde mit all ihren Tieren, Pflanzen und Mineralien kein Leid zufügen.
Wir empfehlen, Tieren bewusst in die Augen zu schauen. Das weckt Gefühle, die helfen können, die Ernährung umzustellen, gesünder zu werden und das große Leid der Tiere wegen des Fleisch- und Fischkonsums zu reduzieren.

Besser sehen bedeutet auch, den Sinn des Lebens, das Wesentliche im Leben, zu erfassen

Wir sind auf dieser Erde, um zu lernen, um frei zu werden von unserem Ego und den allzu menschlichen Aspekten, um uns geistig zu entwickeln. Man kann Bücher über geistige Themen lesen, z.B. über den Sinn des Lebens, das Gesetz von Ursache und Wirkung, Reinkarnation, Leben nach dem Tod.

Was ist der Sinn des Lebens?

- Die geistige Evolution anstreben
- Lernen, uns geistig zu entwickeln
- Unser Bewusstsein erweitern: Innerlich freier zu werden, unser Ego verringern
- Friedfertig zu werden, uns mit den Menschen, mit denen wir zusammen kommen, zu versöhnen, durch Vergeben und um Vergebung-bitten
- Unsere Lebensaufgabe finden
- Die All-Einheit mit allen Menschen, Lebensformen, mit Natur, Mineralien, Pflanzen und Tieren anzustreben
- Gott näher zu kommen und bestrebt sein, Seinen Willen zu tun
- Die selbstlose Liebe zu entwickeln

Eine lebendige Beziehung zu Gott aufbauen

Unser Körper, unsere 5 Sinne und unser Gehirn können eine Antenne für Gott sein!
Ein Teil unseres Gehirns ist geplant für die Kommunikation mit dem Göttlichen, der ewigen Intelligenz. Wenn wir mehr und mehr nach dem Gesetz der Liebe leben und die Verbindung mit Gott anstreben, dann können wir diese Gehirnareale aktivieren.
Wir können öfter ins Freie gehen und versuchen, uns als ein Teil der Natur zu fühlen, eins zu sein mit Bäumen, Sträuchern, Gräsern, Blumen, Tieren, Steinen, mit den Schöpfungskräften und allem, was wir sehen.

Egal, was für eine Religion man hat, man kann lernen, eine lebendige Kommunikation mit Gott aufzubauen, indem man Folgendes übt oder anstrebt:

- Dankbarkeit – sich für alles bedanken: für das Negative und das Positive im Leben
- Gespräche mit Gott im Gedanken, Worten und Schrift
- Kopf und Seele entlasten – Tagebuch schreiben – die Sätze schreiben wie ein Gespräch mit einem Vater: „Briefe an Gott"
- Sich Gott anvertrauen, sich öfter am Tag „Gott hingeben"
- Probleme und Schwierigkeiten im Leben Gott übergeben, Ihn um Führung bitten
- So oft wie möglich sich mit Gott verbinden und Ihn in unser Leben einbeziehen: Lernen, nicht mit eigenen Energien zu arbeiten, sondern Gott bitten, dass er durch uns wirkt
- Die Sehnsucht nach Gotteserfahrungen pflegen
- Bestrebt sein, weg von sich zu denken, frei zu werden von eigenem Wollen: Nicht mein Wille, sondern Gottes Wille möge geschehen
- Die selbstlose Liebe und die Einheit mit allen Menschen und mit allen Lebensformen anstreben; lernen, alles zu lieben; alle Menschen gleich zu lieben; die Liebe zu Gott wachsen lassen

Vor längerer Zeit ist uns ein Augentrainingsbuch in die Hände gefallen, von einer Frau geschrieben, die es geschafft hat, sich von starker Kurzsichtigkeit zu befreien u.a. auch durch Gotteserfahrungen in der Natur und durch eine lebendige Beziehung zu Gott.
Dieses Buch hat uns sehr berührt, und wir fanden Ähnlichkeiten mit Erfahrungen, die auch wir immer wieder erleben dürfen. Folgender Text aus ihrem Buch könnte gut zu diesem Thema passen:

»Erst wenn du beginnst, über dich und den Sinn deines Lebens nachzudenken, wächst in dir die Bereitschaft zur Veränderung, dich Neuem zu öffnen.«

»Seit kurzem habe ich erkannt, dass ich nur aus mir heraus gar nichts bewirken kann, sondern allein mit Gottes Hilfe. So gebe ich mich jetzt in Seine Hand.

Außerdem habe ich gemerkt, dass ich nur so effektiv arbeiten kann, wenn ich mein Ego beiseite stelle und meinem „Hohen Selbst" die Führung übergebe. So nun auch in Bezug auf die Augen (Myopie 6 Dioptrien).
Ich allein kann sie nicht heilen, nur mit Gottes Hilfe ist es möglich.
Mit diesen Erkenntnissen tauchte ich aus der Meditation auf – und konnte ganz klar sehen, ohne Anstrengung. Ganz einfach und leicht, so als ob Er sagen wollte:
Siehst du, so einfach ist das, wenn du dich Mir anvertraust!«

Das Gleiche geschah an den folgenden Morgen, und ich bin voller Zuversicht und Freude und Glück und Liebe.
Nach diesem Erlebnis kam plötzlich wieder Leben, Bewegung in den Sehprozess, so als hätte ich jetzt die notwendige Reife für den nächsten Schritt erlangt.«

»Für mich ist Gott in allem, in der gesamten Schöpfung – er ist die Schöpfung. Er ist in mir und in dir – in jedem Menschen.
So lernte ich eine mir bis dahin fremde Auseinandersetzung mit der Natur und ihren Kräften kennen, was mich noch sensibler spüren ließ und weiter öffnete für die Gottes-Begegnungen in der Natur.
Das innere Sehen ist das wahre Sehen, denn es ist das Erkennen, die Klarheit.
Erkenne, dass Gott in dir ist, dass Sein Herz dein Herz ist, dass du ruhst, geborgen und warm, liebevoll gehalten und geführt in Seinem Herzen.
Du brauchst keinen Meister, um Ihn zu finden, du musst Ihn nur in dir erkennen und dich auf Ihn einlassen, dich Seiner Führung hingeben, dann wirst du deinen Lebensweg gehen, ohne dauernd auf Widerstände zu stoßen.
Du wirst Freude und Glück empfinden und die göttliche Liebe ausstrahlen.«

»Wenige Menschen ahnen, was Gott aus ihnen machen würde, wenn sie sich Seiner Führung rückhaltlos anvertrauen.«

QUELLE: Aus dem Buch von Elke Werkmeister »Auf dem Weg in die Klarheit –Verwandlung durch Augenarbeit«

Viele Menschen beten zu Gott, aber trotzdem ist für sie Gott etwas Abstraktes und Fernes.
Gotteserfahrungen sind nichts Magisches oder Gewaltiges. Es können feine „Begegnungen" in der Natur und im täglichen Leben sein.
Wenn man sich mit offenen oder mit geschlossenen Augen in der Natur mit Gott verbindet, kann es vorkommen, dass danach plötzlich ein Tier, z.B. ein Fuchs oder ein Eichhörnchchen, nahe zu uns heran kommt, stehen bleibt in 1 bis 2 Metern Entfernung und uns ohne Angst betrachtet.

Es kann auch eine Gotteserfahrung sein, wenn sich uns ein Vogel plötzlich nähert und laut zu singen beginnt, oder wenn uns ein Vogelgesang während einer kurzen Strecke auf der Wanderung erfreut und begleitet.
Man hat das Gefühl, dass dies kein Zufall war.
Eine höhere Macht – Gott – die Schöpferkraft – hat uns durch diese Begegnungen berührt.

Man kann auch Gotteserfahrungen erleben durch eine bewusste Wahrnehmung der Musik der Natur, durch ihre Elemente: eine sanfte Brise, die unser Gesicht berührt, die Melodie des Windes, das Musikspiel der Blätter, der Bäume, die Musik von Regentropfen, eines Wasserfalls, eines Flusses, von Wellen am Meer.

Gott – die Schöpferkraft, der Geist der Liebe – kann uns nicht nur durch die „Musik der Natur" berühren, sondern auch durch die Stille, die Ruhe, die Harmonie, das uns ein Bild der Natur vermittelt, z.B. eine schöne Landschaft, eine Wiese, ein Wald, ein Berg, Wolken, ein See, ein Sonnenaufgang oder Sonnenuntergang, ein Sternenhimmel, ein Regenbogen, die Farben und Formen der Natur.

Die einfachen Begegnungen im Alltag können, wenn wir sie bewusst wahrnehmen, eine „Gotteserfahrung" sein:

- Bäume oder Pflanzen, die uns zu „begrüßen" scheinen; Blätter, die sich zu bewegen beginnen, wenn wir an ihnen vorbei gehen,
- Wolken, die sich „öffnen" und die Sonnenstrahlen hindurch leuchten lassen,
- Ein Schmetterling, der ganz nahe an uns heran fliegt und evtl. auf unserer Hand landet,
- Eine Katze, ein Hund, ein Pferd, die ganz nahe heran kommen und uns begrüßen,
- Die Freude über den Anblick seltener Tiere, z.B. Hirsche, Wildschweine, Schlangen, Lichtkäfer, Fische im Wasser,
- Der Mond, der uns den Waldweg in der Nacht beleuchtet,
- Die Sterne, die uns ein Gefühl der Weite geben ...

Nicht nur in der Natur können wir Gotteserfahrungen machen, sondern in allem, was wir täglich erleben, z.B. durch ein gutes, schmackhaftes Essen, eine warme Dusche, eine entspannte Autofahrt, eine schöne Musik, einen Telefonanruf oder ein Gespräch, die uns helfen, die Lösung eines Problems zu finden.

Ein Gewinn für unser Leben

Für die Menschen, die es geschafft haben, frei zu werden von der Brille, war es wie ein Gewinn für ihr Leben, eine positive Lebensveränderung oder eine Persönlichkeitserweiterung.
Wir können uns zu neuen Menschen entwickeln, wenn wir das Negative in uns abbauen, wenn wir höhere Ziele und eine geistige Entwicklung anstreben, wenn wir um die Klarheit im Leben ringen und wissen, was wir wollen und wohin wir wollen. Der Weg zur Sehverbesserung kann auch der Weg zur inneren Klarheit sein.

Besser sehen mit dem Herzen

Den Satz des Schriftstellers Antoine de Saint-Exupéry aus dem Buch „Der Kleine Prinz" sagt vieles über das „richtige" Sehen.

»Man sieht nur mit dem Herzen gut.
Das Wesentliche ist für die Augen unsichtbar.«

Wir Menschen sind oft „blind" für das Unsichtbare, für das Wesentliche. Wir neigen mit dem Intellekt dazu, alles zu analysieren und verstehen zu wollen, statt mit Liebe und Herz die innere Intelligenz zu entwickeln.
Man ist auch „blind", wenn der Sinn des Lebens aus der Erfüllung von Wünschen, Essen, Trinken, Reisen, Leidenschaften, Macht, Ansehen, Gier etc. besteht.

Mit dem Herzen zu sehen heißt, in dieser Welt zu leben, aber sich nicht mit ihr zu identifizieren, sondern der Sehnsucht unserer Seele zu folgen, die nach wahrer Freiheit, nach Feinem und Edlerem, nach höheren Werten strebt.

Mit dem Herzen zu sehen und zu hören kann auch bedeuten, „intuitiv zu werden" und mit dem Herzen wahrzunehmen, was Kopf und Verstand nicht zu erfassen vermögen.

Mit dem Herzen zu sehen kann bedeuten, dass wir über unseren Nächsten nicht mehr richten und urteilen, ihn nicht mehr ausgrenzen oder abwerten. Wir lernen, das Positive in ihm zu bejahen – auch wenn es nicht immer einfach ist, ihn zu lieben, egal wie er sich verhält.

Mit dem Herzen zu sehen, kann auch bedeuten, dass wir bestrebt sind, die All-Einheit zu leben mit Menschen, Natur, Tieren, Pflanzen und Mineralien, so dass wir Gott – das Leben und die Kraft der Liebe – in uns und in allem erkennen und bejahen.

Wir können Herzensdenker werden, die bestrebt sind, im Bewusstsein des Dankes und der Gegenwart Gottes zu leben.

Über den Autor

Jordi Campos wuchs in Barcelona – Spanien – als ältester Sohn von 6 Geschwistern auf. Als Vegetarier dritter Generation war er schon als Kind sehr naturverbunden und tierliebend.
Sein Medizinstudium absolvierte er an der Universität von Barcelona (Spanien) und erhielt 1986 die „spanische Approbation als Arzt in Medizin und Chirurgie". Die „deutsche Approbation" erhielt er 1997. Unter anderem durchlief er die Zusatzausbildungen für Notarzt, Strahlenschutz und Naturheilverfahren. Zusätzlich hat er sich weitergebildet u.a. in Augentraining, Elektroakupunktur nach Dr. Voll, Massage, Cranio-Sacral-Therapie und Ganzheitsmedizin.
In einem ländlichen Krankenhaus in Deutschland arbeitete er als Assistenzarzt in der Ambulanz und den Abteilungen für Chirurgie und Geburtshilfe.
In Naturkliniken und Allgemein-Arztpraxen in Deutschland sammelte er weitere Erfahrungen in der Ganzheitsmedizin, die ihm schon immer ein großes Anliegen war.
Seit 12 Jahren praktiziert Jordi Campos Irisdiagnose und Augendiagnose, die ihm für die Diagnosestellung und die individuellen Behandlungsempfehlungen viele Hilfen leistet.

Vor 10 Jahren eröffnete er im Spessart eine eigene »Arztpraxis für Naturheilverfahren & Augentraining«.
Aufgrund von eigenen Sehproblemen zu Beginn hat er dieses Gebiet mit Leidenschaft erkundet und über all die Jahre weiter ausgebaut und verfeinert. Er gibt heute nur das weiter, was sich in seinem eigenen Leben bewährt hat. Ein Arzt, der sich die Natur zum Vorbild gemacht hat. Es ist ihm ein großes Anliegen, dass die Patienten die notwendigen Hilfen erfahren, um den inneren Arzt – die Selbstheilungskräfte – zu aktivieren. Diesen „inneren Arzt" trägt jeder Patient in sich, und allein dieser ist als wahrer Arzt aus seiner Sicht zu rühmen: »Medicus curat – Deus sanat« Der Arzt hilft, Gott heilt

KONTAKTADRESSE:

Arztpraxis für Naturheilverfahren & Augentraining
Verlag Bücher für Herzensdenker / Hotel Oasis

Jordi Campos, Arzt für Allgemeinmedizin, Naturheilverfahren, Ganzheitsmedizin, Augentraining
Theres Ferraro, Therapeutin, Arzthelferin, Patientenbetreuung
Eichholzstrasse 11
D-97839 Kredenbach / Deutschland
Tel. 0049 (0) 9394 997227
www.JC-Vita-Sana.de info@jc-vita-sana.com

Danksagungen

Hiermit bedanke ich mich bei allen Augenärzten, Heilpraktikern und Sehtrainern, die eine wertvolle Vorarbeit geleistet haben: Augenarzt Dr. med. William H. Bates, Harry Benjamin, Aldous Huxley, Dr. med. Wolfgang Schultz-Zehden, Dr. Janet Goodrich, Dr. Roberto Kaplan, Heilpraktiker Kurt Tepperwein, Augentrainer Leo Angart, Elke Werkmeister, Wolfgang Hätscher-Rosenbauer, Peter Grunwald, David De Angelis, Lisette Scholl, Wolfgang Gillesen, Jacques Lusseyran u.v.a.m.
Ich danke allen Menschen, die mir geholfen haben: Heide, Theres, Ella, Erika, Sabine, Beatrice, Henar, Josep, Anne und Robert, für ihren freudigen und hilfreichen Einsatz sowie für die vielen wertvollen Tipps und Korrekturen in der deutschen Sprache.
Ich danke auch den Patienten und Vortragsbesuchern, die den Wunsch geäußert haben, eine Zusammenfassung des Konzepts in schriftlicher Form oder als Buch erhalten zu können – worauf dieses Buch entstanden ist.

Möge dieses Buch ein kleiner Beitrag sein, damit diese Welt besser wird!

Literatur und Referenzquellen

»Rechtes Sehen ohne Brille«, Augenarzt Dr. med. W. H. Bates
»Ohne Brille bis ins hohe Alter«, Harry Benjamin
»Das wiedergefundene Licht – Et la lumière fut«, Jacques Lusseyran
»Auf dem Weg in die Klarheit – Verwandlung durch Augenarbeit«, Elke Werkmeister
»Visiopädie – klar sehen durch ganzheitliche Schulung«, Elke Werkmeister
»Das Auge – Spiegel der Seele«, Dr. med. Wolfgang Schultz-Zehden
»Auge und Psychosomatik«, Dr. med. Wolfgang Schultz-Zehden
»Vergiss deine Brille«, Leo Angart
»Gesund am Computer«, Leo Angart
»Kinder brauchen keine Brille«, Leo Angart
»Mentales Augentraining – So verbessern Sie Ihre Sehfähigkeit, Kurt Tepperwein
»Bewusstes Sehen – Verwandle dein Leben durch deine Augen«, Dr. Roberto Kaplan
»Natürlich besser sehen«, Janet Goodrich
»Spielend besser sehen für Kinder«, Janet Goodrich
»Ohne Brille seh ich besser«, David de Angelis
»Das Augenübungsbuch«, Lisette Scholl
»Das neue Augentraining«, Lisette Scholl
»Augenschule«, Wolfgang Hätscher-Rosenbauer
»Die Kunst des Sehens«, Aldous Huxley
»Augen Training – Gut sehen ein Leben lang«, Uschi Ostermeier-Sitkowski
»Eselsweisheit – Der Schlüssel zum Durchblick«, Mirsakarim Norbekov
»Sehen wie ein Adler«, Dietmar Bittau
»Vos yeux«, G.M. Millot
»La salud de tus ojos«, André und Jeanine Passebecq
»Cuida tus ojos – mejora tu vida – Métodos naturales para ver bien sin gafas«, C. Paris
»Como ver bien sin gafas«, Nicolas Capo
»La salud de sus ojos«, Philippe Bornet
»EYEBODY – Die Integration von Auge, Gehirn und Körper – Die Kunst, ohne Brille zu leben«, Peter Grunwald
»Erkrankungen des äußeren Auges«, Chandler/Sugar/Edelhauser
»Ganzheitstherapie bei Augenkrankheiten«, Heinz Piotrowski
»Das trockene Auge ist heilbar«, Petra Schwartz-Klapp und Thorsten Klapp
»Notfallsituationen am Auge«, Matthias Sachsenweger und Rudolf Sachsenweger
»Atlas der Augenheilkunde«, Krieglstein, Jonescu-Cuypers, Severin
»Das Lymphgefäßsystem des Auges«, Johannes Grüntzig
»Auge und Gehirn – Neurobiologie des Sehens«, David H. Hubel
»Ishihara´s Tests for Colour-Blindness«, Dr. Shinobu Ishihara
»P.M.«, »Wunderwelt Wissen«, »Welt der Wunder« Zeitschriften
»MMW - Fortschritte der Medizin 3« – Zeitschrift 18. Januar 2007